내가 지금 한의원에 가야 하는 이유

대한민국 한의학 명의가 알려주는 23가지 질병과 그 해답

내가 지금 한의원에 가야 하는 이유

매일경제TV 〈건강 한의사〉 지음

매일경제신문사

추 천 사

《내가 지금 한의원에 가야 하는 이유》의 출간을 매우 기쁘게 생각합니다. 〈건강 한의사〉 방송으로 소개하고 그치기엔 다소 아쉬웠던 콘텐츠들이 이렇게 책으로 엮여 다시금 빛을 보게 됐으니 매우 의미 있는 일이 아닐 수 없습니다.

100세 시대라는 말이 자연스러운 세상입니다. 더불어 건강에 관한 관심도 높아지고 있습니다. 건강이 담보되지 않은 막연한 장수는 불행일 수밖에 없기 때문입니다.
'어떻게 하면 질병의 지배를 받지 않고 건강한 삶을 영위할 수 있을까?'
그 궁금증을 덜기 위한 건강 정보가 넘쳐나고, 건강 상식으로 무장한 사람들도 흔히 볼 수 있습니다. 그런데 만족스럽진 않은 것 같습니다. 풍부한 정보는 때론 무분별한 정보로 이어져 사람들에게 왜곡된 건강 문화를 심어줄 수 있기 때문입니다.

《내가 지금 한의원에 가야 하는 이유》는 그러한 건강 정보 홍수 시대에 선택해도 좋을 사이다 같은 건강 바이블입니다. 50여 명의 한의사와 1,000여 건의 상담을 바탕으로 만들어진 콘텐츠는 독자들의 눈높이에 딱 맞은 정보가 될 것입니다. 전문가의 깊이 있는 의학 지식을 전달하지만, 독자의 살아 있는 궁금증에서 출발한 내용이기에 매우 쉽게 전달될 것입니다.

이 책이 많은 사람에게 읽혀 제대로 국민 건강에 기여할 수 있기를 기대해봅니다. 국민 건강이야말로 경제 위기 시대를 헤쳐 나갈 가장 기본 에너지가 될 것입니다. 100세 시대가 오히려 재앙이 되지 않을 근본적인 힘이기도 합니다.

국민 건강을 위한 맞춤형 건강정보서 《내가 지금 한의원에 가야 하는 이유》의 출간을 다시 한 번 축하합니다.

㈜매일경제TV 대표이사
정완진

책 을 기 획 하 면 서

한의과대학을 졸업하고 경기도 구리에 첫 개원을 하였으나 운영에 어려움이 많
았습니다. '한의원 운영에 고전하는 원인이 무엇일까' 고민해보았더니 환자를 볼
준비를 충분히 하지 못한 것이 가장 큰 이유였습니다. 환자를 진료하기 위한 충
분한 임상 공부, 사람을 대하는 진지하고 성실한 자세, 직원들과의 호흡 등 여러
가지 면에서 준비가 안 된 상태로 개원을 했던 것이었습니다. 이런 실패를 밑거
름 삼아 남양주로 이전, 개원한 후에는 한의원이 날로 성장하였습니다.

2006년 강남으로 한의원을 옮기면서 한의사로서 사회적 책임을 다하는 심정으
로 다양한 건강 관련 방송과 인연을 맺게 되었고 개인적인 관심으로 영화, 연극
과 같은 예술계 방면에도 참여하게 되었습니다. 2014년 매일경제TV의 미술평론
프로그램에 객원 패널로 출연하던 중 매일경제TV 정완진 대표님의 추천으로 국
내 유일의 한의사 전담 건강 상담 프로그램인 〈건강 한의사〉의 MC를 맡으면서
안상원, 황상준, 김인수, 서경석, 임영권, 송왕기, 임창락, 김용진, 박창은, 박정
민, 이지은 원장님 등 여러 한의학 박사님들과 함께 2014년 12월 15일 드디어 첫
방송을 시작하였습니다.
그 이후로도 임상가에서 명망 있는 한의사님들께서 방송에 다수 참여하여 주셨
고 매일경제TV 정완진 대표님의 적극적이고도 애정 어린 지원과 김승욱 피디님,
박채윤 작가님, 안상원 박사님의 지속적인 노력으로 현재까지 방송을 유지해왔
습니다. 그리고 이제는 매일경제TV에서 가장 시청률이 높은 프로그램 중 하나로

자리 잡게 되었습니다.

방송 1주년이 된 시점에서 저는 유일한 한의사 전담 상담 방송인 〈건강 한의사〉
란 프로그램에 참여한 저명한 인재들이 더욱 의미 있는 일을 할 수 없을까 고민
하게 되었습니다. 고민 끝에 방송에 나온 자료를 토대로 우수한 한의학 정보를
지속적으로 곁에 두고 활용할 수 있도록 하는 건강서를 만들어보자는 생각이 들
었습니다.
'매일경제TV가 추천하는 한방 명의 23인'이 준비한 이 책이 독자 여러분들의 건
강하고 활기찬 인생에 있어 조금이나마 도움이 될 수 있기를 바랍니다. 아울러
방송에 참여하신 모든 원장님들께서 건강 전도사의 역할을 충실히 하실 수 있도
록 지속적인 관심과 격려 부탁드립니다.

그동안 방송이 진행될 수 있도록 많은 도움을 주신 매일경제TV 정완진 대표님,
프로그램 홍보와 인선에 힘써 오신 안상원 박사님 그리고 〈건강 한의사〉의 선장
이신 김승욱 피디님, 양질의 자료와 대본으로 도움 주신 박채윤 작가님께 다시
한 번 감사드립니다. 또한 이번 책의 발간에 편집위원장 역할을 맡아주신 황상준
박사님께도 감사함을 전하며, 끝으로 방송을 위해 도움을 주셨고 또 주고 계시는
방송 출연 원장님들께 진심 어린 감사의 마음을 보냅니다.

㈜건강한의연합 의장
강남보성한의원 대표원장
한의학 박사
조동일

책 을 발 간 하 면 서

매일경제TV 정완진 대표님의 제안으로, 올바른 건강 정보 제공과 건강 상담을 위해 시작된 프로그램인 〈건강 한의사〉가 어느덧 1주년을 맞게 되었습니다. 매주 월요일부터 금요일 저녁 8시에 네 분의 한의사들이 교대로 출연하면서 현재까지 생방송 〈건강 한의사〉를 진행해오고 있습니다. 방송 횟수로는 250여 회, 시청자 상담은 약 1,000여 건을 진행하였습니다.

지난 1년간 많은 시청자들께서 궁금해 하는 건강 정보와 한의학적 치료법, 건강 상담 등을 접하면서 그동안의 방송과 상담 경험을 토대한 올바른 한의학적 이론, 정보, 치료법, 식생활, 운동, 양생법 등을 정리하고 싶은 마음에 23인의 출연진들이 정성을 모아《내가 지금 한의원에 가야 하는 이유》을 출간하게 되었습니다.

저 역시 1994년 한의사 면허를 취득한 이래 수만 명의 환자분들을 치료해오면서 한의학적 이론과 치료법의 우수성을 확인하고 특정 분야에서 서양의학보다 뛰어난 장점을 발휘할 수 있었습니다. 하지만 이를 많은 국민들에게 홍보하기 어려운 부분이 있어 안타깝게 생각해왔습니다. 최근 양의학과 한의학이 영역 경쟁과 현대의료기 사용 문제, 천연물 신약 등 여러 가지 부분에서 서로 다른 견해와 입장을 주장하고 있으나 앞으로는 서양의학, 한의학, 통합의학 등으로 분야가 정립되면서 상호 보완하고 발전해나갈 것이라 믿고 있습니다.

만성 질환, 난치성 질환, 심혈관계 질환, 신경정신과 질환, 여성 질환, 남성 질환, 소아 질환, 피부 질환 등 다양한 분야의 한의학적 치료 장점을 책에서 소개해보고자 합니다.

이 책을 통하여 한의학에 대한 일반 대중의 보다 깊은 이해는 물론 한의학에 대한 편견과 오해를 가지고 계신 의료 관련 종사자분들이 한의학의 장점을 이해할 수 있는 계기가 되었으면 합니다.

끝으로 출간의 기회를 주신 매일경제TV 정완진 대표님, 한의학 홍보를 위해 여러 분야에서 도움을 주고 계신 서울시 한의사회 박혁수 회장님, 그동안 〈건강 한의사〉를 함께 이끌어 오신 조동일, 황상준, 김인수, 서경석, 박정현 원장님 외 약 50인의 한의사 선생님들께 감사의 말씀을 전하고 싶습니다. 특히 〈건강 한의사〉 담당 김승욱 피디님, 박채윤 작가님, 방송 진행에 수고해주신 김정연, 김정은, 김아빈, 빙나리, 왕성호 아나운서님 그리고 지난 1년간 방송 운영에 도움을 주신 김민채 부원장님께 감사의 마음을 전합니다.

㈜건강한의연합 대표
청담인한의원 원장
한의학 박사
안상원

책 을 편 집 하 면 서

생산이 중시되는 농경사회에서는 '필수적인 무엇을 할 것인가'의 문제가 중요했다면 서비스업이 주류가 된 소비의 시대에는 '어떤 편리를 선택할 것인가'의 문제가 중요하다고 합니다. 의료에서도 이러한 흐름이 반영되어 '진정한 무엇을 하느냐'의 건강 도모보다는 '가식적일지라도 어떻게 편리할 것인가'의 편리 도모에 치우치는 경향이 더욱 강해지고 있습니다. 그래서 편리함에 치우친 서양의학적 치료가 많은 부작용을 야기함에도 불구하고 뚜렷한 대안도 없이 유일한 치료법으로 여겨지고 있는 실정입니다.

이러한 상황이 의료에 그대로 투영된 것이 '의료는 서비스다'라는 생각입니다. 의료가 서비스인 측면도 있습니다만 의료가 자생적으로 얻지 못하는 만족감을 대신해서 대리만족 시켜주는 서비스만으로 전락하여 존재할 땐 많은 부정적인 결과를 초래하게 됩니다. 의醫료가 관점을 가지고 노력하는 행위로 인식되어지기보다는 이해 없이 안정가료療 하는 수단으로만 이용될 때 환자는 의술術만을 맹신하고 의학學적으로 근거 없는 희망에 의존하게 됩니다.

한의학과 같은 참되고 본질적인 의료는 남에게 수동적으로 받는 것이 아닌, 내가 스스로 이끌어가는 개인의 끈질긴 노력을 더욱 중요시합니다. 우리의 몸과 마음은 자기 스스로의 몸에 대한 이해와 그에 따른 겸손하고 응당한 노력이 있을 때에만 본연의 기능을 하게 됩니다. 기氣와 혈血이 올바르게 순행할 수 있는 노력이 바탕이 될 때 증상은 병이 되지 않고, 면역력은 몸을 공격하지 않습니다. 의사는 그런 개인의 노력에 올바른 관점을 제시하고 도움을 기울이는 조력자일 뿐입니다.

다행히 여기 그 노력을 외롭지 않게 이어갈 수 있도록 한의학이라는 올곧은 관점과 방법을 통해 건강의 길로 안내하는 분들의 제안이 있습니다. 이 책에는 그동안 〈건강 한의사〉라는 깃발 아래, 한의학의 진수와 참된 의료의 길을 밝히는 데 분투해온 분들의 노력이 담겨져 있습니다.

이 책을 통해 진실 되고 올바른 거시적 의료인 한의학의 다양한 접근 방법들을 접해보시기 바랍니다. 그리고 이러한 한의학적인 관점과 이해를 계기로 자신에게 맞는 한의 치료 기술을 선택하고 부단히 노력하여 진정으로 건강한 삶을 누리시길 바랍니다.

끝으로 편집위원장으로서 이번 책 발간에 원고를 투고해주신 〈건강 한의사〉 여러 원장님들과 편집에 실질적인 노고를 다해 주신 박채윤 작가님, 매일경제 출판사 관계자 여러분께 마음 깊이 감사드립니다.

㈜건강한의연합 한의내과분과장, 편집위원장
군자소생한의원 원장
한의학 박사
황상준

차 례

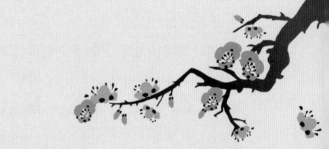

제1부 내경편 內景篇
내과 질환·순환기 질환

제2부 외형편 外形篇
정형 및 성형 질환·피부, 안이비인후 질환

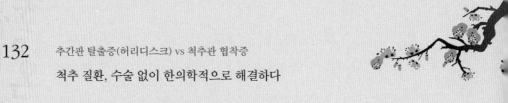

제3부 잡병편 雜病篇
신경정신 질환·남성 및 여성질환

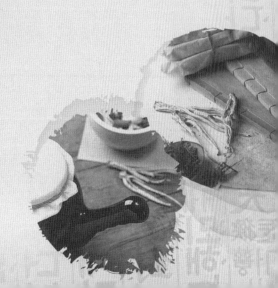

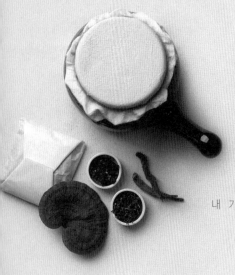

내가 지금 한의원에 가야 하는 이유

제 1 부

내경편 內景篇

내과 질환 · 순환기 질환

과민성 장증후군

체질개선요법

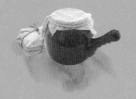

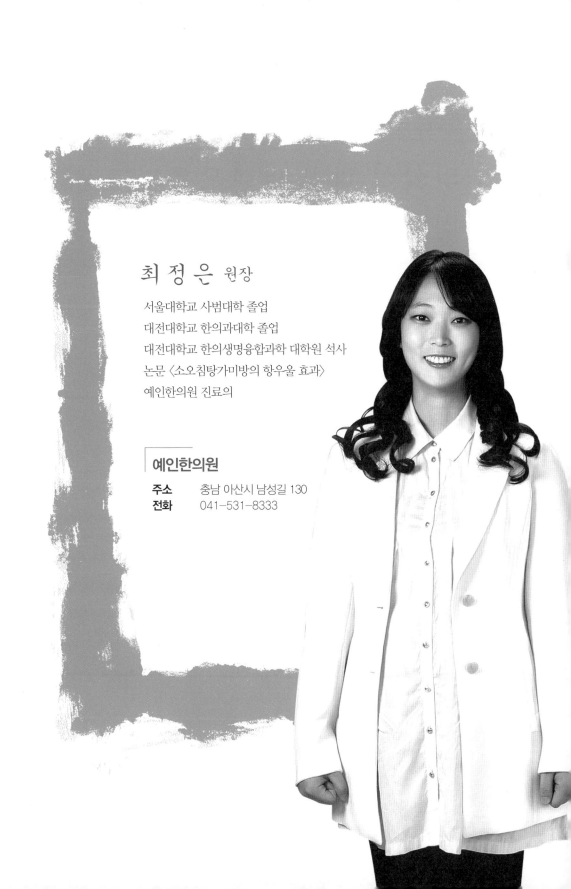

최 정 은 원장

서울대학교 사범대학 졸업
대전대학교 한의과대학 졸업
대전대학교 한의생명융합과학 대학원 석사
논문 〈소오침탕가미방의 항우울 효과〉
예인한의원 진료의

예인한의원

주소   충남 아산시 남성길 130
전화   041-531-8333

긴장되거나 스트레스 받을 때마다 예민해지는 장(腸) 다스리기

한의학적 체질 개선으로
과민성 장증후군 탈출하기

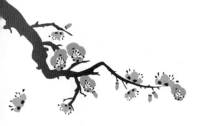

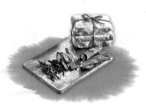

잘 먹고 잘 자고 잘 배설하면 무병장수한다는 말이 있다. 하지만 최근 현대인들에게는 이마저도 어려운 숙제다. 하루 종일 바쁘게 생활하다 보니 불규칙한 식사와 야식은 일상이 되었고, 업무 스트레스를 해소하기 위해 과음을 하는 경우도 많다. 이렇게 좋지 못한 식습관과 과도한 긴장감, 스트레스는 장을 점점 무기력하게 만들고 우리 몸은 결국 과민성 장증후군이라는 증상을 통해 건강 이상 신호를 보내게 된다.

과민성 장증후군에 대한 일문일답

Q. 과민성 장증후군은 어떤 증상을 말하는 것인가?

중요한 시험이나 면접을 앞두고 참을 수 없이 배가 아파서 화장실로 급하게 달려가 본 적이 있나요? 화장실에서 심하게 설사를 한 후 복통이 사라지고 '아! 이제 살 것 같다!'며 안도한 경험은 없나요? 아니면 지독한 변비나 설사를 동반한 잦은 복통 때문에 병원을 찾은 적은 없나요? 병원에 갔더니 대장 내시경을 해보자고 해서 검사를 했는데 장 조직에는 특별한 이상이 없다는 진단을 받으신 적이 있으신가요?

과민성 장증후군이란 이처럼 장 조직에는 기질적인 문제가 없지만 자주 배가 아프고 더부룩하면서 불편감이 느껴지고, 배변 습관에 변화가 생겨서 변비나 설사 혹은 변비와 설사가 교대로 나타나는 증상을 보이는 하부 위장관의 기능성 질환을 의미합니다. 현대적이고 도시적인 질환이라고도 할 수 있지요.

전 세계적으로 5~20% 정도의 사람들이 일생에 한 번은 걸리는 질환으로, 우리나라에서도 약 10%에 이르는 사람들이 과민성 장증후군을 앓는 것으로 보고되고 있습니다. 소화기 증상으로 병원을 찾는 환자들에게 두 번째로 많은 질환이라고도 합니다. 생각보다 유병률이 높은 편이죠.

과민성 장증후군 환자들은 배변 문제와 복부 증상 이외에도 소화불량, 우울, 불안, 만성피로, 비뇨기 증상 등을 같이 호소하는 경우가 많습니다. 과민성 장증후군은 생명을 위협하는 종류의 질환은 아니지만 심한 복통과 변비, 설사 그리고 기타 동반 증상 때문에 환자들의 삶의 질을 매우 떨어뜨립니다.

Q. 과민성 장증후군은 어떻게 진단을 내리는가? 증상의 기준이 있나?

과민성 장증후군은 대개 환자들이 호소하는 증상에 근거하여 진단이 이루어지는데, 임상에서는 로마기준Ⅲ로 알려진 진단 기준을 참고해서 진단을 내립니다. 로마기준Ⅲ에 의하면, 과거 3개월 동안 한 달에 최소한 3일 이상 복통과 복부 불편감이 반복하여 나타났는지가 중요한 기준이며 다음 세 가지 중에 두 가지 이상의 증상이 해당할 때 과민성 장증후군으로 판단하게 됩니다. 단, 한 달에 최소 3일이라고 할 때, 그 3일이 반드시 연속적일 필요는 없습니다.

- 배변 후에는 복통, 복부 불편감이 완화된다.
- 복통, 복부 불편감과 더불어서 배변 횟수가 달라졌다.
- 복통, 복부 불편감과 더불어서 대변의 형태와 굵기가 달라졌다.

다시 말하면 배가 몹시 아픈데 화장실에서 배변을 한 후 복통이 사라지거나 복통과 더불어서 변비, 설사 등의 증상이 나타나면 과민성 장증후군으로 진단받을 확률이 높다는 이야기입니다. 물론 앞에서 설명한 것처럼 대장암이나 대장염 같은 기질적인 이상이 있는지 반드시 확인해서 기질적인 이상이 없음을 확인해야 합니다. 기질적인 이상이 의심되는 증상들이 있다면 대장 내시경 검사가 꼭 필요하다는 뜻입니다. 기질적 이상이 의심되는 증상들로는 직장 출혈, 빈혈, 혈액검사 이상, 대장암의 가족력, 급격한 체중 감량, 야간 복통이나 점차 심해지는 복통 등입니다. 이와 같은 증상이 있을 시에는 대장 내시경 검사 후, 그에 맞는 치료를 우선적으로 해야 합니다. 만약 로마기준Ⅲ에 부합되는 증상이 있으면서 기질적 이상이 의심되는 증상이 없고 특히 환자가 만 50세 이하라면 대장 내시경 같은 추가 검사를 하지 않고도 과민성 장증후군으로 판단해도 무방합니다.

Q. 과민성 장증후군의 유형은 어떤가?

과민성 장증후군의 유형은 배변 양상에 따라 크게 네 가지로 나뉩니다.

> 1) 설사우세형(IBS-D): 설사를 주로 호소함
> 2) 변비우세형(IBS-C): 변비를 주로 호소함
> 3) 교대형(IBS-M): 설사와 변비가 교대로 나타남
> 4) 부정형(IBS-U): 앞의 세 가지 유형 어디에도 속하지 않는 증상

이런 구분은 치료에 있어서도 중요한 분류법이 됩니다.

Q. 과민성 장증후군의 원인은 무엇인가?

사실 과민성 장증후군의 병리기전은 단순하지 않으며, 아직까지 그 원인에 대해서도 정확히 알려져 있지 않습니다. 그동안 비교적 잘 알려진 병태생리에 대해서 간단히 정리해보면, 우선 과민성 장증후군의 증상들은 위장관 운동의 이상과 관련이 있다고 볼 수 있습니다. 변비우세형 환자들에게서는 장관의 수축 경련이 주로 보이고, 설사우세형 환자들에게서는 식이 섭취에 대한 지나친 운동 반응이 보입니다. 위장관 운동 이상과 관련 깊은 신경 전달 물질 중에 하나가 바로 세로토닌인데, 세로토닌은 뇌에서 분비되어 행복감과 같은 정서를 만드는 호르몬으로

행복 호르몬이라 불리기도 합니다. 그 이외에도 세로토닌은 대부분 장에 존재하여 장 관계와 중추신경계 사이에서 신호를 전달하며 위장관 운동을 조절하는 역할을 담당하고 있습니다. 과민성 장증후군과 관련해서 변비우세형 환자들은 세로토닌 분비 이상을, 설사우세형 환자들은 세로토닌 재흡수 감소를 보이는 것으로 알려져 있습니다.

또 내장 과민성도 과민성 장증후군의 중요한 인자 중에 하나입니다. 우리 몸은 위장관이 팽창할 때 통증을 느끼게 되는데 과민성 장증후군 환자들은 내장 감각이 과민해서 일반인들에 비해 장관이 팽창하는 자극에 대한 통증을 더 심하게 느낍니다. 즉, 위장관의 운동 기능은 문제가 없더라도 감각 기능에 문제가 생겨서 통증을 호소하는 것입니다.

최근에는 뇌−장관 상호작용brain-gut axis에 관한 연구가 많이 이루어지고 있는데 이는 과민성 장증후군의 이해에 있어서 매우 중요한 개념입니다. 중추신경계 즉, 뇌와 장관신경계는 서로 긴밀하게 연결되어 있는데 이 둘 사이를 자율신경이 조절하고 있습니다. 그런데 심리사회적 요인 즉, 스트레스나 우울증, 불안장애 같은 정신적인 문제 혹은 환경의 영향 등으로 이 둘 사이의 조절에 문제가 생기면 신경내분비적 기능장애를 유발하여 위장관 운동 이상이나 내장 과민성 등이 생길 수가 있습니다. 사실 과민성 장증후군 환자들은 우울증과 불안장애 같은 증상을 동반하는 경우가 많고, 여러 연구에서 다수의 과민성 장증후군 환자들이 생애 초기의 부정적 사건, 예를 들어 어린 시절의 학대 경험, 부모의 사망, 심한 질병 등을 경험했다고 보고하고 있습니다. 따라서 스트레스는 과민성 장증후군의 발병과 증상 악화에 있어서 매우 중요한 요인이며 과민성 장증후군이 하부 위장관에 국한된 질환이라기보다는 뇌와 장관의 상호 조절 메커니즘을 포함하여 이해해야 하는 질환입니다.

이외에도 특정 식이와 담즙, 장점막 활성화, 장 투과성 증가, 장벽 기능 이상, 소장 박테리아 이상 증가, 장내세균총 변화, 점막 면역계 이상 등이 과민성 장증후군과 관련이 있다고 알려져 있습니다.

Q. 현재 통용되고 있는 과민성 장증후군 치료제로는 어떤 것들이 있는가?

과민성 장증후군은 다양한 증상이 복합적으로 나타나는 경향이 많기 때문에 양방에서도 특정한 표준 약물은 없으며 환자의 증상에 따라 대증치료를 하는 것이 일반적입니다. 먼저 내장 과민성으로 인한 통증 관리를 위해서 경련을 억제해주는 진정제를 많이 처방하는데, 부작용으로 변비가 생길 수 있습니다. 항우울제도 진통 효과가 있기 때문에 과민성 장증후군 치료제로 자주 쓰이는데 부작용이 많은 약물이라 주의해야 합니다.

1. 변비우세형 증상

변비를 호소할 때는 약 처방에 앞서 섬유질이 풍부한 음식을 많이 섭취하도록 권유합니다. 하지만 섬유질이 풍부한 음식이 오히려 복부 팽만감을 유발하는 경우도 있고 정상 식이보다도 증상을 악화시킬 때도 있습니다. 섬유질 섭취가 쉽지 않은 환자들에게는 부피 형성제를 처방하기도 하는데 이 또한 복부 팽만감을 유발할 수 있습니다. 임상시험에서 과민성 장증후군의 일반 증상들을 경감시키는 것으로 보고되었던 세로토닌5-HT4 리셉터 작동제인 테가세로드Tegaserode는 변비우세형 환자들에게 처방되었다가 심장 질환의 부작용으로 시장에서 철수한 바 있습니다.

2. 설사우세형 증상

설사를 호소할 때는 지사제가 일반적으로 쓰이지만 부작용으로 변비가 생기는 경우가 많습니다. 세로토닌5-HT3 리셉터 길항제인 알로세트론Alosetron이 설사우세형 환자들에게 처방되었는데, 처방받은 환자들의 3분의 1에서 변비가 보고되어 이후 시장에서 퇴출되었다가 최근에는 제한적인 용도로만 다시 승인받았습니다.

복부 팽만감과 복통 등의 증상이 항생제 복용으로 개선되었다는 보고가 있는데, 이는 장내세균총에 의한 가스 형성 감소, 장내세균총의 변화, 소장 내 박테리아 감소 등과 관련이 있을 수 있지만 효과가 일시적이기 때문에 정기적으로 항생제를 투약하는 것은 좋지 않습니다.

요즘 장 건강을 위해서 프로바이오틱스를 챙겨 먹는 사람들도 많습니다. 프로바이오틱스 복용과 관련된 연구 결과들도 많은데 프로바이오틱스는 장 투과성을 정상화하고 장 면역을 개선하는 것으로 알려져 있지만 과민성 장증후군의 증상을 개선할 수 있다고 확실히 알려진 연구 결과는 없습니다.

Q. 한의학에서는 과민성 장증후군을 어떻게 보고 있나?

과민성 장증후군의 양방 약물 치료는 변비, 설사, 복통의 각각 증상에 대한 대증 치료약 위주입니다. 양방 약물 치료의 효과가 만족스럽지 못하고 부작용이 많아서 치료에 한계가 있기 때문에 과민성 장증후군은 한방 치료가 양방 치료보다 더 효과적이며 안전한 치료법이라고 할 수 있습니다.

과민성 장증후군의 주요 증상은 한의학적으로 볼 때 기체복통氣滯腹痛, 칠정설七情泄, 허설虛泄, 기밀氣密 등에 해당됩니다. 또 가장 밀접한 관련이 있는 장부는 간肝, 비脾, 위胃고 병리기전에서 가장 중요하게 생각하는 원인은 칠정七情과 비위허약

脾胃虛弱입니다.

여기에서 칠정이란 희노우사비경공喜怒憂思悲驚恐의 7가지 감정을 일컫는 말로, 감정이 지나쳐서 몸을 상하게 되는 것을 칠정상七情傷이라고 합니다. 한마디로 스트레스가 원인이 되어 병이 되는 것을 칠정상이라고 하는데 한의학에서 보는 칠정상과 가장 관련이 깊은 장부는 '간'입니다.

간은 소설疏泄 기능을 주관합니다. 소설이란 막히지 않게 잘 소통시켜준다는 뜻으로, 기혈이 정체되지 않고 고루 잘 퍼져나가도록 해주는 것을 의미합니다. 즉, 간은 스트레스 자극에 대하여 우리 몸이 잘 대처하고 기혈의 흐름이 원활하도록 정신과 감정의 작용을 조정하는 역할을 맡고 있습니다. 스트레스 자극이 지나치면 간의 소설 기능에 장애가 생겨서 기가 울체되어 불안, 짜증, 우울, 불면 같은 신경정신 증상이 나타나고 몸 이곳저곳에 통증이 나타나기도 합니다. 한의학에서는 이런 상태를 간기울결肝氣鬱結, 간울肝鬱이라고 표현합니다. 그리고 스트레스 즉, 칠정에 의해 간이 상하면 간의 담즙 분비 배설 기능이 떨어지고, 비위에서 흡수한 영양분을 전신에 고루 퍼트려 주는 소설 기능이 저해되기 때문에 비위 기능도 떨어집니다. 비위 기능이 저하되면 소장의 분별청탁(영양분과 수분을 흡수하여 소변과 대변을 나누어 내보냄) 기능과 대장의 조박전도(대변을 내보냄) 기능에도 영향을 미치게 됩니다. 이렇게 비위 기능의 문제는 당연히 소장, 대장에까지 영향을 미쳐 설사, 변비, 복통 등의 증상을 유발합니다. 칠정 중에서는 '노상간怒傷肝, 사상비思傷脾'라고 하여 특히 분노와 지나친 생각이 간기를 울체시키고 비위기를 손상시킨다고 보고 있습니다. 또 한의학에서는 타고난 장부 기운의 허약, 체질적 소인도 병의 원인으로 중요하게 생각하기 때문에 비위허약을 과민성장증후군의 주요 유발 인자로 봅니다. 비위의 기가 허한 상태에서 음식, 칠정, 과로 등으로 인해 비위의 기가 더욱 허해지면서 본병이 발병한다고 보는 것입니다.

Q. 과민성 장증후군의 한방 유형별 증상은?

한의학적으로 볼 때 과민성 장증후군의 환자 유형은 크게 ① 간울비허형과 ② 비위허약형으로 나눌 수 있습니다. 임상에서 보면 과민성 장증후군 환자들은 복통, 변비, 설사의 주요 증상 이외에도 하복부에 가스가 자주 차는 느낌, 하복부 냉감, 잔변감, 소화불량, 구역감, 불안, 우울감, 불면, 두통, 어지러움 등 매우 다양한 증상을 호소합니다.

1. 간울비허형

간울비허형 환자들은 평소 스트레스가 많은 편으로 스트레스가 심할 때 복통, 설사가 특히 심해집니다. 옆구리 쪽에 자주 그득한 느낌이 들고 쿡쿡 쑤시는 듯한 통증과 신체통, 불안, 분노를 자주 느끼며 트림, 방귀가 잦습니다.

2. 비위허약형

비위허약형 환자들은 대변이 묽게 나올 때가 많고 배가 은은하게 자주 아프며 배를 따뜻하게 해주면 통증이 덜합니다. 평소 소화가 잘 안 되고 식욕이 없고 피로감을 쉽게 느끼는 것이 특징입니다.

Q. 과민성 장증후군의 한의학적 치료법은 무엇인가?

한방 치료는 크게 약물 치료와 침구 치료로 대별되는데 간울비허형의 약물 치료는 통사요방과 소요산을, 비위허약형에는 삼령백출산과 육군자탕을 많이 사용합니다. 일반적으로 과민성 장증후군 증상과 관련된 대표적인 본초를 알려드리면 스트레스가 심할 때는 진피, 향부자를, 복통이나 복부 근육의 긴장에는 백작약을, 소화불량이 심할 때는 신곡, 맥아를, 잔변감이나 급박감이 들 때는 목향, 빈

랑을, 변비가 심할 때는 행인, 도인, 대황을, 설사가 심할 때는 백편두를, 복부 냉감이 심할 때는 건강, 육계 등을 사용합니다.

침구 치료는 비수, 대장수, 중완, 천추, 관원, 내관, 지구, 양릉천, 족삼리, 행간 등의 혈자리를 많이 쓰고 과민성 장증후군 치료에는 하복부 뜸 치료가 특히 좋습니다. 동의보감을 보면 설사에는 양기를 올려주고 변비에는 기를 내려주어 치료한다고 했는데 한약 치료와 침구 치료를 통해 기순환과 승강 조절이 잘 되도록 해주는 것이 치료의 기본이라 할 수 있습니다.

Q. 과민성 장증후군의 실제 한방 치료 사례와 예후는 어떤가?

복통과 설사를 호소하던 전형적인 간울비허형 과민성 장증후군의 26세 여성 환자가 있었습니다. 긴장되는 일이 있으면 복통이 심했고 화장실로 급히 가서 설사를 하면 복통이 줄어들었습니다. 하지만 하루에도 서너 번씩 복통과 설사로 화장실을 갈 때가 많았고 심할 때는 지하철이나 버스를 타기가 두려울 정도였습니다. 학생 때도 이런 증상은 종종 있었는데, 특히 구직 활동을 하면서 스트레스를 많이 받아 소화도 잘 안 되고 배에 가스가 자주 차서 불편감이 심하다고 하였습니다. 이 환자의 경우 약 두 달간 통사요방가감방을 복용, 일주일에 두 번씩 침구 치료를 병행하면서 복통과 설사, 배에 가스가 차는 증상이 개선되었습니다.

또 비위허약형 과민성 장증후군을 앓았던 37세 여성 환자의 경우에는 복통과 무른 변 외에도 복부 냉감과 피로감을 호소했습니다. 체격은 마른 편에 만성적인 소화불량도 가지고 있었는데 약 두 달간 삼령백출산가감방을 복용하고 침구 치료를 병행하면서 복통도 거의 없어졌고 무른 변을 보던 증상도 개선되어 정상 변을 보게 되었습니다. 또한 피로감과 소화불량 상태도 많이 좋아졌습니다.

Q. 과민성 장증후군 환자 스스로가 인지하고 실천해야 할 사항은?

치료에 앞서 중요한 점은 기질적 이상이 없다는 것에 대해 안심하고 증상의 완화와 경감을 통해서 일상적인 생활이 가능하다는 것을 충분히 인지하는 것입니다. 무엇보다 생활습관의 교정이 중요한데, 증상을 악화시킬 수 있는 스트레스 요인이나 특정 음식, 식이습관 등은 피해야 합니다. 또 규칙적인 운동과 충분한 수면이 증상의 완화와 예방에 많은 도움이 됩니다. 식이와 관련해서는 커피, 알코올, 고지방 식이를 줄이는 것이 좋습니다.

몇몇 연구에서 FODMAPs(발효된 당, 올리고당, 이당류, 단당류, 폴리올) 식이가 과민성 장증후군 환자의 증상을 악화시킨다는 보고가 있는데, 이것은 짧은 체인을 가진 당류가 소장에서 흡수되지 않고 대장으로 이동하여 장관 내에서 수분 배출과 장관 확장을 일으키고, 장내세균총에 의해 발효되면서 가스를 생성하기 때문입니다. 따라서 과민성 장증후군 환자들에게 FODMAPs 식이를 적게 섭취할 것을 추천하기도 합니다. 그러나 마늘, 양배추, 양파, 콩류, 사과, 배, 수박, 유제품, 자일리톨 등 다양한 음식에 FODMAPs가 많이 함유되어 있어 섭취량을 줄이기는 쉽지 않습니다. FODMAPs가 적게 함유된 식이로는 바나나, 딸기, 오렌지, 죽순, 당근, 감자, 고구마, 토마토, 상추, 쌀, 오트밀 등이 있습니다. 다행히 한국인의 주식인 쌀에는 FODMAPs가 적게 함유되어 있습니다.

무엇보다 중요한 것은 역시 스트레스 요인을 줄여나가는 것입니다. 대장은 스트레스에 상당히 민감한 기관입니다. 과민성 장증후군 진단을 받을 정도가 아니어도 긴장될 때 복통, 설사가 심해서 고생한 경험이라든지 스트레스를 많이 받아서 변비가 심해진 경험은 한 번쯤 있을 겁니다. 이런 것들이 반복되면 스트레스에 대한 조절 능력과 비위 기능, 장 기능이 떨어지면서 과민성 장증후군이 유발되기 때문에 평소에 스트레스 관리가 중요합니다. 따라서 스트레스에 잘 대처할 수 있는 건강한 몸 상태를 만들어서 스트레스가 우리 몸에 지속적으로 문제를 일으키지 않도록 해야 합니다. 또 스트레스로 인한 간기울결 증상이 있을 때는 가능한 빠르게 해결해야 합니다.

바로 이런 부분에서 탁월함을 발휘하는 것이 한의학입니다. 앞서 반복한 바와 같이 과민성 장증후군은 한방 치료로 개선이 잘 되기 때문에 증상이 있다고 판단되면 한의원을 방문해서 꼭 치료받기를 권합니다.

내경편(內景篇) :: 내과 질환

만성피로 증후군

공진단

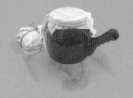

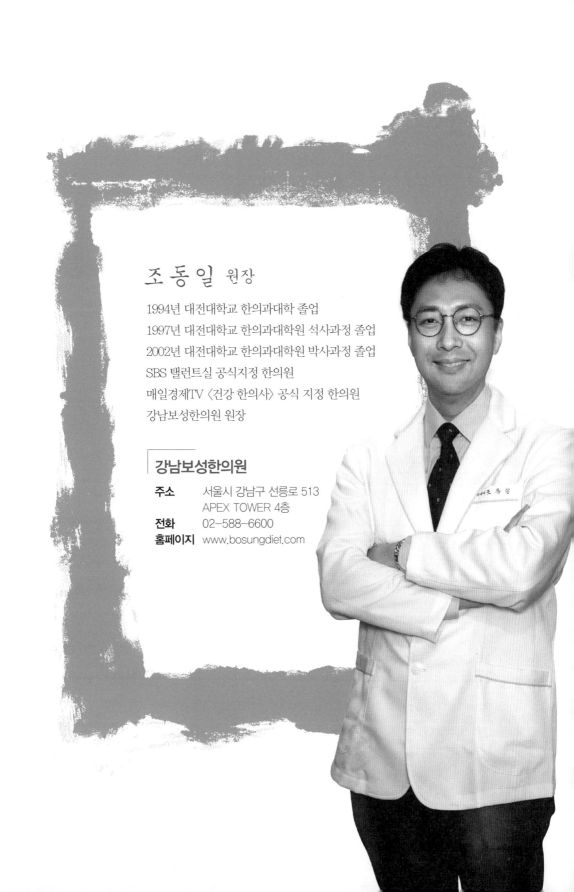

조 동 일 원장

1994년 대전대학교 한의과대학 졸업
1997년 대전대학교 한의과대학원 석사과정 졸업
2002년 대전대학교 한의과대학원 박사과정 졸업
SBS 탤런트실 공식지정 한의원
매일경제TV 〈건강 한의사〉 공식 지정 한의원
강남보성한의원 원장

강남보성한의원

주소	서울시 강남구 선릉로 513 APEX TOWER 4층
전화	02-588-6600
홈페이지	www.bosungdiet.com

풀리지 않는 만성피로 증후군의 한의학적 치료법

황제의 보약,
공진단의 효능과 제조 방법

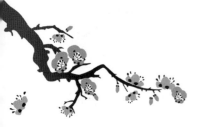

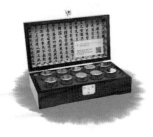

일상생활 중에 피로를 전혀 느끼지 않는 사람은 없을 것이다. 하지만 일반적인 피로는 충분히 잠을 자고 휴식을 취하면 사라지기 마련이다. 현대인들 중에서는 특별한 질환이 없음에도 불구하고 쉬어도, 쉬어도 피로가 해소되지 않는 사람들이 많다. 몸에 기운이 없고 감기와 같은 증상이 6개월 이상 지속된다면 만성피로 증후군을 의심해볼 필요가 있다. 면역력 저하, 집중력 저하는 물론이고 심하면 우울과 불안 증세로까지 확대될 수 있는 만성피로 증후군! 과연 이 현대병은 어떻게 치료해야 할까? 과학적으로도 입증된 공진단의 효능과 조제 과정을 낱낱이 공개한다.

만성피로 증후군에 대한 일문일답

Q. 만성피로 증후군이란?

만성피로를 호소하는 직장인들이 점점 늘고 있습니다. 취업포털 '사람인'에서 직장인 1,193명을 대상으로 설문한 결과 84.6%가 "만성피로감을 느낀다"고 답했습니다. 결론적으로 직장인 10명 중 8명 이상이 만성피로를 느끼고 있는 셈입니다. 피로라는 개념은 '일상적인 활동 이후의 심한 탈진 증상, 지속적인 노력이나 집중이 필요한 일을 할 수 없는 상태, 일상적인 활동을 수행할 수 없을 정도로 기운이 없는 상태'로 정의하는데 기간에 따라 1개월 이상 피로가 계속되는 경우를 지속성 피로라고 부르고, 6개월 이상 지속되는 경우를 만성피로라고 부릅니다. 이를 생리학적으로 말하면 '인체 내에 쌓인 노폐물이 피로 물질이 되어 피로를 유발시키는 것'이라고 설명할 수 있습니다.

그렇다면 피로는 어떻게 발생할까요? 인체의 근육에는 수축에 필요한 에너지원인 글리코겐glycogen이 저장되어 있습니다. 우리가 지속적으로 근육을 사용하면 저장되어 있던 글리코겐에 의해 젖산 등의 부산물과 노폐물이 근육에 축적되어 피로를 느끼게 됩니다. 만성피로 증후군은 잠깐의 휴식으로 회복되는 일과성 피로와 달리 휴식을 취해도 호전되지 않으면서 환자를 쇠약하게 만들기 때문에 반드시 치료가 필요합니다.

Q. 만성피로 증후군을 유발하는 원인은?

만성피로 증후군의 원인에 대해 아직까지 확실하게 밝혀진 것이 없습니다. 다만 관련 질환으로 갑상선호르몬 기능의 이상, 바이러스 감염을 포함한 각종 감염 질환, 악성 종양 및 혈액 질환, 일과성 외상 혹은 충격, 극심한 스트레스, 수면장애, 심한 다이어트, 독성 물질 등이 거론되고 있습니다. 최근에는 중추신경계의 장애에 의한 질환이라는 주장이 제기되고 있는데, 그 근거로는 만성피로 증후군 환자들에게서 집중력·주의력·기억력 장애, 감각 이상 같은 증상들이 빈발한다는 점과 그중 5~15%의 환자들에게서 발병 후 첫 6개월 이내에 일시적인 마비, 시각 장애, 운동 부조화, 혼란confusion 등과 같은 증상이 나타난다는 점을 들 수 있습니다.

Q. 만성피로 증후군 증상은?

만성피로 증후군 환자들이 호소하는 주된 증상은 이렇습니다. 피로가 6개월 이상 지속되고 휴식으로도 회복되지 않으며 일상생활에 심하게 장애를 줄 정도의 피로감이 나타납니다. 가벼운 운동 후에도 극도의 피로감과 기억력·집중력 저하, 수면장애, 두통, 근육통, 관절통 그리고 지속적인 감기 증상 등이 나타나고, 심해지면 복통, 흉통, 식욕 부진, 오심, 호흡 곤란, 체중 감소, 우울, 불안 등의 매우 다양한 증상을 호소하게 됩니다.

Q. 만성피로 증후군 진단 기준은?

만성피로 증후군은 1994년 미국의 질병 통제 예방센터Centers for Disease Control and Prevention, CDC 에서 정한 기준이 가장 널리 사용되고 있습니다.

1. 가장 핵심이 되는 만성피로와 관련된 증상은 다음과 같이 정의된다.

- 임상적으로 평가되었고 설명이 되지 않는 새로운 피로가 6개월 이상 지속적 혹은 반복적으로 나타나야 한다.
- 현재의 힘든 일 때문에 생긴 피로가 아니어야 한다.
- 휴식으로 증상이 호전되지 않아야 한다.
- 만성피로 때문에 직업, 교육, 사회, 개인 활동에 지장을 받아야 한다.

2. 위의 피로 이외에 다음 증상들 중 4가지 이상이 동시에 6개월 이상 지속되어야 한다.

- 기억력 혹은 집중력 장애
- 인후통
- 경부 혹은 액와부 림프선 압통
- 근육통
- 다발성 관절통
- 새로운 두통
- 잠을 자도 상쾌한 느낌이 없음
- 운동 혹은 힘들여 일하고 난 후 나타나는 심한 권태감

Q. 만성피로 자가진단법은?

아래의 항목 중 세 가지 이상 해당한다면 만성피로 증후군을 의심해봐야 한다.

- 충분히 쉬어도 항상 피곤하고 몸이 무겁다.
- 손과 발이 잘 붓고 얼굴이 푸석하다.
- 적게 먹어도 살이 찐다.

- 기억력이 감퇴되고 조금 전 것이 기억이 안 난다.
- 매사에 우울하고 부정적이다.
- 어깨가 뭉치고 뒷골이 당기며, 여기저기 아프다.
- 아랫배가 차고 손발이 저린 증상이 있다.
- 얼굴, 머리 같은 윗부분에 열이 나고 답답하다.
- 배에 가스가 잘 차고 소화가 안 된다.
- 아랫배가 심하게 나오고 내장비만과 피하지방이 심해진다.

Q. 만성피로 증후군의 양방적 치료법은?

1. 항우울제

삼환계 항우울제 및 선택적 세로토닌 재흡수 억제제 등 가장 보편적으로 쓰이는 항우울제가 만성피로 증후군 환자들의 증상을 완화시키는 것으로 알려져 있습니다. 특히 불면증 및 우울감을 호전시키는 데 효과가 있습니다.

2. 부신피질 호르몬제

단기간 사용하는 저용량의 부신피질 호르몬제는 피로감과 무력감을 호전시키는 것으로 알려져 있습니다.

3. 앰프리젠(Ampligen)

항바이러스 및 면역 조절 효과를 가지는 물질로써 현재 유럽에서 사용되고 있으며 인지 기능, 업무 능력 등을 호전시키는 것으로 알려져 있습니다. 아직 미국과 국내에는 시판되고 있지 않습니다.

4. 인지 행동 치료

인지 행동 치료를 통해서 피로에 대한 잘못된 인식과 회복에 대한 비관적 태도 등을 교정해줍니다. 지지 치료 및 다른 상담 치료와 함께 장기적인 치료법으로 널리 사용되고 있습니다. 인지 행동 요법cognitive behavioral therapy, CBT은 일반적으로 활동을 점차 늘려가는 재활적 접근과 함께 만성피로 증후군에 대한 환자의 생각이나 신념을 다루는 정신적인 접근이 함께 이루어집니다. 인지 행동 치료는 흔히 증상이나 질환에 대한 사고, 신념, 증상이나 질환에 대한 행동적인 반응(휴식, 수면, 활동 등)을 변화시킵니다.

Q. 만성피로 증후군의 한의학적 치료법은?

만성피로의 한의학적 치료는 변증에 따라 다양하겠지만 보편적으로 최고의 보약인 공진단과 경옥고를 처방합니다. 소수의 사람들만 알던 공진단이, 얼마 전 인기 드라마에서 값비싼 고가의 선물로 노출되면서 이제는 국민 대다수가 아는 '국민 한약'이 되었습니다.

공진단이 정말로 효과가 있는지, 먹고 나면 어떤 반응이 오는지에 대해 궁금해하는 분들이 많을 것 같아 공진단의 성분과 효능에 대해 설명해보겠습니다.

공진단

처방 구성 주성분은 사향, 녹용, 당귀, 산수유

사향의 효능

사향은 사향노루 수컷의 배 쪽에 있는 사향샘에서 분비되는 분비물을 채취한 것으로, 한 마리에 28~30g만 채취되는 귀한 약재입니다. 사향의 효과를 나타내는

주요 성분은 무스콘Muscone입니다. 히말라야, 티베트 지방에서 서식하는 사향노루 수컷은 늦가을부터 초겨울에 걸친 교미기에 사향샘에서 특이한 냄새를 내는 액을 분비합니다. 이 분비액을 건조시킨 것을 사향Musk이라고 합니다. 사향노루의 무스콘Muscone은 항염증 작용, 혈소판 응집 억제 작용, 중추신경 흥분 작용, 강심 작용 등이 있어서 정신을 맑게 해주고, 고혈압, 동맥경화, 심혈관계 질환, 정신불안, 중추신경계 손상 등에 효과가 있습니다.

사향의 효과는 사향당상麝香堂上이라는 옛말에서도 짐작할 수 있는데, 이는 권력자에게 사향을 바친 대가로 당상의 벼슬살이를 한 사람을 뜻하는 말입니다. 조선 시대 당상관이면 정3품 이상의 품계를 가진 대감으로, 뇌물로 사향을 바치면 오를 수 있는 자리였다고 하니 사향의 가치가 어느 정도였는지 짐작할 수 있습니다. 사향은 성질이 따뜻하고 독이 없으며 맛이 맵고 향이 강합니다. 막히거나 쌓이거나 체한 곳을 뚫어주는 효과가 타의 추종을 불허합니다. 기혈의 순환을 원활하게 하여 혈류를 촉진시키고, 현대인의 정신적, 육체적 스트레스가 쌓여서 오는 모든 울체병 치료에 효과가 뛰어나 직장인의 최고 보약으로 사용하고 있습니다. 수험생이 공진단을 먹으면 중추신경 기능을 증진시키고, 정신을 맑게 하여 집중력이 좋아져서 학습 능률이 개선되는 경우가 많습니다. 또한 신진대사를 촉진시켜 호르몬 분비를 왕성하게 하고 면역력을 길러주는 효능이 뛰어나 수술 후에 공진단을 복용하면 부작용을 최소화시켜주고 기력의 회복 속도를 빠르게 촉진합니다. 공진단은 심혈관의 확장과 혈류 개선을 좋게 하여 갑자기 일어난 쇼크나 중풍으로 인한 인사불성에도 사용하는 긴요한 약입니다.

녹용의 효능

녹용은 정혈精血과 원기를 보하는 대표적인 약재입니다. 체력을 강화하고 면역력을 증강시키므로 몸이 약해진 사람에게 가장 좋은 보약입니다.

당귀의 효능

당귀는 피를 보충하고 순환시키는 아주 좋은 보약입니다. 뇌세포를 보호하는 작용이 있어 만성피로에 유효하고, 특히 여성의 자궁을 보하고 생리를 좋게 하는 효능도 있습니다.

산수유의 효능

산수유는 간장, 신장, 방광 기능을 좋게 합니다. 기운은 보충하고 몸을 가볍게 하며 여성에게는 생리와 관련된 건강을, 남성에게는 비뇨 기능과 정력을 강화하는 역할도 합니다.

효과

동의보감에 "공진단은 원기를 튼튼하게 하여 체질이 선천적으로 허약하더라도 신수腎水를 오르게 하고 심화心火를 내리게 하므로 백병百病이 생기지 않는다"라고 기록이 되어 있습니다.

• 체력과 집중력이 떨어지는 수험생과 고시생의 원기 보강
• 과로, 과음, 스트레스 등으로 인한 피로 회복(간 기능 개선)
• 수술이나 큰 병으로 쇠약한 원기 회복
• 노화 방지, 질병 예방
• 혈액 순환 장애 및 갱년기 장애 개선
• 선천적으로 허약한 체질이나 병에 잘 걸리는 체질 강화
• 기억력이 떨어지고 매사가 귀찮고 의욕이 없는 자의 원기 보강

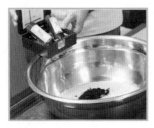

1. 약재 준비하기

공진단에는 좋은 약재를 넣는 것이 기본 원칙입니다. 공진단에서 가장 중요한 약재가 사향입니다. 사향은 정식으로 수입되어 식품의약품 안전처 성분검사를 통해 인증을 거친 정품 사향 중에서도 무스콘의 함량이 3% 이상인 최고의 사향을 사용해야 합니다.

공진단에 들어가는 각 재료의 용량을 원방에 따라 녹용 160g, 당귀 160g, 산수유 160g, 사향 20g을 섞어 곱게 가루 냅니다.

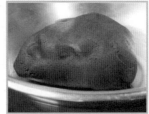

2. 꿀로 반죽하기

위의 재료를 골고루 섞고 꿀을 1:1 비율로 섞어 반죽합니다.

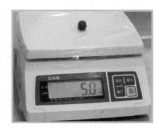

3. 둥글게 환 만들기

반죽이 고루 섞이면 한 알 당 5g씩 분배하여 환 모양으로 빚습니다.

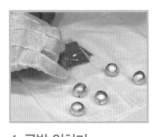

4. 금박 입히기

둥글게 빚은 환에 금박을 씌워, 심신이 안정되고 소화가 잘 되는 효능을 배가시킵니다.

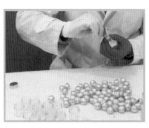

5. 포장하기

완성된 공진단을 하나씩 정성을 다해서 개별적으로 포장합니다.

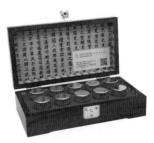

6. 공진단 포장 모습

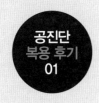

김○○(58세, 사업가)

제조공장을 운영하는 사업가 김영○씨는 30대에 사업을 시작하여 밤낮을 가리지 않고 열심히 일하셨습니다. 30대에는 조그만 공장을 운영하면서 직접 제조와 판매 영업을 도맡아 했고 사업이 어느 정도 궤도에 오르자 백화점, 할인점 납품 등 여러 가지 사업을 확장하며 승승장구 하고 있었습니다. 그러던 어느 날, IMF라는 외환위기를 겪으며 사업에 실패하게 되었습니다. 그 후 각고의 노력 끝에 10년 만에 다시 사업을 일으켜 세웠지만 그 사이 누적된 정신적, 육체적 피로와 잦은 회식, 술자리 접대로 인해 극심한 피로감과 불면증에 시달리게 되었습니다. 그 즈음 지인을 통한 소개로 강남보성한의원에 내원하게 되었고 자세한 진찰을 통해 공진단을 처방하였습니다.

공진단의 사향과 녹용, 당귀, 산수유가 조화를 이루면서 과거의 정신적, 육체적 피로감을 해소하는 역할을 하고 뇌혈류의 증가로 집중력과 판단력이 향상되었습니다. 처음 복용 후 10일 정도는 별다른 호전 증상을 느끼지 못했지만 10일 후부터는 몸이 가벼워지고 머리가 맑아지는 증상을 느끼며 3개월간 장복하였습니다. 그 후부터는 눈에 띄게 몸이 건강해져 모든 일에 자신감과 재미를 찾게 되었고 더불어 사업도 더욱 번창하게 되었습니다.

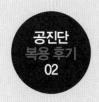

윤○○(19세, 고3 수험생)

이 학생은 학교에서 상위권 성적을 유지해왔지만 고3이 된 후 성적에 대한 스트레스와 수면 부족에 따른 피로감으로 학습 능률이 점점 떨어지고 있었습니다. 실제로 많은 고3 학생들이 갑작스러운 체중 증가와 성적에 대한 고민으로 몸은 쇠약해지고 성적은 지지부진해지는 경우가 많습니다. 자녀의 건강을 고민하던 어머님께서 강남보성한의원을 내원해 '정말로 원장님이 직접 공진단을 제조하느냐'라는 의문을 넌지시 던지셨습니다. 설명보다는 직접 제조 공정을 보여주는 것이 낫겠다 싶어 눈으로 확인시켜드리기도 했습니다.

공진단의 사향은 뇌혈관을 확장시켜 혈류의 흐름을 원활하게 하여 머리 회전과 집중력 개선에 탁월한 효과가 있습니다. 이 학생 역시 공진단 복용 15일이 지난 후부터 아침에 일어나는 것이 쉬워지고 공부에도 더욱 집중을 하게 되었다고 합니다. 처음에는 엄마의 권유로 먹다가 15일 뒤부터는 본인이 직접 챙겨 먹었다고 합니다.

수험생의 관건은 집중력입니다. 집중력은 체력에서 나오는데 운동과 휴식, 편한 마음과 건강한 식단이 중요합니다. 하지만 고3 수험생들은 이중 어느 하나도 제대로 지키기 힘들기 때문에 대부분 체력이 저하됩니다. 다행히 이 학생은 공진단을 통해 집중력이 좋아지면서 학습 능력이 개선되고 결론적으로 성적이 오르는 좋은 결과를 보게 되었습니다.

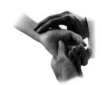

내 가　지 금　한 의 원 에　가 야　하 는　이 유

내경편(内景篇) :: 내과 질환

기능성 소화불량

약침, 매선, 추나

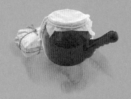

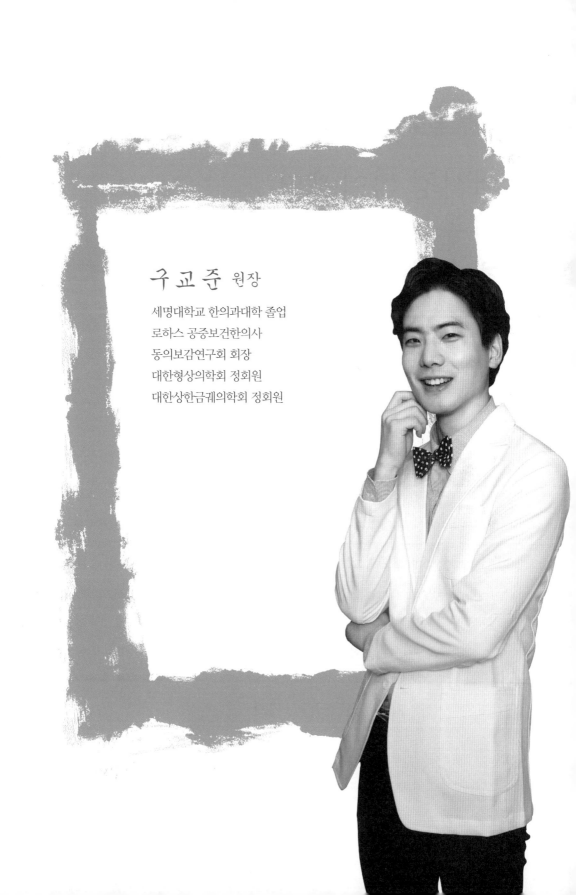

구 교 준 원장

세명대학교 한의과대학 졸업
로하스 공중보건한의사
동의보감연구회 회장
대한형상의학회 정회원
대한상한금궤의학회 정회원

원인 모를 속 쓰림, 기능성 소화불량

내시경 찍어보면
아무 이상 없는데
계속되는 속 쓰림 해결하기

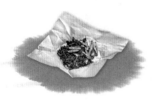

속 쓰림을 호소하는 환자들을 보면 본인이 만성 위염, 또는 만성 위궤양을 앓고 있다고 생각하는 사람들이 많다. 하지만 위염, 위궤양은 내시경 소견상 기질적인 이상이 확인되어야 하며 이를 다시 말하자면 내시경 검사 결과 이상 소견이 없다면 위염, 위궤양이라고 말할 수는 없다는 의미다. 검사 결과는 정상인데 왜 속이 쓰리고 더부룩한 증상이 생길까? 여러 가지 경우가 있을 수 있겠지만 대표적인 질환으로는 '기능성 소화불량'을 꼽을 수 있다.

속 쓰림에 대한 일문일답

Q. 기능성 소화불량은 어떤 증상을 말하는 것인가? 증상별로 구분한다면?

기능성 소화불량은 지난 12개월 동안 적어도 12주 동안 상복부 불편감, 복통 등이 있어야 하고 내시경 검사를 포함한 각종 검사에서 위궤양, 위염, 위암 등 '기질적' 병변이 없어야 합니다. 기능성 소화불량의 증상을 구체적으로 나누어보면 다음과 같습니다.

1) 위 운동 장애군

빨리 배가 부르고, 더부룩하며 가스가 찬다. 한의학적으로 복만服滿, 헛배 부름과 유사하다.

2) 궤양 유사 증상군

공복 시 속이 쓰리고 아프다가 음식을 먹으면 증상이 완화되는 소화성 궤양과 증상이 유사하다.

3) 역류성 식도염 유사 증상군

가슴 부위에 타는 듯한 작열감이 있고 신물이 올라오는 것 같은 증상이 있다.

한의학적으로 탄산呑酸. 위에 신물이 고여서 속이 쓰린 증세과 유사하다.

Q. 기능성 소화불량의 경우 속 쓰림은 왜 발생하는가? 이때 제산제를 먹으면 효과적일까?

기능성 소화불량이 속 쓰림을 유발하는 이유는 바로 위장 기능의 저하로 위에서 분비되는 분비액이 전반적으로 감소하기 때문입니다. 위에서 분비되는 소화액은 크게 두 가지로 나누어볼 수 있습니다. 첫 번째는 음식물을 소화시키는 위산, 두 번째는 그 위산으로부터 위장을 보호하는 방어액입니다. 위산이 방어액보다 과다 분비될 경우, 즉 방어액이 위벽을 보호할 수 있는 한계치를 넘어가는 양의 위산이 분비될 경우 위산이 위벽에 손상을 주어 속 쓰림이 발생합니다. 이런 경우에는 제산제가 유효할 수 있습니다. 그런데 위장의 기능이 전반적으로 떨어진 경우 방어액의 분비뿐 아니라 위산의 분비 역시 저하될 수 있습니다. 따라서 위산과 방어액 분비가 모두 저하되었지만 방어액의 분비가 더 저하되어 상대적으로 위산의 비율이 높아지면, 위산이 적게 분비되었음에도 불구하고 속 쓰림이 유발됩니다. 이때 제산제를 먹으면 가뜩이나 적은 위산을 중화시켜 소화에 장애를 주고 이는 더부룩한 증상으로 연결됩니다. 따라서 실제로 제산제를 먹어야 할 위산 과다의 경우와 제산제를 피해야 할 위산 부족의 경우를 구분하는 것이 중요합니다. 위산 과다의 경우 더부룩한 증상보다, 공복에는 속이 쓰리다가 음식을 먹으면 속 쓰림이 완화되는 경향이 있습니다. 반면 위산 부족의 경우 음식을 먹어도 속 쓰림이 개선되지 않으며 식후에 더부룩하거나 소화불량의 증상이 발생하는 경우가 많습니다. 이런 경우라면 제산제를 복용하지 말고 다른 방법을 찾아야 합니다. 운동을 열심히 하면 근육이 생기면서 튼튼해지듯이 위장 역시 여러 치료를 통해 운동성이나 분비 능력 등 저하된 위장 상태를 튼튼하게 만들어주는 것이 한의학적 치료의 핵심입니다.

Q. 기능성 소화불량과 함께 동반하는 질환은 무엇인가?

기능성 소화불량과 함께 동반하는 질환으로는 역류성 식도염, 과민성대장증후군 등이 있습니다. 기능성 소화불량의 30%는 과민성대장증후군을 동반하는 것으로 알려져 있으며, 과민성대장증후군 환자의 87~89%가 기능성 소화불량을 동반하는 것으로 알려져 있습니다. 이 질환은 각종 검사를 해도 기질적인 병변이 나타나지 않고 증상이 다양한 형태로 나타나기 때문에 치료하기가 쉽지 않습니다. 식생활이나 정신적 스트레스 등의 영향에 따라 증상의 호전과 악화를 반복할 뿐 아니라 양방 약물에 대해서도 치료에 대한 효과를 명확하게 판정하기도 어렵습니다. 이처럼 서양의학에서도 눈에 보이는 명확한 기질적인 병변이 없는 기능적 소화불량의 경우 원인을 밝히기 어렵고 치료에도 많은 어려움이 따릅니다.

Q. 기능성 소화불량의 한의학적 치료법에는 어떤 것들이 있을까?

1. 침구 치료

기능성 소화불량의 핵심은 저하된 소화 기능을 회복하는 데에 있습니다. 허리가 아플 때는 허리를, 어깨가 아플 때는 어깨를 직접 만질 수 있는 것처럼 병변 부위가 밖으로 노출된 부위라면 침이나 주사와 같은 직접적인 접근을 할 수 있습니다. 하지만 위장은 우리 몸속에 있는 장기이다 보니 직접 손으로 만질 수도 없고, 스스로 움직여서 단련하기에도 한계가 있습니다. 한의학적으로 경락은 손, 발 등 몸의 말단에서부터 몸의 내부까지 연결되어 있기 때문에 사지 말단을 침으로 자극하면 내장 부위까지 자극이 전달되어 치료가 가능합니다. 실제로 동물 실험과 실제 환자를 대상으로 한 무작위배정대조연구를 통해서 그 효과가 입증되었습니다. 또한 단순히 침 이외에도 약침, 매선 등 다양한 방법의 침 치료가 가능합니다. 약침의 경우에는 경락의 자극뿐 아니라 약액을 직접 경락에 주입함으로써 보다 더 강력한 효과를 냅니다. 매선의 경우에는 경락의 지속적인 자극뿐 아니라 위장관 주변의 약해진 근육도 강화하는 일석이조의 효과가 있습니다.

2. 한약 치료

한약은 위장 세포의 회복, 촉진 등을 도와 기능이 저하된 위장의 회복을 돕습니다. 앞서 설명했듯이 위산 부족을 동반한 기능성 소화불량의 경우에는 공격인자인 위산과 그에 대응하는 방어액이 모두 감소한 상태입니다. 따라서 전반적인 위장 기능의 개선이 필요합니다. 주로 만성적으로 고생하시는 분들의 경우 여타 검사 소견상 이상이 없지만 진맥이나 혈색 등을 관찰해보면 위장이 많이 지쳐 있음을 확인할 수 있습니다. 이 상태를 회복시키는 데에 한약 치료가 도움이 됩니다. 동물실험에서 단일 약재 성분만으로도 위장관 운동 촉진효과가 있음이 입증되었고 독한 항암제에 의한 위장 손상, 즉 기질적인 손상이 수반된 상황에서도 한약 치료의 유의미한 효과가 밝혀졌습니다. 또한 위장질환의 경우 정신적인 스트레스와 밀접한 관계가 있는데 이때도 한약 치료가 위장 문제와 함께 정신적인 제반 증상에 효과가 있음이 입증되었습니다.

3. 추나 치료

옛날 중국에는 전족이라는 풍습이 있었습니다. 작은 발을 가진 여성이 미인이라고 여겨졌기 때문에 작은 신발에 억지로 발을 구겨 넣어 발을 작게 만들었고 기형적으로 작은 발을 가진 여인들은 걷는 데 많은 불편함을 겪었습니다.

걷지 않아도 되는 것은 일하지 않아도 된다는 의미니 그 당시에는 부의 상징으로 여겨졌다고도 합니다.

여기서 주목할 점은 정상적으로 자랄 수 있는 발을 신발이라는 장치 속에 가두면 자라지 않아 끝내 기형적인 발이 된다는 사실입니다. 우리가 아무리 좋은 음식을 먹어도 뼈의 부정렬이나 자세의 비정상으로 인해 장기가 눌려 있거나 제대로 운동할 공간을 확보하지 않는다면 문제가 생길 수밖에 없습니다. 특히 요즘 많은 현대인의 생활을 보면 운동은 고사하고 자세부터 척추를 비롯한 많은 뼈의 부정렬을 야기하여 구조적인 문제를 가져오는 경우가 많습니다. 따라서 뒤틀린 뼈의 정렬과 근육, 인대 등의 구조 균형을 맞추어주면 장기가 연동 운동할 수 있는 공간을 확보하고 짓눌려 있던 혈관, 신경 등도 정상적인 공간을 찾게 돼서 원활한 대사 활동이 가능하게 됩니다.

Q. 소화기 질환을 완화하는 생활습관은 무엇인가?

1. 운동

여러 질환에서 운동이 중요하다고 말하지만 소화기 질환의 경우 운동은 특히 더 중요합니다. 한의학에서는 비주사말脾主四末, 비장이 사지 말단을 주관한다이라는 개념이 있어서 소화기 기능이 사지의 운동과 많은 연관성이 있다고 말합니다. 체해서 한의원에 갔을 때 손, 발에 침을 놓거나 사혈로 체기를 내리는 것도 이와 관련이 있습니다. 실제로 운동과 위장 질환 사이에 유의미한 연관이 있다는 것은 밝혀져 있습니다.

기능성 위장 장애를 앓고 있는 환자군의 경우 정상인보다 운동이 부족할 가능성이 높습니다. 운동 중에서도 하체 운동이 상대적으로 더 중요합니다. 한의학에는 식사 후 20~30분 정도의 가벼운 산책이 소화에 도움이 된다고 말합

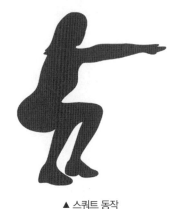
▲ 스쿼트 동작

니다. 우리 몸의 큰 근육들이 허벅지와 엉덩이에 있으니, 가볍게 걸음으로써 이 근육들을 움직여 주면 소화기의 연동 운동을 담당하는 소화기 평활근의 움직임에도 도움을 주어 결과적으로 소화에 도움이 된다는 것입니다. 식사 후에 편안히 앉아 차를 마시거나 후식을 먹는 등의 정적인 식후 문화를 가진 서양과 달리 우리 선조들은 가볍게 몸을 움직여 소화관 운동에 도움을 주어 건강한 생활을 유지했습니다. 또한 하체의 근력 운동 역시 소화관 운동에 도움을 줄 수 있습니다. 몸의 혈액 순환 중 동맥의 순환은 심장이 담당하고 정맥의 순환은 근육이 담당합니다. 근육이 강할수록 정맥의 순환이 좋아져 전체적인 혈액 순환이 좋아집니다. 따라서 강해진 근육은 소화기에 원활한 혈액 공급 및 노폐물 제거에 도움을 줍니다. 그뿐 아니라 운동은 그 자체만으로도 세포의 혈당 사용 능력을 향상시켜 혈당 조절 능력을 강화시킵니다. 결론적으로 운동은 전체적으로 기능이 저하된 위장 기능을 활성화시켜 위장 질환 개선에 도움을 줍니다.

2. 음식

제때에 한식 위주의 건강한 식사를 하는 것이 중요합니다. 인스턴트나 기름진 음식은 위장관에 머무르는 시간이 길고 결과적으로 위장에 무리를 주기 때문에 안 좋은 영향을 미칩니다. 위장 질환에 좋은 음식을 고르는 기준은 소화관 운동을 촉진시키거나, 소화기관의 소화액 분비를 도와주거나, 직접 음식물을 분해하여 소화기관의 부담을 덜어주는 기능이 있느냐 하는 데 달려 있습니다.

소화기 질환이 있는 경우 이런 기준으로 음식을 가리면 도움이 됩니다.

1) 십자화과 채소

소화관 운동을 촉진시키는 음식으로 섬유질이 풍부합니다. 섬유질은 체내에서 쉽게 소화되지 않아서 꾸준히 위장 운동을 촉진시키므로 위장 운동 기능을 향상시킵니다. 하지만 위장 기능이 너무 떨어진 사람에게는 오히려 위장에 무리가 갈 수 있으니 자신의 몸에 적합한지는 전문가와 상담하는 것이 바람직합니다. 대표적인 십자화과 채소로는 양배추와 브로콜리, 순무, 케일 등이 있습니다. 이들 채소에는 섬유질뿐 아니라 다양한 식물성 영양소가 함유돼 있어 항산화 효과, 지방 억제, 위장 보호 등의 효과를 얻을 수 있습니다.

2) 김치, 요구르트

유산균이 많은 음식은 장내세균총을 활성화하여 소화를 돕습니다. 인체가 소화를 하는 기전은 소화기의 연동 운동, 소화액의 음식물 분해 등이 있으며 또한 가지 중요한 요소가 세균의 분해 작용입니다. 장내세균총은 소화뿐 아니라 외부 세균의 발육 억제, 면역 반응 등에도 관련되어 현재 자가면역 질환, 각종

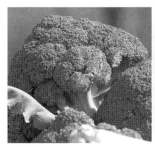
▲ 브로콜리

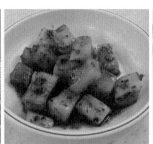
▲ 김치

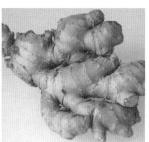
▲ 생강

난치병의 치료제로 연구될 만큼 인체 대사활동의 중요한 구성원으로 여겨지고 있습니다.

3) 해초류

해초류는 섬유질이 많고 수분을 많이 함유하여 소화관 운동을 촉진합니다. 그리고 건조한 소화관 내에서 수분 조성에 좋은 영향을 미쳐 만성 변비 같은 증상에 특히 효과가 좋습니다. 또한 적은 양으로도 많은 포만감을 주기 때문에 다이어트에도 좋습니다.

4) 생강

'약방에 감초'라는 말이 있는 이유는 감초가 그만큼 여러 한약에 두루두루 쓰이기 때문입니다. 그런데 감초만큼이나 한약의 단골 재료로 쓰이는 것이 바로 생강입니다. 생강은 기본적으로 한약을 받아들이는 위장의 기능을 북돋아주어 약효가 잘 나게 합니다. 또 위장관 운동을 촉진시키고 혈액 순환을 활발하게 하여 복부가 부풀거나 더부룩한 증상을 개선시키며 뱃속을 따뜻하게 하는 효능도 있습니다. 생강은 한약재로, 식재료로, 차로 마셔도 몸에 좋습니다.

Q. 기능성 소화불량을 비롯한 소화기 질환의 빠른 회복을 위해 꼭 실천해야 할 것은 무엇인가?

앞에서 이야기했듯이 위산 부족을 동반한 기능성 소화불량의 치료는 침과 한약 복용 그리고 생활습관의 개선이 반드시 동반되어야 합니다. 일반적으로 '치료'는 한의원 내에서만 이루어지는 것으로 생각하는 분들이 많습니다. 하지만 하루 24시간을 생각해봤을 때 한의원 내에서 치료받는 시간은 겨우 한 시간 이하입니다. 그것도 매일 내원하지 못하는 경우가 많으니 일주일에 한의원에서 받는 하루 평균 치료 시간은 더 줄게 됩니다. 더불어 요즘 발생하는 병들은 유전병을 제외하고 대부분 환경이나 생활에서 오는 병이 많습니다. 대표적으로 비만 등의 성인병을 예로 들 수 있습니다. 실제로 많은 난치병 치료 후기들을 보면 치료보다 대대적인 식습관과 생활습관의 개선을 권합니다. 따라서 빠르고 올바르게 건강을 회복하기 위해서는 한방 치료와 함께 생활습관 개선도 이루어져야 합니다.

- 신경성 위장 장애를 앓고 있는 70세 여성
- 30대에 우울증과 함께 신경성 위장병 증상이 시작됨
- 현재까지 매일 위장약 복용
- 잦은 트림, 속이 깎이는 느낌과 가끔 역류 증상도 보임

구 원장 : 양방 병원 검사를 받아보셨나요?

환　자 : 서른 살부터 위장약 여섯 가지를 몇 십년간 복용했고 내시경도 많이 해봤는데 낫질 않습니다.

구 원장 : 내시경상 소견은 어떤가요?

환　자 : 위염, 십이지장, 위궤양, 위하수 등이 있다고 하더라고요. 그래서 맵고 짠 음식, 술 등을 가려 먹고 있고요, 지금은 커피 한 모금만 먹어도 속 쓰리고 따갑습니다. 또 30대부터 우울증 있어서 신경이 예민한 편으로, 정신과 약을 4년 째 먹고 있습니다. 이명 증세와 어지럼증도 있어요.

구 원장 : 뇌 검사는 해보셨나요?

환　자 : 검사상 뇌 이상 소견은 없었습니다.

구 원장 : 한방 치료는 받아보셨나요?

환　자 : 한약은 안 먹어봤고 침 치료를 잠깐 받아본 적 있습니다.

소견

현재 환자분은 소화기관의 기질적인 질환과 위하수 등의 무력증이 겸해 있습니다. 따라서 소화액 분비가 전반적으로 감소한 상태이므로 위산 방어액이 줄어 있을 뿐 아니라 위산 분비 자체도 감소해서 본문에 나와 있는 위장운동의 전반적인 기능 향상이 필요한 상황입니다. 위장 기능 향상으로 위산 방어액과 위산 분비를 정상화시켜야 속 쓰림은 물론 소화불량도 개선할 수 있습니다.

고혈압

어혈삼릉침, 정혈요법

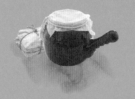

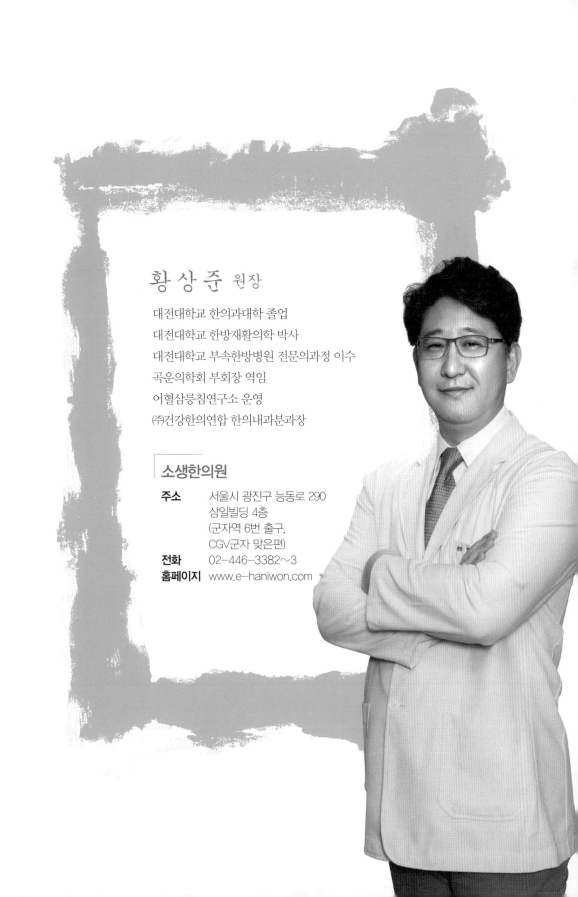

황상준 원장

대전대학교 한의과대학 졸업
대전대학교 한방재활의학 박사
대전대학교 부속한방병원 전문의과정 이수
곡운의학회 부회장 역임
어혈삼릉침연구소 운영
㈜건강한의연합 한의내과분과장

소생한의원

주소   서울시 광진구 능동로 290
삼일빌딩 4층
(군자역 6번 출구,
CGV군자 맞은편)
전화   02-446-3382~3
홈페이지 www.e-haniwon.com

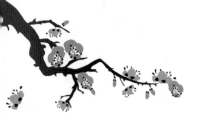

고혈압 약, 평생 먹어야 하나? 혈압과 맥 그리고 어혈삼릉침

맥을 잘 관찰하면
치료 가능한 고혈압

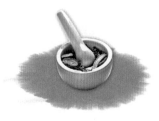

"혈압이 150이 넘었는데 고혈압 약을 먹어야 할까요?" 이 질문은 포털 사이트 지식인에 자주 올라오는 질문이자, 실제 한의원을 내원하는 환자들이 가장 많이 하는 질문이다. 각종 성인병, 뇌졸중과 같은 중증 질환의 주된 원인으로 취급받고 있는 고혈압. 과연 혈압 약만이 수치를 조절하는 열쇠가 될까? 그렇다면 이에 따른 여러 가지 부작용은 누가, 어떻게 책임질 것인가? 병에 대한 치료의 기본은 강압적으로 억제하는 것이 아닌 생체生體가 지닌 방어 기능을 왕성하게 해 자연 치유를 촉진시키는 것! 맥을 통해 혈액이 순환하는 모양을 읽어내고 정상적인 혈액의 공급과 역할을 방해하는 어혈에 대해 알아보자.

고혈압의 의미

Q. 고혈압의 일반적인 정의는 무엇인가?

혈압이란 혈관 안을 흐르는 혈액이 혈관 벽에 미치는 압력을 지칭합니다. 혈압을 말할 때는 늘 최고혈압과 최저혈압을 같이 말해야 하는데 최고혈압은 심장이 피를 쥐어짤 때 측정되는 혈압이고 최저혈압은 심장이 혈액을 받아들일 때 측정되는 수치입니다.

고혈압이란 평균 수치에 해당하는 최고혈압이 120mmHg 이상이고 최저혈압이 80mmHg 이상인 경우를 말합니다. 혈압을 강제 조절하는 것에는 많은 문제점이 따르기 때문에 시간이 흐를수록 약물로 강제 조절하는 범위를 유연하게 보는 추세입니다. 2014년 일본은 건강검진상 건강한 남녀를 기준으로 새로운 정상 기준치를 제시했고, 이에 따라 최고혈압이 147 이상, 최저혈압이 94 이상을 고혈압의 범위로 제시하였습니다. 이에 앞서 2013년 미국 고혈압합동위원회에서는 60세 이상의 고혈압 기준을 150/90 이상으로 완화하여 발표하였습니다. 기존의 서양의학에서는 혈압은 낮을수록 좋다고 생각해왔지만 최근의 연구 결과들은 "반드시 그렇지만은 않다"는 견해들에 힘을 주고 있습니다. 여러 가지 생체의 생리적 교정 작용으로 발생된 증상의 일부인 고혈압 상태를, 단순히 혈압을 강제로 떨어뜨리는 일로 무마하기보다 적당히 조절할 수 있는 건강한 상태로 유도하여 적당히 조절될 수 있는 능동적인 관리가 필요하다고 보는 것입니다.

Q. 고혈압의 한의학적인 관점은?

화나는 일이 생기면 "열 받는다" "혈압 오른다"라고 하는데 《동의보감》 '잡병편 풍문'에 "濕生痰 痰生熱 熱生風습생담 담생열 열생풍"이라고 하여 '탁한 것이 모여 열을 만들면 통제되지 못하는 기운이 생겨 망동함'을 언급한 부분이 있습니다. 여기서 "풍"은 평소 생활이 마땅한 바를 잃음을 이야기하는데 한의학에서 바라보는 고혈압의 상태란 화의 장기인 심장의 활동 부하가 갑자기 심해져서 혈액의 상태가 혼탁해지고 혈액의 전신 조달이 어려워짐으로써 과부하가 걸린 상태를 말합니다. 즉, 비정상적인 기운에 해당하는 전신 울열의 조절과 동시에 올바른 기혈의 순환 관리가 필요한 상태라 할 수 있겠습니다.

Q. 혈압강하제의 기전과 부작용은?

① 혈압약이라고 불리는 혈압강하제는 보통 심장 박동의 강제적인 억제가 주가된다고 하겠습니다. 초기에는 이뇨제로 혈압 조절을 했는데 신장의 배뇨 기능을 강제로 극대화시켜 혈액의 대부분을 이루고 있는 수분의 양을 줄여 혈압을 떨어뜨리는 방법을 사용하였습니다. 그러나 이러한 신장에 과부하를 유발시키는 방법은 신장의 기능 저하를 초래하고 이러한 생체의 위기 의식은 신체 방어 기전에 작용하여 뇌에 자극을 주어 인체를 흥분시키는 호르몬인 아드레날린 분비를 증가시켜서 또 다른 혈압 상승의 원인을 제공합니다.

② 그러면 이번에는 아드레날린차단제를 이용하여 심장박동수를 떨어뜨리는 약물을 사용하게 되는데 이로써 또 다시 이 방법 또한 신장의 기능이 저하되는 악순환에 빠지게 됩니다.

③ 이외에도 심장이 수축할 때 필요한 칼슘을 차단하는 칼슘차단제를 이용하면 말초혈관의 탄력이 떨어져 안면홍조, 두통, 하지부종 등의 부작용이 있을 수 있습니다. 또한 체액의 감소로 인해 신장에서는 레닌이라는 물질이 활발히 분비하는데, 이는 나트륨과 물을 흡수시켜 체액량을 증가시키고 전신동맥을 수축시키며 신장사구체 내의 혈류량을 감소시키고 혈압을 상승시켜 인체의 항상성 유지를 시도하게 됩니다. 그러면 또 다시 레닌 분비를 억제하기 위해 레닌차단제를 쓰게 되고 이전의 체액 감소가 반복되는 악순환이 생길 수 있습니다.

④ 단기간의 혈압강하제 사용은 다른 증상의 안정화를 도모하기 위해, 또는 건강을 회복하는 과정에서 혈압을 안정시키는 데에는 의미가 있지만 혈압강하제만을 복용하는 것으로 문제가 해결된다고 믿거나 장기적인 복용이 불가피하다고 자포자기하는 태도는 바뀌어야 하겠습니다. 고혈압을 치유해주는 묘약으로 불리는 혈압강하제는 반드시 어느 순간엔 중지해야 하는 진통항생제보다 부작용이 심한 약입니다.

Q&A
혈압과 맥 그리고 혈액 순환 습관병

Q. 맥과 혈압은 어떻게 다른지? 고혈압 치료에 있어 이 둘의 관계는?

① 우선 혈압은 아시다시피 단순한 '혈관의 압력'입니다. 그러한 압력을 사지에서 수치로 표시한 것이 혈압입니다. 혈압은 단순 압력입니다. 앞서 이야기했듯이

혈압이 120/80정도 유지되면 '평균은 되는구나'라고 진단합니다. 여기서 '평균적이다'라는 말은 '대부분 그러하다'란 뜻입니다. '정상적으로 건강하다'는 말과는 차이가 있습니다. 평균이 곧 정상은 아닐 수 있다는 뜻입니다. 혈압은 유지가 되나 혈액을 사지말단 모세혈관까지 보내주는 순환에 관여하는 여러 인자들에 문제가 생겨서 압력으로 표시되지 않는 이상이 존재할 수 있다는 것입니다.

단지 고혈압이라는 증상 하나만으로는 생체의 복잡 미묘한 사정을 단정 지을 수 없습니다. 그럼에도 불구하고 편리상, 통계상 그런 강요적인 혈압 강압 치료를 일반화시키고 장기적인 치료로 제시하는 것에는 문제가 있다고 봅니다.

② 한의학적인 관점에서 논리적으로 살펴볼 때 혈압은 진단 기준이 아닌 정상화 되려는 노력인 단순 증상으로 봅니다. 혈압의 고저는 그것이 일시적이든 지속적이든 생체에서 균형을 유지하려는 시도이자 증상일 뿐 그러한 단순 증상을 억제한다고 그것이 건강해진다는 의미로 받아들이고 결과적으로는 생체의 자율적인 능력의 돌봄을 방치해서는 안 됩니다.

③ 그래서 한의학 고유의 진단법인 맥의 개념을 이해하고 관찰하여 진단 기준으로 삼을 줄 알아야 합니다. 맥은 이를테면 '혈액이 순환하는 모양'을 보는 것입니다. 혈압은 모양을 이루는 여러 요소 중의 하나인 '혈액이 순환하는 세기'일 뿐입니다.

모양이라 함은 의태어로 연상하시면 쉽게 이해할 수 있습니다. 호스를 지나가는 물줄기의 모양이 '콸콸, 졸졸, 찍찍, 흐물흐물, 울렁울렁, 꺼끌꺼끌' 등의 양상을 보여주듯이 맥은 흐름의 양태를 설명해주는 신호입니다. 비유하면 진맥을 한다는 행위는 몸이 보내주는 점자 신호를 받아서 치료에 참고하기 위해 손끝의 감각으로 그 모양을 읽어내는 작업입니다.

Q. 맥을 잘 관찰하여 치료하면 고혈압을 조절할 수 있나?

① 혈액의 단편적인 세기인 '혈압'이라는 단순 증상을 통해 순환을 이해하려는 것보다는 그보다 훨씬 많은 순환의 정보를 담고 있는 혈액 흐름의 전반적인 상태를 나타내는 '맥'이라는 흐름의 모양을 참고하는 것이 몸의 상태를 이해하고 개선시키는 데 유리합니다. 무서워해야 하는 대상은 혈압의 상승이 아니라, 혈압의 상승으로도 흐름의 모양을 건강하게 유지하지 못하고 실패하는 현상입니다.

② 맥의 변화를 인지하고 조절하는 정황을 만드는 시술로서의 한의학적 치료만이 온전한 순환의 통쾌 상태를 유지하게 함으로써 위기가 아닌 기회로 혈압을 이용하게 합니다. '不通則痛 通則不痛 불통즉통 통즉불통, 소통되지 못하면 아프고 소통되면 아프지 않는다'의 묘미가 여기에 있습니다.

혈압은 필요에 따라 활용되는 단편적인 수단으로써의 증상으로 인식해야지, 맥처럼 여러 가지 순환의 정황을 대변하는 기준으로 인식하고 강압만 해버리면 부작용이 생길 수 있습니다. 혈압 약으로 강압시키면서 한편으론 운동으로 승압시키라고 권유하는 것은 서양의학이 가진 맹신 행위입니다. 따라서 한의학적인 진단과 치료를 할 때 진맥 행위는 아주 중요한 것입니다.

혈압은 높은데 맥이 완만한 모양을 보일 때는, 높은 혈압이 혈관을 청소하고 혈액 공급이 불량한 사정을 개선시키는 과정이 될 수 있다는 관점을 가지고 치료하면서 그 결과를 맥으로 확인하며 치료합니다. 반대로 혈압은 평균에 해당된다 하더라도 맥의 모양이 이상 형태를 보이면 다른 순환 조건들의 환경을 개선하도록 치료할 필요가 있습니다. 그래야만 건강한 상태를 유지하면서 혈압이라는 증상이 부작용 없이 운동 효과를 일으키는 증상으로 활용될 수 있습니다. 서양의학에서 권장하는 혈압강하제인 혈압 약을 치료 예방 차원에서 장기 복용해야 한다는 논리는 진통제로 진통만 억제되면 아무런 부작용도 없이 모든 일이 잘될 거라는 막연한 희망을 강요하는 것과 같습니다.

③ 한의학에서 진단 기준으로 활용하는 맥으로 몸의 흐름을 조율하면 혈압강하제로 혈압만 억압해놓고 막연히 건강할 수 있다고 믿는 과정 중에 생기는 각종 대사 장애를 감수하지 않아도 됩니다. 결과적으로 이러한 원리로 조율된 몸은 혈압을 필요한 만큼 이용하여 순환에 성공시키고 실패하지 않기 때문에, 강압적인 혈압 약의 중독 현상에서 벗어나 복용을 중단할 수 있습니다.

Q. 성인병, 생활습관병 그리고 혈액 순환 습관병의 차이는?

고혈압, 당뇨, 비만, 고지혈증, 동맥경화, 협심증, 심근경색, 뇌졸중, 만성 폐쇄성폐질환, 알코올성 간질환, 퇴행성 관절염, 악성 종양 등의 질병에 식습관, 운동 습관, 휴양, 흡연, 음주 등의 생활습관의 영향을 받는 질환군을 서양의학에서 '성인병'이라고 명명하였고 현재는 '생활습관병'이라고 정의하는 편입니다. 질병의 명칭이 대부분 그 시대의 문화를 반영하면서 발전해왔듯이 성인병이라고 할 때는 성인들이 노동과 과용에 원망을 두며 살던 못 먹고 못 살던 시대의 증상에 대한 '이름 지음'입니다. 반면에 근래에 '생활습관병'이란 용어를 상용화시키는 의도는 상대적으로 잘 먹고 잘 사는 시대에 성인과 소아를 불문하고 나타나는 증상을 설명하는 데 궁색한 나머지 이를 개인의 잘못으로 더욱 한정시키는 경향의 결과라고 볼 수 있습니다.

'생활습관병'이라고 하니 생활습관만 바꾸면 금세 좋아지는 것 아닐까? 하고 오해할 수도 있습니다만 그것만으로는 결코 부족합니다. 생활습관을 바꾸는 노력을 하면서 몸 안의 피가 도는 몸의 습관, 잠잘 때 의도적인 행위 없이도 저절로 피가 도는 습관, 기혈의 순환을 이해할 수 있는 한의학적인 논리와 치료 방법으로 몸에 배어 있는 잘못된 '혈액의 순환 습관'을 바꾸어갈 줄 알아야 합니다. 그래서 한의학이 가지는 근본적인 몸의 경외스러운 자율성을 지켜가는 치료를 통해 개인의 의지와 상관없이 조율되는 몸 자체의 기혈 순환이 올바로 될 때 고혈압과 같은 순환의 습관 착오를 교정할 수 있겠습니다.

Q&A

어혈과 정혈의 의미, 어혈삼릉침

Q. 어혈의 의미와 사혈 vs 정혈의 차이는?

어혈을 논할 때 먼저 떠올리는 것은 요법으로 사혈하는 모습입니다. 부항을 위시한 사혈 방식은 강제적인 배출 행위에 속합니다. 그래서 강제적인 사혈과는 차등 지어 어혈삼릉침을 이용한 '따주기 식' 자극과 그에 따른 출혈을 통한 혈액의 자정 과정을 '정혈'이라는 이름으로 구별 짓습니다.

한의학에서 어혈의 개념

설문해자
'어(瘀)는 적혈(積血)'이 막혀서 흐르지 못하고 정체되어 쌓여 있는 혈액의 상태

황제내경
어체지혈(瘀滯之血), 악혈(惡血), 축혈(蓄血), 유혈(留血)
1. 혈액 자체가 **탁하고 노폐물화된 상태**
2. 혈액이 흐름이 **원활하지** 않고 **정체되어진 상태**
3. 출혈된 상태, 즉 **이경지혈(離經之血)**

잡아 빼서 나온 혈액을 어혈이라 부르는 것은 마치 관장해서 나온 물질이 자연스런 배설 행위로 나온 것과 동일하다고 하는 것과 같습니다. 장내 물질을 다 빼내는 것과 장 내에 존재하는 물질 중 소용이 다된 변만 대장의 능력으로 골라서 배출하는 것은 다릅니다. 삼릉침에 의한 따주기 식의 배설을 유도하는 정혈은 생체에 올바른 어혈 배설 과정을 연습시켜 혈액의 혼탁과 조직의 퇴화로 순환의 장애를 일으키는 고혈압과 같은 이상 흥분 상태를 안정시키는 데 중요한 계기를 만들 수 있습니다.

Q. 어혈삼릉침이란?

삼릉침은 침 끝이 삼각뿔 형태로 세 개의 면으로 이루어져 날을 세운 창과 같이 날카로워 삼릉三稜, 즉 세모가 져 있는 침을 말합니다.

Q. 삼릉침으로 자연스럽게 배설된 어혈의 특징은?

삼릉침으로 정혈한 혈액은 성분상으로 혈액이지만 기능상으로 무능해진 어혈입니다. 어혈은 침 자극을 계기로 인체가 선택적으로 정상적인 기능을 가진 혈액과

삼릉침

침 끝이 삼각뿔 형태로 세 개의 면으로 이루어져 날을 세운 창과 같이 날카로워 삼릉(三綾), 즉 세모가 져 있는 침. 최근엔 어혈침으로 불리고 있음

영추경
- 호침(毫鍼)은 허증(虛證)이나 소아질환에 약 자극을 주기 위해 사용하는 침으로 언급
- '구침(九鍼)' 중 봉침(鋒鍼)
  열이 뭉쳐 있는 부위를 찔러서 출혈 삼릉침을 이용한 사혈 요법의 기원

구별하여 배설한 것입니다. 관장과 같은 강제적인 배출이 아닌 생체가 선택적으로 청탁을 구별하여 배설한 혈액을 진정한 어혈이라고 할 수 있습니다.

① 이러한 어혈은 몇 가지 특성을 가지고 있습니다. 우선 배출된 혈액의 엉김 작용이 없습니다. 공기 중에 노출과 동시에 엉김 현상이 진행되는 혈액의 양상을 보고 찐득거리는 혈액이므로 체내에서도 그럴 것이라고 생각하기 쉽지만 이것은 건강한 혈액에 존재하는 혈소판의 작용으로 지혈을 목적으로 혈액이 산화되면서 나타나는 생리적인 엉김 현상입니다. 따라서 어혈만이 배설되는 경우에는 상대적으로 혈액의 기능이 상실되어 혈액의 엉김 현상이 없습니다.

② 어혈은 정상 혈액보다 검붉다는 표현도 정맥혈과 동맥혈로 비유되는 혈액의 성분이 드러난다는 측면보다는 자극에 반응하는 환자의 기혈순환 능력이 약하여 체외로 배설되어지는 어혈의 배설의 속도가 느려져 결과적으로 어혈의 양상이 진한 농도로 보이는 것입니다. 그래서 밝은 피의 색깔이 나올 때까지 사혈해야 한다는 생각은 위험한 생각입니다.

③ 삼릉침으로 경혈을 자극하여 어혈이 배설될 때는 정상적인 혈액은 나오지 않습니다. 그래서 대소변을 통해 정상적으로 사멸된 혈액을 배설함으로써 충분히 정화할 수 있는 건강한 생체에서는 어혈은 더 이상 나오지 않는다는 것입니다.

Q. 어혈을 삼릉침으로 정혈해야만 하는 이유는?

① 삼릉침의 시술로 정혈되는 과정에서 생체가 청탁淸濁을 구별하여 내보내는 어혈은 나쁜 피의 개념이 아닙니다. 독소로 작용하는 피가 아닙니다.

정상적인 혈액의 일생에서는 적혈구를 기준으로 120여 일 동안의 소용이 다한 혈액 중 간장과 신장의 거름을 거쳐 유용한 혈액 성분은 재활용되고 나머지 혼탁한 성분은 분해, 대소변으로 배설됩니다. 하지만 불가피하게 피 말리는 듯한 생체의 무리한 사용 중 발생한 혈액의 파괴가 대소변의 정상적인 배설로도 감당이 안 되는 경우가 있습니다. 혈액 중에는 정상 기능이 상실된 상태 즉, 어혈이 존재하는데 이 어혈이 불가피하게 혈액 순환의 과정에 부유하는 형태로 떠다니면서 정상적인 혈액의 공급과 역할에 방해를 하는 것입니다.

② 이러한 어혈은 일회적이고 강제적인 사혈로 없애기는 어렵습니다. 삼릉침 시술과 같은 지속적이고 반복적인 자극으로 변화된 몸이 배설이라는 청탁구별의 능력을 발휘할 때 유리되어 혈액 순환을 정상화시킬 수 있습니다. 어혈은 인체가 가지는 대사의 활성화를 통해 정화되는 물질입니다. 그래서 어혈을 제거한다는 강요보다는 어혈이 제거될 수 있는 생체의 흐름을 연습시켜서 생체 그 자체가 능력을 발휘해 정화 및 정혈되는 양상이 유도되어야 하는 것입니다.

③ 이러한 삼릉침을 이용한 반복적이고 지속적인 어혈의 배설을 유도하는 정혈 치료가 자율성이 무너진 생체의 능력을 올바르게 변화시키며, 장기적인 혈압강하제 사용으로 혈관의 노화나 각종 자율조절 능력의 감퇴를 방치한 채 연명 치료의 수준으로 유지되는 상황에서 벗어나게 하여 건강한 혈관과 순환을 도모할 수 있는 진정한 치유의 계기가 될 수 있겠습니다.

사혈요법의 기대 효과

경락 중의 옹체된 기혈을 소통, 문란해진 장부기능을 정복하여 새로운 물질과 노폐물을 교환하는 신진대사를 촉진시키는 작용

- 혈중 독소를 배설하여 면역 기능의 향상
- 신경과 체액의 조절 작용에 영향, 혈관 기능의 개선과 혈액 성분을 변화
- 골수의 조혈 기능을 자극하여 순환 혈류 중에 신생 적혈구를 증가
- 신진대사 활성화

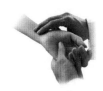

내 가   지 금   한 의 원 에   가 야   하 는   이 유

매일경제TV 〈건강 한의사〉 방송 중 전화상담 사례

– 58세(여성)/고혈압
– 고혈압 약을 먹어도 혈압이 안 내려감
– 가슴이 답답하고 얼굴이 자주 붉어짐
– 평소 스트레스가 많고 불면증 있음

환　자 : 제가 혈압 약을 먹고 있는데요. 혈압 약을 먹어도 혈압이 안 내려가고요, 소리를 조금만 질러도 혈압이 오르는데 어떻게 하죠? 당뇨가 있고요, 대변은 하루에 두 번 정도로 별 문제가 없습니다. 가슴이 너무 답답하고 얼굴이 잘 빨개집니다. 잠이 잘 오지 않아 수면제를 꼭 먹어야 합니다. 과일을 많이 먹으면서 식욕을 잘 억제하지 못합니다. 스트레스를 받으면 많이 먹는 것으로 푸는 편입니다. 어깨가 평소에 많이 뭉치기도 합니다.

사회자 : 황상준 원장님, 내원하시는 분들 중에서 고혈압으로 내원하시는 분들이 많다고 들었는데요, 그럴 때 원장님께서는 어떤 방법으로 치료해주시나요?

황 원장 : 고혈압에 대해서 문의하시는 분들 중 강박적으로 생각하시는 것이 혈압 수치 부분입니다. 사실 혈압 약으로 수치를 잘 조절하시다 보면 결국은 수치가 다시 올라가는 것 때문에 고민을 하시게 됩니다. 한의학에서는 고혈압 수치도 중요하지만 동반되는 제반 증상을 굉장히 많이 따져보게 됩니다. 왜냐하면 고혈압이라는 상황은 어떻게 보면 생리적인 증상이 잘 해결되지 않았기 때문에 나타나는 병리적인 흥분 같은 것입니다. 그래서 혈압을 안정시키는 것이 굉장히 중요합니다만 그런 상황을 이겨내기 위해서 혈액 순환에 도움을 주는 것이 무엇보다 중요합니다.

상담주신 분의 경우에는 식사량을 줄이는 것에 대해서 곤혹스러워 하시는데 식사부터 조절하는 것이 굉장히 중요합니다. 생각해 보면 위장에 음식이 많이 들어가게 되면 이것을 처리하기 위해서 위장으로 혈액이 많이 몰리기 때문에 심장이 이런 혈류량을 늘려서 위장에 보내주기 위해서 많이 애쓰게 됩니다. 그래서 이런 경우에는 식사량을 조절하시는 것이 중요합니다. 이외에도 고혈압인 경우에 열증이 있으신 분들도 있고 냉증이 있는 분들이 있습니다. 결국은 혈압을 올리지 않고도 혈액 순환을 올바르게 할 수 있는 상황을 만들 수 있다고 봅니다. 그런 올바른 상황을 만들기 위해서 저희와 같은 한의사들은 고혈압이라는 증상뿐만이 아니라 제반 증상을 참고해서 상황을 감별하는 한방변증을 하고 몸의 제반 증상의 개선을 시킬 수 있는 침 치료나 약물 치료를 합니다.

환　자 : 그럼 한의원에 내원해서 치료해야겠네요.

황 원장 : 네. 높아지는 혈압에 고혈압 약이 도움이 될 수 있지만 더 중요한 것은 혈압 자체보다는 혈관이 튼튼해야 하는 것이고요. 보통 근육을 제2의 심장이라고 하는데 근육이 튼튼해지려면 혈액순환이 잘 돼야 하니까 적절한 운동을 통해서 관리하셔야 합니다. 같은 의미에서 한의원에 내원하셔서 적절한 침 치료와 한약물 치료를 받으시면 도움이 되겠습니다.

수족냉증

화주요법

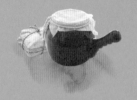

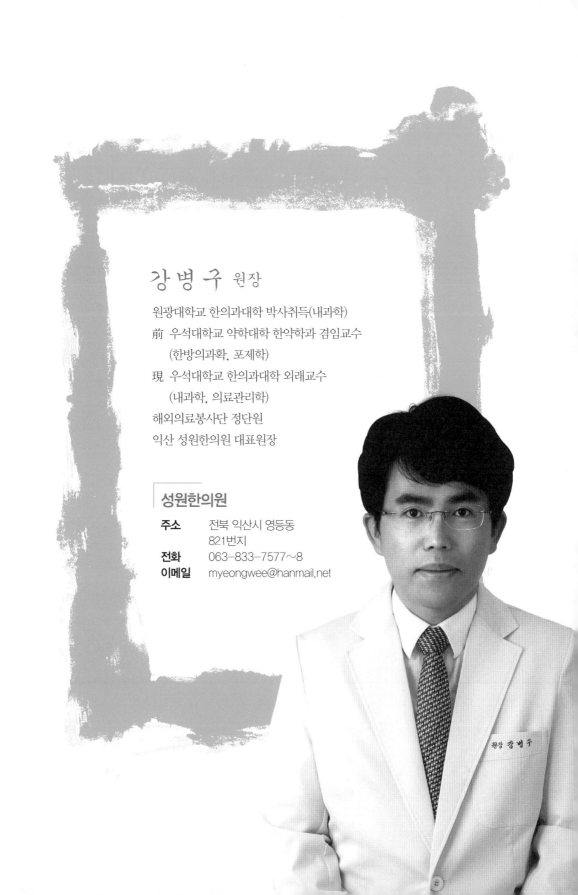

강병구 원장

원광대학교 한의과대학 박사취득(내과학)
前 우석대학교 약학대학 한약학과 겸임교수
    (한방의과확, 포제학)
現 우석대학교 한의과대학 외래교수
    (내과학, 의료관리학)
해외의료봉사단 정단원
익산 성원한의원 대표원장

성원한의원

주소	전북 익산시 영등동 821번지
전화	063-833-7577~8
이메일	myeongwee@hanmail.net

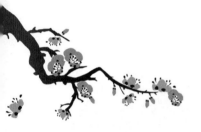

얼음장 같은 손과 발 수족냉증 진단과 해결방법

무더운 여름에도 손발이 시린
수족냉증 한방으로 다스리기

찬바람에 노출되었을 때 손발이 차고 시린 것은 당연하다. 하지만 수족냉증은 춥지 않은 온도에서도 손과 발에 지나치게 냉기를 느끼는 증상이다. 특히 스트레스가 많은 현대인과 중년 여성들에게 흔히 나타나며 간혹 무더운 여름에도 손발이 시리다고 호소하는 사람들이 있다. 그렇다면 수족냉증은 단순히 혈액 순환의 문제일까? 아니면 다른 질환에 의해 나타나는 증상일까? 손발이 차가워지는 정확한 원인은 무엇이며, 건강에 얼마나 치명적인지 몸속 상황을 알면 그 해답을 찾을 수 있다.

수족냉증에 대한 일문일답

Q. 수족냉증의 원인과 증상은 무엇인가?

많은 여성들이 몸이 차갑다고 자각하고 호소하는 증상이 이른바 냉증입니다. 그 가운데 '수족냉증' 또는 '수족궐냉'이라 하는 것은 손발이 시리고 추위를 느끼는 증상입니다. 수족냉증은 대체로 추위와 같은 외부 자극에 의해 혈관이 수축되면서 손이나 발과 같은 말초 부위에 혈액 공급이 감소되어 나타나는 증상입니다. 또한 출산이나 폐경 같은 호르몬 변화, 스트레스와 같은 정신적 긴장으로 인해 발생하기도 하며 다양한 질환에 의해 생길 수 있습니다. 대부분 사람들은 수족냉증에 대해 처음에는 대수롭지 않게 생각하는 경우가 많아 별다른 치료 없이 참고 견디게 됩니다. 하지만 수족냉증이 심해지면 손발이 얼음장처럼 차가워 일상생활에 불편을 느끼고 심지어는 따뜻한 곳에서도 손발의 냉감을 호소하는 경우도 생깁니다. 때로는 무릎이 시리며 아랫배, 허리 등 다양한 신체 부위에서 냉기를 함께 느끼고 저림 증상이나 내 살이 남의 살처럼 느껴지는 무감각증도 나타납니다. 추위에 노출 시 사지말단이 창백해지면서 퍼렇게 변하기도 하며 동상에도 잘 걸리고 심하면 피부 괴사까지 일어날 수 있습니다. 여성의 경우 냉증을 앓을 경우 월경 불순과 안면 홍조를 함께 호소하며 대부분 소화 장애도 같이 동반된다고 합니다.

수족냉증은 남성보다 여성, 특히 출산을 끝낸 여성이나 40대 이상의 중년 여성에서 많이 나타나는데 그 이유는 여성이 남성에 비해 예민하고 호르몬의 변화가 심하며, 정서적으로 긴장을 많이 하기 때문입니다.

Q. 손발이 차다고 느끼면 수족냉증일까? 수족냉증과 구별해야 할 질환은?

수족냉증은 여러 다른 질병에서 동반될 수 있는 증상이기 때문에 다른 질병과 구분하기 위한 검사를 시행해야 합니다. 손발이 차다는 증상 때문에 혼동하기 쉬운 것이 수족냉증과 레이노 증후군입니다. 손이 자주 저리면서 체온과 손발의 온도 차가 2도 이상이고, 피부 색깔이 푸른색으로 변하면서 통증이 동반된다면 레이노 증후군을 의심해볼 수 있습니다. 또 손목터널 증후군이나 류마티스 관절염, 갑상선 기능 저하증, 갱년기 증상 등도 의심해보아야 합니다.

Q. 레이노 증후군이란?

손발의 차가움이 대표적인 증상으로 나타나는 레이노 증후군은 아직 발생 원인을 정확하게 설명할 수 없습니다. 다만 날씨가 춥거나 스트레스를 받는 등의 환경적인 요인이 영향을 미친다고 보고 있으며, 이 때문에 혈관이 갑자기 수축하면서 혈액 순환이 원활하게 이뤄지지 않아 발생합니다. 추위를 느낄 때 손가락이 흰색이나 푸른색으로 바뀐다면 레이노 증후군일 확률이 높습니다. 따뜻한 장소에 들어갔는데도 손발의 색이 원래대로 돌아오기까지 5분 넘게 소요되는 경우도 레이노 증후군을 의심해볼 수 있습니다. 레이노 증후군은 류마티스 관절염과 같은 류마티스 질환, 동맥경화증 등의 혈관폐색 질환, 손목터널 증후군 때문에 발생하기도 합니다. 이 질환을 계속 방치하면 증상이 악화되면서 손끝과 발끝이 만성적인 영양 장애 상태에 머물 수 있습니다. 피부가 헐거나 위축되고, 심해지면 손가락, 발가락이 썩어 들어가는 수지족지괴사로 발전할 수 있습니다.

Q. 한의학으로 보는 수족냉증의 원인은?

한방적으로 손발이 찬 이유에는 몇 가지가 있습니다. 한의원을 찾는 환자 중에는 단지 손발의 차가움 자체만을 치료하는 환자도 있지만 다른 질환에 의한 여러 증상 중 하나로 치료받는 경우도 많습니다. 예를 들어 갱년기 환자가 상열감과 조열감을 호소하면서 동시에 손발이 찬 경우도 있습니다. 따라서 냉증의 이유를 잘 아는 게 중요합니다.

1. 심기허 心氣虛

심기가 부족할 때는 심장의 기능이 감퇴되고 혈액 순환이 순조롭지 못하여 얼굴이 창백해집니다. 또한 심장 부위에서 먼 곳인 손발부터 혈액 공급에 문제가 생깁니다. 심장에서 혈액 순환이 잘 되지 않아 열이 충분히 공급되지 않으면 손발의 체온이 낮아져 냉증을 호소하게 됩니다. 심장이 약해 손발이 찬 사람들은 깜짝깜짝 자주 놀라고 두근거리고 답답한 증상을 호소하는 경우가 많습니다.

2. 비기허 脾氣虛

비장 즉, 소화기계digestive system의 문제입니다. 한의학에서 비장은 소화기계라고 합니다. 비장은 위에서 1차 소화된 음식물을 재차 소화 흡수하여 인체에 유용한 정미로운 물질로 변화시켜서 각 장부 조직으로 운송하여, 인체의 생명 활동에 필요한 물질을 공급하는 역할을 합니다. 한의학에서는 이를 비주운화脾主運化와 비주사말脾主四末이라는 말로 설명하며, 특히 사지의 기육肌肉도

비기脾氣가 수송해주는 영양에 의존하고 있음을 가리킵니다. 따라서 이 비기脾氣가 건강하지 못하면 영양 결핍으로 인하여 기육이 쇠약해지고, 사지가 피곤하고 무겁고 부으며, 손발이 차가워질 수 있습니다. 수족냉증 환자들이 장염, 변비, 설사 등 만성적인 소화기 장애를 함께 호소하는 경우가 많은데 이 역시 비위脾胃가 허약해서 동반하는 증상입니다. 이런 분들은 소화 기능이 떨어져 툭하면 체하고, 손발이 차고, 추위를 견디는 힘이 약하여 겨울만 되면 힘을 쓰지 못합니다.

3. 신양허 腎陽虛

신양허라는 표현은 노화老化와 관련되어 있습니다. 어떤 원인으로 인해 몸이 허약하고 차가운 경우가 있습니다. 신은 한의학에서 선천지정이라 하여 생식과 생명의 중요한 원천으로 봅니다. 하지만 신 기능이 점점 약해지면 허냉虛冷에 빠지고, 특히 아래쪽 하초下焦의 양기가 약해집니다. 여자는 자궁이 차고 생리가 불순해지며 남자는 양기가 부족하며 소변을 자주 보게 됩니다. 또 얼굴이 창백해지고 허리와 무릎이 시리고 찬바람이 들었다는 표현을 자주 하게 됩니다. 따라서 이때는 신장의 양기를 따뜻하게 하고 양기陽氣를 끌어올리는 약물 요법과 같은 치료를 해야 합니다.

4. 정지불화 情志不和

칠정七情이 부조화하면 이런 증상이 나타날 수 있습니다. 칠정이란 한의학에서 희노우비사경공喜怒憂悲思驚恐이라 하여 인간이 느끼는 모든 감정 변화를 말합니다. 이러한 감정들이 적재적소에 나타나야 하는데, 너무 과하거나 부족하면 한열 조절이 잘 되지 않을 수 있습니다. 현대적으로 풀이하면 스트레스로 인하여 자율신경 실조증이 나타난 것으로 볼 수 있습니다. 인간이 스트레스 없이 살아갈 수는 없지만, 지나치게 열을 많이 받으면 몸의 균형이 깨집니다. 즉, 계속적인 긴장과 초조, 불안과 같은 지나친 스트레스에 시달리는 사람은 열이 자꾸 위로 올라가기 때문에 상대적으로 아래가 차가워집니다. 이때 열이 난다고 자꾸 찬 음료수를 마시면 열은 식지 않고 오히려 아래만 더 차가워집니다. 열이 위로 올라가는 것도 문제지만, 아래가 차서 생기는 문제도 많습니다.

Q. 수족냉증의 대표적인 한의학적 치료법은?

한의학에서는 증상의 원인에 따라 적절한 처방을 하는데, 주로 침과 약뜸 치료를 합니다. 수족냉증에 쓰는 대표적인 처방은 육계 대신 계지를 쓴 십전대보탕과 후박온중탕, 인삼양위탕을 변화시킨 계강양위탕이라는 처방이 대표적입니다. 이외에 각각의 병인마다 다양한 약물과 처방이 따르게 됩니다.

침구 치료는 예를 들어, 소화 기능이 약한 수족냉증의 경우 족삼리, 중완, 공손, 합곡, 관원 혈자리를 이용합니다. 이 혈자리들은 찬 기운을 몰아내고 비위의 기능을 좋게 하며 손발의 냉증에 도움이 됩니다. 이외에 중완이나 관원에 뜸을 떠서 수족냉증을 치료하기도 합니다.

이러한 치료와 함께 수시로 마시면 도움이 되는 차, 몇 가지를 소개하겠습니다. 목향木香이라는 약재는 소화기를 따뜻하게 함으로써 소화를 잘 되게 하고, 기운을 풀어줍니다. 목향 10g을 하루 두 번 차로 끓여 마시면 소화가 잘 되지 않는 냉증 환자에게 효과가 좋습니다.

계지桂枝와 육계肉桂라는 약재는 하초와 손발을 따뜻하게 하는 효능이 있습니다. 이 역시 10g을 차로 끓여 하루 두 번 정도 복용하면 됩니다.

구기자에는 혈액의 흐름을 좋게 해주는 베타인이라는 성분이 들어 있습니다. 강장 효과도 좋아서 장이 약한 사람이 마시면 좋습니다. 말린 구기자 잎 10g 정도를 달여 차 대신 마셔도 좋고, 구기자 열매 세 수저 정도를 술에 불린 후 쌀죽이 한소끔 끓으면 함께 넣어 죽을 끓여서 먹어도 좋습니다. 이밖에 계피차나 건강(생강 말린 것)차, 혹은 인삼을 10g(1회 분량) 정도 달여 차로 하루에 2~3번 마시면 도움이 됩니다.

생활습관을 고치는 것도 수족냉증 치료에 도움이 됩니다. 우선 반신욕이나 족욕을 권합니다. 30~40℃의 물에서 30분 정도 몸을 담그면 몸의 차가운 기운이 사라지면서 혈액 순환 및 불면증에도 도움이 됩니다. 또한 차가운 음식, 냉장고에서 바로 꺼낸 음식, 찬 성질의 밀가루, 돼지고기 등은 피하는 것이 좋고 카페인이 함유된 음식이나 기름기 많은 육류, 담배 등은 혈관을 수축시켜 수족냉증을 악화하기 때문에 자제하는 것이 좋습니다.

Q. 강병구 원장이 특별히 추천하는 수족냉증 치료 방법은?

저는 특수 치료인 화주요법을 통해 수족냉증을 치료하고 있습니다.

화주요법

화주요법은 불火로 피부를 직접 자극하여 불이 갖는 효과를 인체에 작용하게 하는 치료법입니다. 피부에 불을 붙이면 피부와 인체의 모공에 화기가 침투하여 기의 흐름과 장부를 원활하게 조절합니다. 한국에서는 여성의 건강과 몸매 관리를 위한 방법으로 이용되고 있으나 중국에서

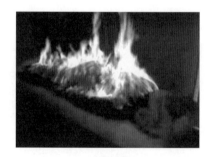

▲ 화주요법

는 각종 통증 질환, 관절염, 두통, 불면, 구안와사, 수족냉증 등 다방면에 활용하여 탁월한 효능을 얻고 있습니다. 고대 중국 황실에서만 행해진 고급 경락으로 귀족경락, 궁궐경락이라고도 하며 과거 중국의 장주 지역에서 전해 내려오는 전통 민간 의료라고도 합니다. 현재 중국의 병원과 피부관리실에서 선풍적인 인기를 얻고 있습니다.

1. 화주요법의 원리

불의 에너지를 피부 깊숙이 침투시켜 기혈의 흐름을 도와 지방과 부종을 없애고 피부 재생을 돕습니다. 이때 불의 온도는 1000℃ 이상이지만, 상부로 뜨거운 기운을 발산하고, 피부에는 인체가 수용할 수 있는 불의 파장만 남아 파장의 형태로 인체를 자극하기 때문에 다치지 않습니다. 인체의 기 순환은 불火과 물水로 이루어져 조절됩니다. 인체의 체온은 36.5℃이고 구성의 70% 이상이 물입니다. 순환은 물로써 이루어지지만 이것을 움직이는 힘이 불이며 이를 군화君火라 합니다. 또한 화주요법 후에 각종 약물을 투과시키면 더 좋은 효과를 얻을 수 있습니다.

2. 화주요법의 효과

몸의 순행을 돕고 노폐물을 분해하며 찬 기운을 몰아내어 몸을 따뜻하게 해줍니다. 또한 장부의 기능을 도와 각 기관의 조직을 건실하게 하며 바이오리듬을 조절합니다. 특히 자궁을 비롯한 여성의 장부 건강과 몸매 관리에 큰 효과가 있습니다. 화주요법에는 통증이 없으므로 환자가 편안한 마음으로 시술받을 수 있다는 것이 장점입니다.

또한 만성 요통, 어깨 통증, 비만, 두통, 구안와사, 만성 변비, 설사, 류마티스 관절염, 수족냉증 등에도 효과가 있습니다. 그러나 수족냉증은 무엇보다 본인이 스스로 치료하기 힘들기 때문에 전문의를 찾아서 상담하는 것이 빠릅니다. 가까운 한의원이나 한방 병원에 내원하여 정확한 원인을 알고 치료한다면 충분히 해결할 수 있습니다.

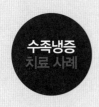

30대 후반의 소음인 체형 여성

증 상 | 출산 후 몸 관리를 제대로 못해 손발이 차고 저린 증상이 있다. 소변을 자주 보며 새벽에 자주 깨서 항상 피로를 느끼며, 무릎이 시리고 찬바람이 드는 기분이 든다도 한다.

진 단 | 신허에 의한 수족냉증으로 진단했다.

치 료 | 가미십전대보탕, 화주요법 총 20회 시행, 침 치료, 간접구

결 과 | 산후풍 증세가 좋아졌고 치료 전에는 새벽에 두세 번씩 일어나 소변을 보느라 잠에서 깨고 깊이 잠을 못 들었으나 현재는 야간뇨를 보지 않는다. 무릎이 시린 것도 호전되었으며 손발이 따뜻해졌다. 가끔씩 피로를 느끼긴 하나 전처럼 몸이 가라앉지는 않고 피로가 바로 풀린다고 한다.

어지럼증

힐링강림수

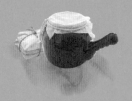

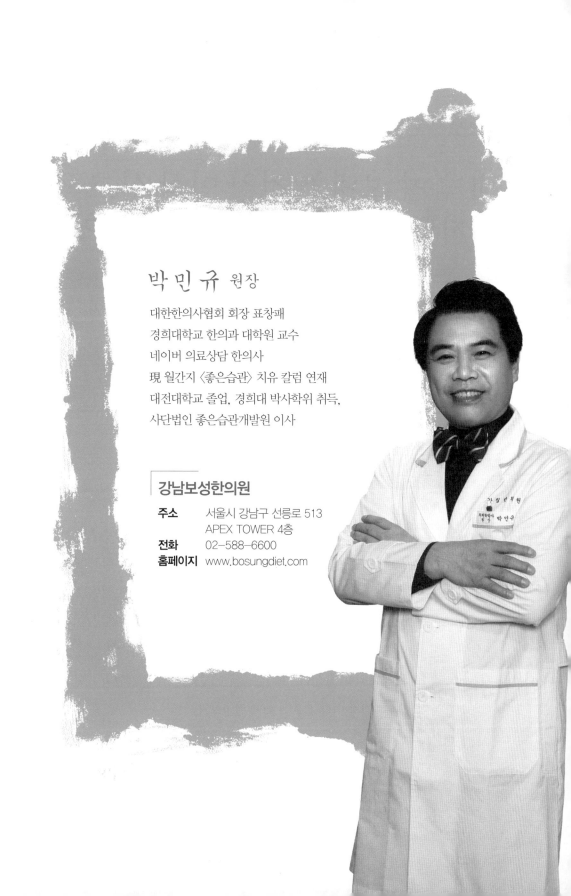

박민규 원장

대한한의사협회 회장 표창패
경희대학교 한의과 대학원 교수
네이버 의료상담 한의사
現 월간지 〈좋은습관〉 치유 칼럼 연재
대전대학교 졸업, 경희대 박사학위 취득,
사단법인 좋은습관개발원 이사

강남보성한의원

주소   서울시 강남구 선릉로 513
          APEX TOWER 4층
전화   02–588–6600
홈페이지 www.bosungdiet.com

머리가 어질어질, 눈앞이 캄캄! 빈혈, 현기증, 현훈 치료

내 몸이 보내는 건강 이상 신호,
어지럼증(빈혈, 현기증, 현훈)의 모든 것

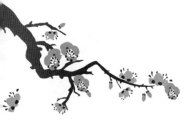

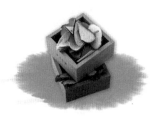

한 번쯤은 앉았다 일어나면서 혹은 누웠다가 일어나면서 머리가 핑~ 하고 도는 증상을 경험했거나 고층 건물에서 아래를 쳐다 볼 때 현기증을 느껴본 적이 있을 것이다. 그만큼 어지럼증은 수시로 느끼는 흔한 증상이며 빈혈, 현훈, 이명, 이석증 등과 같은 여러 가지 형태로 나타난다. 생명을 위협할 정도의 심각한 병은 아니지만 그렇다고 방치할 수만은 없다. 어지럼증 뒤에 숨은 다양한 질환과 치료법 그리고 내 몸이 보내는 건강 이상 신호에 대해 알아보자.

어지럼증에 대한 일문일답

Q. 어지럼증은 왜 발생하는가?

어지럼증은 우리 몸에서 진기眞氣, 인체 생명 활동의 원동력이 되는 것. 선천적으로 받은 원기(元氣)와 후천적으로 생기는 종기(宗氣)가 합쳐져 이루어짐가 부족하여 발생하는 증상입니다. 진기가 머리 꼭대기까지 찰랑찰랑하게 넘실거리도록 늘 몸을 꽉 채우고 있어야 하는데 여러 가지 원인으로 인하여 진기가 자주 부족해지거나 즉시 회복되지 않으면 발생합니다. 다시 말해, 진기가 부족하면 진기와 직접적인 연관이 있는 뇌압에 변화가 생기고, 뇌압은 다시 평형 감각에 영향을 미쳐서 균형이 깨지므로 어지럼증을 느끼게 됩니다. 또한 뇌압이 변하면 동시에 뇌신경에도 영향을 주어서 뇌신경의 활성 저하와 동시에 뇌신경의 저항력이 약해지게 됩니다. 결국 몸의 운동성 변화에 민감해지는 정도가 어지럼증으로 나타나는 것입니다.

이해를 돕기 위하여 예를 들어보겠습니다. 박스 안에 물건을 채웠는데 빈 공간이 좀 남아 있으면 박스 속에 있는 물건을 고정하기 위하여 물건을 꽉 채우던지 다른 종이나 뽁뽁이를 넣어야 물건이 흔들리지 않고 고정됩니다. 우리 몸도 마찬가지로 머리꼭대기까지 진기가 충만하게 채워지지 않으면 머리가 흔들려 어지럼증이 나타납니다.

Q. 어지럼증에 속하는 다양한 증상은?

어지럼증은 비교적 흔한 증상입니다. 어릴 때는 하늘이 노랗다거나 하늘이 빙빙 도는 것과 같은 경험을 하고 점점 자라면서는 앉았다 일어설 때 핑 돌거나 눈앞이 아찔하거나 눈앞이 깜깜해지는 증상으로 나타나게 됩니다. 성인이 되면서는 어질어질해지는 경험을 하고 나이가 더 들어서 노쇠해지면 어지러운 증상이 심해지면서 쓰러질 듯한 느낌까지 받게 됩니다. 또한 몸이 한쪽으로 쏠리는 경험과 심지어는 누우면 하늘이 빙빙 돌아서 눕지 못하는 경우도 발생합니다. 어떤 때는 폭훈이나 이석증이 마치 급성 복통처럼 생겨 어지러워서 이러지도 저러지도 못하는 극심한 어지럼증을 경험할 때도 있습니다. 주변이 빙빙 도는 것 같다, 눈앞의 물체들이 흔들린다, 눈앞이 캄캄하다, 땅으로 꺼지는 것 같다, 온몸에 힘이 빠진다, 이마에 식은땀이 맺힌다 등의 표현이 모두 어지럼증에 대한 표현입니다.

Q. 어지럼증의 분류는?

1. 생리적인 어지럼증

생리적인 어지럼증은 특정한 사건에서 일시적으로 발생하며 사건이 해제되면 어지럼증이 사라집니다. 예를 들면 산이나 고층과 같은 높은 곳에 올라가거나 빠른 동작, 빙글빙글 돌기, 멀미, 지나친 흥분 등에 의해 발생했다가 이내 사라집니다.

2. 병리적인 어지럼증

병리적인 어지럼증은 신체 내부의 오장육부나 각 조직 기관 등의 기능적인 고장이나 과다한 출혈로 인하여 발생하며 시간이나 장소에 상관없이 수시로 발생할 수 있으며 일 년에 한 번 혹은 평생에 한 번 정도 발생할 수도 있습니다.

Q. 어지럼증을 일으키는 요인들과 동반 증상들은?

진기 부족, 만성 영양장애, 흡연, 음주, 과도한 성관계로 인한 신정 부족, 잦은 긴장으로 인한 심장 불안, 이명, 이석증, 과다 출혈로 인한 비장 허손, 폐활량 부족, 체력 소모 과다로 인한 담화내동, 불안정한 생활로 인한 간풍내동, 오랫동안 앓아온 질병, 우울증, 공황장애, 메니에르병 등이 어지럼증을 일으키는 요인입니다.

대부분 어지럼증은 치료해도 잠깐 좋아졌다가 또 다시 반복적으로 어지러워지기 일쑤입니다. 이러한 경우들은 대개 성장할 때부터 과도한 운동으로 체력을 소모했거나 만성적인 영양 부족, 원기쇠약 혹은 신정의 과도한 소모로 인하여 습관적으로 형성되었다고 봐야 합니다. 그 외에 폭훈이나 이석증과 같은 일시적인 어지럼증도 결국은 몸의 진기가 부족하여 만성적으로 쌓여 있다가 어느 한순간에 갑자기 나타나는 증상이라고 볼 수 있습니다.

어지럼증과 함께 나타나는 증상으로는 심장 허약으로 인한 숨 가쁨, 폐활량이 부족해 나타나는 호흡 곤란, 이명, 이석증, 울렁거림, 구역, 구토, 두통, 진땀, 사지 마비, 편측 마비, 눈 떨림, 발음 장애, 어둔, 설사 등이 있습니다.

Q. 어지럼증의 한의학적 치료법은?

앞서 어지럼증을 일으키는 여러 가지 원인들에 대해 설명했지만, 무엇보다 어지럼증의 첫 번째 주원인은 진기 부족으로 봐야 합니다. 진기가 부족해 풍사, 담화, 열사도 생기는 것입니다. 과로를 해서 풍사, 담화, 열사로 인하여 어지럼증이 발생했다 하더라도 일단은 진기를 도우면서 나머지 사기를 제거해주는 방법으로 치료해야 합니다. 만일 사기부터 제거하면 진기가 더욱 손상받아 진기를 회복시키는 데 더 큰 어려움과 많은 시간이 소요될 수 있습니다. 따라서 치료의 우선순위는 진기를 채워주는 보법으로 처방받아서 한약을 복용해야 어지럼증을 빠르고 온전하게 회복할 수 있습니다.

Q. 어지럼증에 대한 특화된 치료법은?

저는 어지럼증에 대해 20년 이상을 임상해오면서 만성적인 어지럼증을 어떻게 하면 좀 더 근본적으로 해결할 수 있을까 고민을 하던 중에 어지럼증을 해결하는 처방을 만들어냈습니다. 그리고 지금까지 많은 환자들이 복용하면서 매우 좋은 효과를 보고 있습니다.

이석증으로 어지럼증을 치료할 때도 보법으로 보약을 먼저 복용해야 합니다. 이석증이란 담석증이나 요로결석과 같이 나이가 들수록 기氣가 점점 부족해져 나타나는 증상으로 귓속에 노폐물의 형태인 습담이 발생하여 생기는 것입니다. 똘똘 뭉쳐 마치 돌과 같이 단단해진 습담이 위치를 이탈하여 여기저기를 돌아다니며 결국 평형감각 기관을 건드리면서 어지럼증, 구토, 속 울렁거림, 두통, 빙글빙글 도는 증상, 이명 등을 일으키는 것입니다. 나이가 50대 이후에 접어들면 앞에서 언급했듯이 갑작스럽게 이석증이 발생할 확률이 높아지는데 지금까지 임상을 통하여 경험한 결과, 힐링강림수 보약으로 어지럼증이 치료될 수 있으며 재발률이 거의 나타나지 않는 결과를 얻었습니다.

이석증이 발생해서 몹시 어지럽고 구토까지 나오더라도 당황하지 말고 가까운 한의원에 내원해서 차분하게 그에 맞는 한약을 처방받아서 복용하면 수 시간 내지 하루 이틀 사이에 서서히 회복될 것입니다.

Q. 어지럼증 치료 한약, 힐링강림수란?

힐링강림수는 공진단과 비교되는 최고의 보약으로, 공진단은 '간신비肝腎脾' 계통을 강화시키는 한약인 반면 힐링강림수는 '심폐비心肺脾' 계통을 보강하는 한약입니다. 힐링강림수는 앞서 계속해서 강조했던 진기를 채워줄 뿐만 아니라 심장과 폐를 보강하여 혈액 순환과 원활한 산소 공급으로 어지럼증을 치료합니다. 또 비장을 튼튼하게 하여 혈액 내의 적혈구를 잘 생산하고 혈액을 저장하여 제때에 혈액을 공급함으로써 어지럼증을 예방해줍니다. 또한 기가 부족하여 습담이 생겨 나타나는 이석증도 예방하고 해결해줍니다.

이외에도 심장을 튼튼하게 해서 정신적인 피로나 우울증, 초조, 불안 및 공황장애까지 회복시켜주며 폐를 보강하여 호흡을 원활하게 해 숨가쁨뿐만 아니라 감기 예방에도 좋습니다. 또한 따뜻한 기운을 강력하게 소통시켜줌으로써 손발이 시리거나 추위를 많이 타는 체질에도 탁월한 효과가 있으며 반대로 더운 여름에는 원기를 충만하게 해서 더위를 덜 타고 땀도 적절히 잡아줍니다.

힐링강림수에 들어 있는 당귀의 보혈 및 활혈 작용으로 혈액 순환을 강력하게 시켜줌으로써 어혈을 제거하고 녹용의 성분 중인 칼슘의 작용으로 뼈를 튼튼히 하고 구기자와 어우러져서 관절이나 연골 힘줄을 튼튼하게 합니다. 특히 잇몸 질환인 풍치에도 효과가 뛰어나고 이명이나 눈이 침침한 데도 효과적임이 검증되었습니다.

힐링강림수는 여러 가지 한약재를 넣고 끓인 약물에 다시 인삼을 수침하여 살짝 말린 후 그 살짝 말린 인삼을 쪄서 직접 홍삼으로 만든 것과 녹용 및 한약재 중에서도 최고급 보약재로 구성, 처방한 것입니다. 이 처방을 기본으로 환자들의 체질과 증상을 참고로 몇몇 한약재를 수증가감하여 최종적으로 처방하게 됩니다. 직접 만든 홍삼은 어떤 체질에도 쓸 수 있도록 하였으며 인삼의 부작용을 예방하도록 법제하여 만든 것입니다.

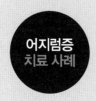

1. 조○○ (88세, 여성)

위암 판정을 받으신 후 자주 어지러움을 호소하시면서 평소 고질병이던 좌골신경
통으로 병원 치료를 받다가 호전이 없어 한의원을 내원하신 환자입니다. 귀가 어
두워져서 말을 잘 알아듣지 못하셨는데 침 치료와 힐링강림수 한약을 복용하면서
어지럼증과 좌골신경통이 호전되고 귀까지 밝아져서 전보다 작은 소리에도 말을
잘 알아듣게 되었습니다. 힐링강림수 한약을 두 달 정도 복용한 이후부터는 전화
통화도 잘하고 계시며 최근까지 일 년에 몇 차례씩 한약을 복용하고 계십니다.

2. 지○○ (94세, 여성)

15년 넘게 단골로 내원하셨던 분인데 침 치료만 받고 한약은 한 번도 복용하신 적
이 없었습니다. 하지만 그해에는 체력적으로 힘드셨는지 어지럽고 숨차고 가슴이
답답한 증세가 있다고 하셔서 힐링강림수 이틀 분을 처방한 후 경과를 기다렸습
니다. 환자 분께서 이틀 후 다시 내원하셔서 한 달 분을 지어달라고 하셨고, 보약
을 드시면서 어지럼증이 가시고 숨도 덜 차고 컨디션이 회복되어 그 후로도 종종
힐링강림수로 건강을 관리하고 계십니다.

3. 오○○ (42세, 여성)

3주간 이석증, 어지럼, 구토, 좌이명, 귀 뒤의 열감, 기립성 현훈, 기 부족, 누워 있
으면 방안이 빙글빙글 도는 증상, 혈압 140/110의 환자가 힐링강림수 한 달분을
복용하고 완전히 회복되었습니다.

4. 김○○ (64세, 남성)

3~4년에 한 번씩 현훈으로 응급실에 실려 가고 평소 꿈을 자주 꾸면서 큰 소리를 지르거나 악몽에 시달리고 식욕저하와 당뇨, 기립성 현훈, 발바닥 열감과 찌릿찌릿한 증상을 호소하시던 환자입니다. 힐링강림수 한 달분 복용 후 잘 때 소리 지르던 증상과 현훈이 없어졌습니다.

5. 김○○ (53세, 여성)

만성 이명으로 인한 전정 신경염, 갱년기 증후군, 불면증, 신경성 위장염, 어지러움이 심해지고 기운이 빠지면서 조여드는 느낌, 우울증 조짐, 딸에 대한 서러움, 눈물, 맥침약 등의 증상으로 내원하신 환자입니다. 힐링강림수 한 달분 복용하고 현훈, 이명, 짜증, 우울, 눈물 증상이 호전되었습니다.

6. 백○○ (27세, 남성)

수족다한증, 겨울에 습진 및 아장풍이 심해져 3년간 통증으로 고생하던 환자입니다. 힐링강림수 한 달분 복용 후 완치되었습니다.

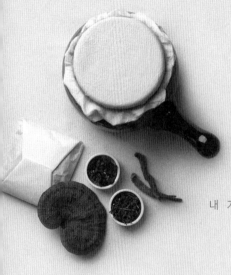

내 가 지 금 한 의 원 에 가 야 하 는 이 유

제 2 부

외형편

外形篇

정형 및 성형 질환 · 피부, 안이비인후 질환

교통사고 후유증

추나, 약침

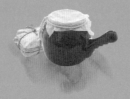

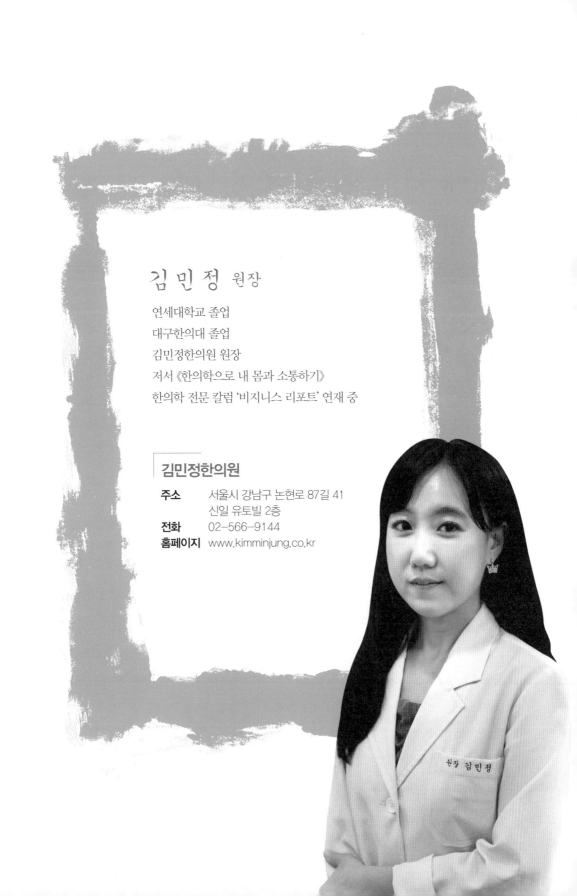

김민정 원장

연세대학교 졸업
대구한의대 졸업
김민정한의원 원장
저서《한의학으로 내 몸과 소통하기》
한의학 전문 칼럼 '비지니스 리포트' 연재 중

김민정한의원

주소 서울시 강남구 논현로 87길 41
          신일 유토빌 2층
전화 02-566-9144
홈페이지 www.kimminjung.co.kr

작은 불씨가 큰 불이 된다, 교통사고 후 찾아오는 후유증

제때 치료 안 하면
나이 먹어서 골병드는
교통사고 후유증

규모가 크든 작든 교통사고를 한 번쯤 경험해본 사람들이 입을 모아 하는 이야기가 바로 "교통사고는 후유증이 더 무서워! 제때 치료 안 하면 나이 먹어서 골병든다"는 말이다. 하지만 바쁜 현대에 눈으로 드러나는 증상과 극심한 통증이 없는한 치료를 받지 않고 넘어가는 경우가 다반사다. 문제는 이때부터 시작된다. 어느 날 갑자기 이유 없이 허리가 아프고 없던 두통이 생기고 몸이 천근만근이 되는 것처럼 피곤해지기 시작한다면 이미 증상이 악화되었거나 진행되어 있는 상태다. 교통사고 후유증은 시간이 경과함에 따라 통증이 파급되기 때문에 초기 치료가 무엇보다 중요하다. 결코 남의 일이라고 할 수 없는 교통사고, 여러 가지 이상 증상과 병을 키우지 않는 지름길을 알아보자.

교통사고 후유증에 대한 일문일답

Q. 교통사고 후유증이란?

교통사고 후유증이란 교통사고로 인한 갑작스런 편타성 충격으로 나타나는 타박 증상과 이를 계기로 연속적으로 유발하는 여러 가지 증상들을 말합니다. 후유증은 부딪힌 부위와 강도에 따라 전신 혹은 국소적으로 나타날 수 있습니다. 대부분의 경우 몸이 한 번 휘면서 척추 쪽에 충격이 가해져 목과 허리 통증이 많이 나타나며, X-ray나 MRI로 확인이 안 되는 기능상의 통증을 포함합니다.

그 손상의 종류는 다음과 같이 분류할 수 있습니다.

1) 기질적인 손상: 사진 검사상 손상이 확인되며 그 부위와 주변 부위의 통증이 확실히 나타납니다. 대표적인 예가 다리 골절입니다.

2) 기능상의 손상: 기질적인 손상이 나타나지 않더라도(뼈가 부러지거나 연조직의 손상이 없더라도) 특정 부위의 통증이 지속되며 통증이 여기저기로 옮겨 다닙니다.

Q. 교통사고 후유증의 다양한 증상은?

1. 통증

1) 목, 허리 통증

교통사고는 차의 뒤쪽에서 부딪치는 경우가 많기 때문에 목과 허리의 통증이 대표적입니다. 이 경우 몸이 휘어지면서 허리와 목이 의자 뒤에 부딪혀 타박상을 입게 됩니다. 치료를 제대로 받지 않으면 시간이 경과함에 따라 디스크 증상으로 이어지기도 합니다. 목의 통증이 심해지면 두통으로 이어질 수 있고 허리 통증의 경우 다리로 내려가는 방산통이나 저린 증상으로 이어질 수 있습니다.

2) 무릎 통증

무릎이 직접적으로 부딪혀서 생기는 경우와 원래 관절 질환을 가지고 있는 경우 갑자기 통증이 유발되는 경우가 있습니다. 또한 어혈(죽은피)로 인해서 허리나 등이 아프다가 무릎으로 내려오는 경우도 있습니다.

3) 어깨 안쪽 근육통

견갑하근이라고 불리는 곳인데 처음에는 어깨와 목 부분의 통증으로 시작되

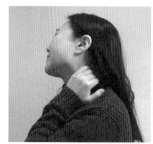 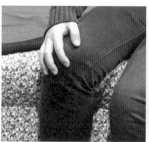 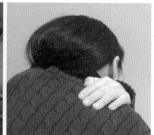

▲ 목, 허리 통증   ▲ 무릎 통증   ▲ 어깨 안쪽 근육통

었다가 점차 날갯뼈 안쪽으로 통증이 옮겨가기도 합니다. 이 역시 어혈로 인해 나타나는 통증인 경우가 많습니다.

4) 갈비뼈 통증, 옆구리 통증

갈비뼈는 통증 중 치료 기간이 가장 길고 어려운 경우에 속합니다. 숨을 쉬거나 음식을 먹을 때 항상 움직이는 부위이므로 통증이 다른 곳보다 심하고 타박상을 입거나 살짝 금이 간 경우 회복 기간 역시 오래 걸립니다.

5) 두통

직접적으로 머리를 부딪쳐서 오는 경우는 많지 않고 대부분 교통사고 후 놀람과 함께 기가 문란해져서 생기는 증상으로 나타납니다. 사진 검사상으로도 뇌에 특별한 이상이 생긴 경우보다는 뇌진탕 증세가 보편적입니다. 머리가 아프거나 어지럽고 구토가 날 것 같거나 울렁거리는 증상이 나타나기도 합니다.

6) 골반통

여성의 경우, 특히 임신 중인 경우에는 허리와 골반통을 호소합니다. 임산부는 골반과 허리로 무리가 많이 가 있는 상태이기 때문에 조금만 충격을 받아

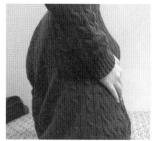 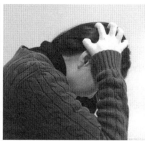 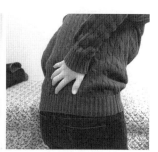

▲ 갈비뼈 통증, 옆구리 통증   ▲ 두통   ▲ 골반통

도 통증이 상당합니다.

2. 소화불량

교통사고는 갑작스런 충격이 몸에 가해진 것이기 때문에 몸이 놀라서 소화불량 증세를 동반하기도 합니다. 얹혀 있는 증상이 있거나 미식거리고 식욕이 없는 증상이 발생합니다.

3. 불면증

갑작스런 충격으로 기가 안정되지 않아서 잠을 이루지 못하거나 자다 깨는 현상이 발생합니다. 숙면을 취하기 어렵고 꿈을 많이 꾸기도 합니다.

4. 어지럼증

몸이 약한 여성분의 경우 특히 많이 나타나는데, 힘이 빠지고 어지러운 증상을 많이 호소합니다. 평소에 한 번도 그런 적이 없다가 갑자기 깜짝 깜짝 놀란다며 걱정을 하시는데 일시적인 충격에 의한 증상이므로 크게 걱정하지 않아도 됩니다.

5. 두근거림

가슴이 두근거리고 갑자기 숨이 안 쉬어지거나 차를 보면 떨리는 증상이 나타나기도 합니다. 이것은 아이들이 경기할 때처럼 정신적으로 놀라고 충격을 받아서 나타나는 증상입니다. 스트레스가 심한 상황에 놓이면 증상이 더 심해집니다.

6. 피로

잠을 자도 회복되지 않고 늘 무기력하고 기운이 없으며 피곤한 증세가 발생합니다. 몸이 회복되는 과정에서 나타나는 호전 반응이기도 하고 기의 흐름상의 변화로 인해 일시적으로 나타나는 증세이기도 합니다. 치료가 제대로 이루어지지 않으면 만성피로로 이어질 수 있습니다.

7. 경기

아이들은 교통사고 후 경기를 많이 합니다. 자다가 소리 지르며 깨거나 일어나서 울기도 하고 안절부절 못하는 증상을 보입니다. 몸과 마음이 놀라서 그런 것이므로 안정시키는 치료가 필요합니다.

Q. 교통사고 후유증의 한의학적 치료법은?

1. 침 치료

교통사고 후유증에서 가장 먼저 고려해야 할 것은 기가 문란해지고 흩어진 것을 바로잡는 것입니다. 특히 가슴이 두근거리거나 이유 없이 머리가 아프고 소화가 안 될 때는 침 치료가 가장 효과적입니다. 기의 흐름을 원래 상태로 회복시켜주고 원활하게 도와주면 기질적으로 드러나지 않는 증상들(X-ray나 MRI상으로 나타나지 않는 증상)이 개선됩니다. 반복적인 침 치료로 기의 흐름이 바로잡히면 몸은 어느 정도 스스로 회복하게 됩니다.

2. 사혈 부항 치료

교통사고는 기본적으로 전신 타박상으로 볼 수 있기 때문에 어혈을 반드시 고려해야 합니다. 어혈은 우리 몸의 '죽은피'로, 혈관에 흐르는 피와는 달리 조직과 세포 사이에 고여서 기와 피의 흐름을 방해합니다. 교통사고를 당한 직후에는 별로 아프지 않다가 수주에서 길게는 일 년이 지난 후 몸 여기저기에 통증을 유발합니다. 타박상으로 인한 어혈을 제거하지 않으면 그 자체가 다시 병의 원인이 되어 이차적인 통증을 유발합니다. 따라서 교통사고 후에는 아픈 부위에 피를 뽑는 사혈 부항 치료를 반드시 해야 합니다.

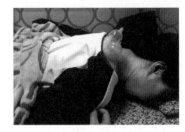

▲ 어혈과 사혈 부항

3. 추나요법과 수기 치료

추나는 일종의 수기 요법으로 뼈가 어긋난 것, 근육이 경직된 것을 손으로 푸는 것입니다. 마사지와는 개념이 다르며, 뼈의 위치를 조절해서 통증을 제어하는 것입니다. 교통사고의 경우 경추와 요추 쪽 뼈가 어긋나 있는 경우가 많으므로 목과 허리 위주의 추나 요법을 병행합니다. 임산부가 골반통을 호소할 때는 강한 침 치료보다 아래쪽 허리와 골반의 균형을 맞추어주고 강하지 않은 수기 치료로 관리하는 것이 효과적입니다.

4. 약침요법

약침은 봉독이나 한약재를 경혈 자리와 압통 자리에 주사로 주입하는 것인데 극심한 통증이나 국소적인 통증에 효과적입니다. 특히 원래 디스크가 있던 환자가 교통사고로 통증이 심화된 경우 약침을 쓰기도 합니다.

봉독은 벌의 독을 이용해서 그 부분에만 국소적인 염증을 일으켜 몸이 염증을 스스로 치료하게 하는 방법으로 통증이 심하거나 만성적인 통증일 때 효과적입니다.

5. 뜸 치료와 온열요법

교통사고가 발생한 지 오래 됐거나 나이가 많으면 교통사고 후 전신이 아프고 비가 오면 온몸이 쑤시는 경우가 있는데 이때는 몸의 심부체온을 올려 전신의 혈 순환을 원활하게 하는 것을 우선으로 합니다. 비가 오면 양이온이 많아져 우리 몸의 혈구들이 붙어서 이동하고 혈관에 덩어리 진 채로 떠다니기 때문에 관절에 피가 모여 통증이 생깁니다. 원적외선 뜸 치료를 받으면 원적외선의 음이온이 혈관에 혈구들이 한 개씩 지나가도록 돕기 때문에 통증이 완화됩니다.

6. 한약 치료

교통사고 후유증에 따른 한의학적 치료 중 가장 특징적이고 중요한 것이 한약 치료입니다. 어혈과 타박으로 인한 심부 조직의 손상, 기의 문란은 한약으로 다스릴 때와 그렇지 않을 때 치료 효과나 호전 속도에서 현저하게 차이 납니다. 특히 보이지 않는 부분의 미세한 손상이 몇 년 뒤 다른 질환으로 이어질 가능성이 있기 때문에 제대로 치료하는 것이 중요합니다. 한약은 그런 부분을 같이 치료하여 병이 다른 질환으로 이어질 가능성을 없애줍니다.

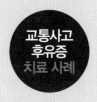

1. 임신 7개월이었던 32세 임산부

차 옆자리에 있다가 뒤에서 받치는 사고를 당했습니다. 허리와 골반 통증을 호소
했고 속도 약간 메슥거리는 상태였습니다. 배가 나와 있어서 엎드리거나 한 자세
를 오래 유지하기 어려운 상태였습니다. 임산부라서 한약을 쓰기도 조심스럽고
사혈 부항을 하기도 어려워서 침 치료를 통해 기를 안정시키고 수기요법으로 골
반통과 허리 통증을 치료하였습니다. 2주 정도 치료 후 허리가 가벼워졌고 미식거
리는 증상이 사라졌습니다. 임산부의 경우는 특별한 케이스라 치료 방법이 거의
없다고 생각하는데, 이때야말로 한의원 치료가 효과적입니다. 한방으로 태아에게
무리가 가지 않고 산모의 몸을 돌볼 수 있는 부드러운 치료들이 다양해 효과적입
니다.

2. 7세 남아

차 뒷자리에 타고 있다가 뒤에서 받치는 사고를 당했습니다. 사고 후 잠을 잘 못
자고 자다가 일어나서 경기를 자주 일으켰습니다. 밥도 잘 안 먹고 엄마에게서 떨
어지려고 하지 않는 등 불안 증세가 심하게 나타났습니다. 이 아이의 경우 경기의
일환으로 보고, 기를 안정시키는 침 치료와 약 치료를 병행하였습니다. 우리의 신
체는 머리가 몸의 중심이기 때문에 뇌 부분을 안정시켜주는 침 치료를 우선으로
하면 몸의 다른 부분도 같이 좋아지는 특성이 있습니다. 열흘 정도 치료하니 잠자
는 것이 개선되었고 식사도 잘하게 되었습니다. 불안해하는 증상도 차츰 개선되
었습니다. 아이는 의사표현이 정확하지 않고 어른들에 비해 타박상 증상도 심하

지 않기 때문에 치료를 하지 않고 방치하는 경우가 많습니다. 하지만 교통사고 후 유증을 제대로 치료하지 않으면 성인까지도 이어질 수 있기 때문에 몸의 전체를 돌보는 한의치료가 적합합니다.

3. 60세 여성 환자

교통사고 전에는 한 번도 아픈 적이 없었는데 교통사고 후 전신에 힘이 빠지고 머리가 멍멍해지는 느낌을 호소했습니다. 기억력이 떨어지고 소화도 안 되고 걷기도 힘들어 한의원에 내원하는 길에 몇 번이나 쉬었다가 와야 했습니다. 갑작스런 통증으로 무기력해지고 약간의 우울증 증세도 보였습니다. 원래 체력이 약한 노인 분들이나 여성들이 교통사고를 경험하면 자신이 원래 가지고 있던 증상들(자각하지 못하고 있었던 증상 포함)이 드러나기도 하고 너무 놀라서 기의 흐름과 체계가 흐트러져 증상이 발생하기도 합니다. 이 경우는 매일 침 치료를 받을 것을 권하고 어혈약과 함께 몸을 보할 수 있는 한약을 처방하였습니다. 침을 맞으면 기가 안정되어 그 즉시 좋아졌다가 집에 돌아가 집안일을 하던 도중 증상이 다시 나타나기도 하는데 한약과 함께 한 달간 치료한 결과 증상들이 모두 호전되고 다시 일상 생활하는 데 지장이 없을 정도로 회복되었습니다.

4. 40대 남성 환자

교통사고 후 한 달이 지나서 내원한 경우입니다. 바빠서 치료를 못 받았는데 등을 비롯하여 점점 통증이 번지는 느낌이 들었다고 합니다. 처음에는 목만 아팠다가 날개 뼈 안쪽도 아프고 허리와 때때로 등이 아파서 자다가 깨기도 했습니다. 교통사고 후유증의 무서움에 대해서 알려드리고 어혈을 제거하는 한약과 침 치료, 사혈부항 치료를 병행하였습니다. 통증이 여기저기 옮겨 다니는 이유에 대해 설명한 후 집에서 몸을 따뜻하게 할 것을 알려드렸습니다. 한 달 정도 꾸준히 사혈 부항 치료를 한 결과 시커멓고 덩어리진 피도 개선되었고 좌훈을 이용한 온열요법을 병행해 증상이 빨리 호전되었습니다.

교통사고는 다른 타박상과 마찬가지로 다친 즉시 치료하는 것이 가장 효과적입니다. 시간이 지체되면 어혈이나 노폐물들이 조직 내에 고이기 때문에 알 수 없는 통증에 시달릴 수 있습니다.

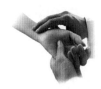

내 가　지 금　한 의 원 에　가 야　하 는　이 유

외형편(外形篇) :: 정형 및 성형 질환

비만 I

해독 다이어트

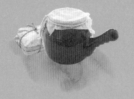

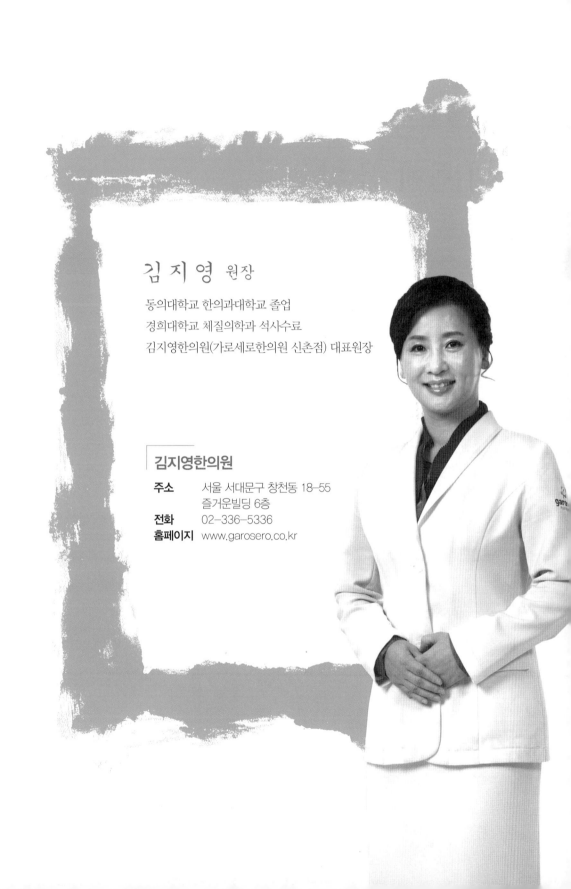

김 지 영 원장

동의대학교 한의과대학교 졸업
경희대학교 체질의학과 석사수료
김지영한의원(가로세로한의원 신촌점) 대표원장

김지영한의원

주소   서울 서대문구 창천동 18–55
즐거운빌딩 6층
전화   02–336–5336
홈페이지 www.garosero.co.kr

비만 탈출! 어혈 · 수독 · 담음 '해독다이어트 한약'이 답이다

내 몸에 꼭 맞는
해독다이어트 한약으로
독소 제거와 비만 탈출!

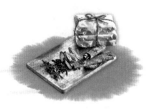

비만인肥滿人은 신진대사를 방해하는 몸속 '독소'로 인해 축적된 노폐물과 과다 지방을 가지고 있는 사람이다. 그러므로 비만의 해결책은 자신에게 필요한 맞춤 해독다이어트 한약을 통해 몸 안에 쌓여 있는 '독소'를 제거하는 것!

해독을 하면 건강하게 체중이 감소하고 독소가 잘 쌓이지 않는 맑고 깨끗한 몸으로 변하게 되니 요요현상도 막을 수 있다.

비만에 대한 일문일답

Q. 비만이 되는 이유는?

보통 비만이라고 하면 많이 먹고 근육 운동을 하지 않아서 지방이 많이 생긴 상태라고 단순히 생각하는 사람들이 많습니다. 하지만 정확히 말하면 섭취한 음식 에너지보다 생명활동(내장활동과 근육 운동, 특히 내장활동이 대부분)에서 소비한 에너지가 적을 때 남은 음식 에너지가 몸 곳곳에 쌓이는 현상을 비만이라 말합니다. 우리가 숨 쉬고 잠자고 심장이 뛰고 생각하는 등 특별한 근육 운동을 하지 않고도 내장활동에서 소비되는 칼로리는 전체 소비량에서 60~70%로 대부분을 차지합니다. 추가로 근육 운동에서 15~20% 정도가 더 소비되고, 음식물의 소화, 흡수, 분해 등에 10% 정도가 소비됩니다. 즉, 단순히 근육 운동의 부족이 아닌 내장활동의 약화를 비만의 주된 원인으로 볼 수 있습니다.

나이가 들면서 쉽게 살이 찌거나, 만성피로 때문에 부으면서 살이 찌는 경우도 흔히 발생하기 때문에 음식을 안 먹는 것으로 살을 뺄 수 없습니다. 내장활동이 원활하게 되도록 몸속을 변화시켜야 살이 빠집니다.

이미 오래전부터 한의학에서는 내장활동을 허약하게 하고 방해하는 몸속 '독소'인 어혈, 수독, 담음을 찾아서 없애는 해독다이어트를 처방함으로써 비만을 근본적으로 해결해왔고 어혈형 비만, 수독형 비만, 담음형 비만으로 크게 구분해서 효과적으로 치료해왔습니다. 체내에 어혈, 수독, 담음이 쌓여서 기를 막고 신진 대사를 막으면 혈관, 근육, 신경으로 가야 할 음식에너지가 원활히 공급되지 못하므로 당연히 내장활동이 약화되고 비만이 유발됩니다.

한의학에서는 '독소'를 '사기'라고 하고, 건강한 내장활동을 '기운' '정기'라고 표현하는데 《황제내경》의 〈소문편 평열병론〉에는 "사기는 반드시 기운이 허약한 곳에 머문다"고 했습니다. 또 《황제내경》의 〈소문편 유편자법론〉에는 "인체의 정기가 충실하면 외사, 내사를 모두 예방할 수 있으며 이로써 인체는 모든 질병으로부터 자유로워질 수 있다"고 기록되어 있습니다. 다시 말해 '독소'가 몸속에 있으면 정상적인 생명활동이 허약해지고, '독소'인 어혈, 수독, 담음을 제거하면 내장활동이 좋아져 비만이라는 고질병을 치유할 수 있는 것입니다.

Q. 한의학에서 보는 비만의 증상별 분류는?

무작정 나에게 맞지 않는 다이어트를 하기 전에 어떤 유형의 비만인지 알고, 그 증상과 형태를 관찰하는 것이 중요합니다.

1. 어혈형 비만

한의학에서는 비생리적인 나쁜 혈액을 어혈이라고 부릅니다. 어혈은 외상 등의 외부적 요인과 스트레스 등의 내부적 요인으로 인해 발생하며 다양한 형태의 혈액 순환 장애를 일으킵니다. 어혈이 많으면 쉽게 멍이 들거나 피부가 검어지고 허리 통증이 빈번해집니다. 여성들에게는 생리불순이나 생리통과 같은 자궁 관련 증상이 나타나고 갱년기에는 안면홍조, 두근거림, 무기력증과 더불어 복부 비만이 쉽게 발생합니다.

2. 수독형 비만

사람은 땀, 소변, 대변 등을 통해서 필요 없는 수분과 노폐물을 몸 밖으로 배출해버려야 하는데, 이때 제대로 배출되지 못한 나쁜 수분을 수독이라고 부릅니다. 수독이 쌓이면 평소 잘 붓고 냉기를 많이 느끼고 신경이 예민해집니다. 또 손가락으로 허벅지를 눌렀을 때 움푹 들어갔던 살이 한참 후에 회복되거나, 안 먹어도 붓기가 지속되고 아침과 저녁의 체중의 변화가 2키로 이상 나거나, 몸이 무겁게 느껴지고 저녁에는 주로 하반신이 부어서 살이 아플 정도로 탱탱해지는 하체비만이 발생합니다.

3. 담음형 비만

담음은 정상적인 혈액과 수분의 흐름이 원활하지 못하고 정체되면서 단단하게 맺히는 지방덩어리라고 할 수 있습니다. 특히 복부와 내장의 지방 증가가 뚜렷하며 각종 성인병 및 대사증후군(당뇨, 고지혈증, 고혈압)으로 나타납니다. 평소 몸과 머리가 무겁고 어지럽고 잘 붓고 수면 후에도 몸이 찌뿌듯하고 속이 자주 메슥거리는 증상이 생깁니다. 또한 물컹물컹한 덩어리인 지방이 잘 생기고, 지방 사이가 섬유화 되면서 셀룰라이트로 변하게 됩니다. 아무리 해도 체중이 잘 줄지 않고 잠깐 빠지는가 싶다가도 다시 찝니다. 그러면서 더욱 적게 먹어도 살이 쉽게 찌는 체질이 됩니다. 내장의 허약증이 전반적으로 모두 발생하였기 때문에 만성 고도비만이 흔히 발생합니다.

Q. 독소에 따른 해독다이어트 한약의 약재와 효과는?

1. 어혈 해독탕

어혈형은 혈액 순환이 원활하지 못해 비만이 되므로 보통 손발과 몸이 찬데,

몸을 따뜻하게 하고 혈액의 흐름을 활발하게 도와주는 당귀, 도인, 홍화 등의 한약을 처방합니다. 순환을 막는 나쁜 혈액(어혈)을 몸 밖으로 제거함으로써 막힌 기운을 풀어줍니다.

2. 수독 해독탕

수독형은 체외로 배설되지 못한 수분과 노폐물이 부종과 비만을 일으키므로 순환을 촉진하고 몸 안에 수독이 쌓이지 않도록 도와야 합니다. 이뇨 효과가 높은 율무, 목통, 차전자 등의 한약을 처방해 수독을 제거함으로써 몸을 따뜻하게 해주고 기혈 순환을 개선합니다.

3. 담음 해독탕

담음형은 위장, 혈관, 간 등의 내장을 비롯해 온몸에 비정상적인 노폐물이 쌓여 빠르게 비만이 되므로, 허약해진 내장의 기능을 개선해야 합니다. 소화불량이나 내장지방을 치료하는 반하, 진피, 복령 등의 한약을 처방해 대사증후군, 고도비만이나 다이어트 내성을 유발하는 담음을 제거함으로써 신진대사를 정상화해서 살이 찌지 않는 몸으로 변화시켜야 합니다.

Q. 독소에 따른 맞춤 해독다이어트 한약의 효과는?

맞춤 해독다이어트의 치료 방법은 해독탕으로 90%, 해독차로 나머지 10%의 독소를 빼도록 한약을 처방합니다. 해독탕은 자신의 독소에 따라서 어혈 해독탕, 수독 해독탕, 담음 해독탕으로, 해독차는 어혈 해독차, 수독 해독차, 담음 해독차로 처방합니다.

2년 동안 저희 한의원에서 해독탕과 해독차를 처방받은 여성 비만 환자 334명을

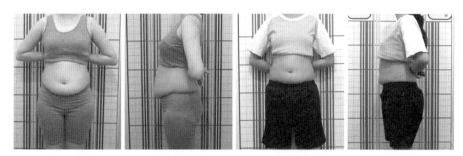

▲ 독소 제거를 통해 다이어트에 성공한 사례

분석한 결과, 20대는 체중의 10~12%, 30~40대 8%, 50대 7~8% 정도 감량했음을 알 수 있었습니다.

살을 빼는 것은 해독다이어트법을 근거로 처방하는 해독탕이 가장 효과적입니다. 해독창을 통해 독소인 어혈, 수독, 담음을 제거하고, 더불어 건강 상태에 맞는 한약을 처방해 식욕을 억제하고 공복감을 해소하며, 신진대사를 촉진시켜 지방을 소모시킵니다. 식이요법과 운동으로 잘 관리해도 비만의 몸속 원인인 독소를 해독하지 않으면 살이 잘 빠지지 않고, 빠진다 해도 다시 찌게 되는 악순환이 반복됩니다. 해독탕은 반복되는 다이어트 실패의 원인을 해결하고 반복된 다이어트로 인해 망가진 건강을 회복시켜줍니다.

Q. 감량을 위해 해독다이어트를 서둘러야 하는 이유는?

앞에서 설명했듯이 독소인 어혈, 수독, 담음이 비만과 결합되면 악성 고도비만으로 진행될 수 있습니다. 비만이 하늘에서 내리는 눈과 같습니다. 방금 내린 눈은 입으로 후 불면 쉽게 날아가지만 시간이 지나 눈이 굳으면 빗자루로 쓸어야 하거나 단단한 물건으로 치워야 합니다. 이처럼 비만도 원인을 치료하지 않거나 방치하게 되면 몸과 마음에 큰 상처와 후유증을 남길 수 있습니다. 건강을 지키면서 오래 유지할 수 있는 다이어트를 위해, 성인병 예방을 위해 그리고 끈질기게 달라붙어 있는 나의 살들을 떠나보내기 위해 가장 먼저 서둘러야 할 것은 바로 독소 제거입니다.

상담자 : 제가 지금 20살인데 고등학교 1학년 올라오면서 먹기를 시작해서 30kg 정도가 급격하게 쪘거든요.

김 원장 : 시청자 님, 안녕하세요. 그럼 지금 대학생이죠? 가장 많이 나간 체중은 얼마였죠? 소아비만은 아니셨죠? 공부나 입시에 대한 스트레스 때문에 위에 열이 몰리면서 식탐이 생기고 과식할 수 있습니다.

상담자 : 최근 대학교에 입학했고요. 어릴 때는 마른 체형이었고 고등학교 올라가면서 급격히 많이 먹었습니다. 체중이 가장 많이 나갔던 때는 174cm에 88kg로 정도입니다.

김 원장 : 음식을 많이 먹기 시작했고 공부하느라 스트레스를 많이 받으면서 몸 안에 독소가 많이 쌓인 것이 원인이네요. 현재 어떻게 다이어트하고 계세요?

상담자 : 예전보다 조금 음식을 줄인 정도고, 특별하게 다이어트를 시작하지 않았어요.

김 원장 : 살이 찔 때 혹시 위장계통으로 불편한 증상은 없으셨나요?

상담자 : 살이 찔 때 위장이 많이 불편한 증상들이 있었어요. 복부가 자주 아프고 메스껍고 맹장 수술도 했어요.

김 원장 : 지금은 괜찮아지셨죠?

상담자 : 네, 현재 배는 괜찮아요.

김 원장 : 체질에 맞는 식단으로 바꾸시고, 식물성 단백질을 섭취하시면 됩니다. 비만 원인은 담음형 비만으로 보이는데요, 몸속에 담음이라는 독소가 생기면서 체중이 증가된 경우입니다. 위장이 허약한 편인데 과하게 음식을 섭취한 후 제대로 소화시키지 못해서 몸속에 담음이 생겨서 비만을 유발한 것으로 보입니다. 식습관을 바꾸고 담음을 해독하는 한약, 담음 해독탕과 담음 해독차를 드시면 쉽게 체중을 감량할 수 있을 겁니다.

비만 II

———

한약 다이어트

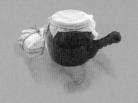

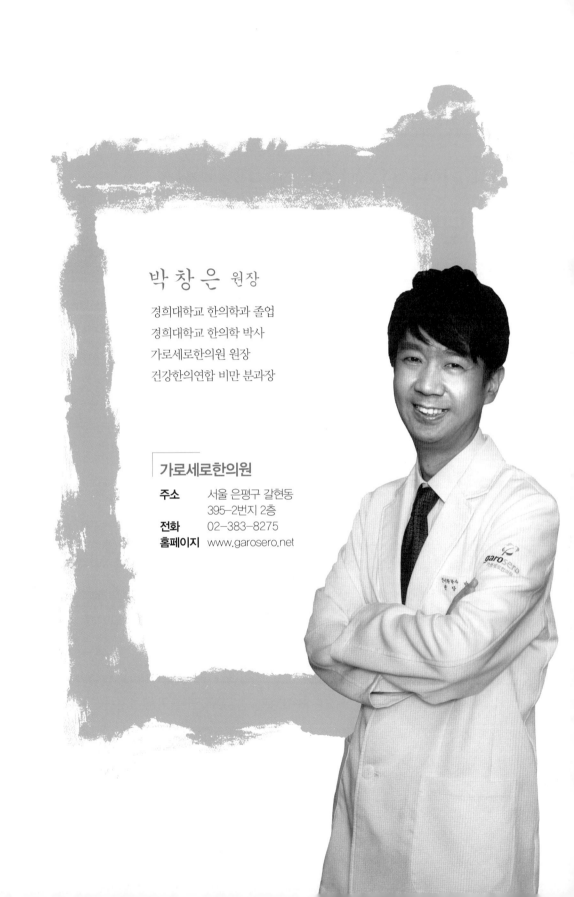

박창은 원장

경희대학교 한의학과 졸업
경희대학교 한의학 박사
가로세로한의원 원장
건강한의연합 비만 분과장

가로세로한의원

주소   서울 은평구 갈현동
          395-2번지 2층
전화   02-383-8275
홈페이지 www.garosero.net

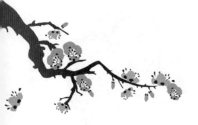

도무지 빠지지 않는 살, 비만도 질환이다

난치성 비만의 한의학적
진단과 치료법

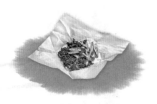

'최고의 성형은 다이어트다', '비만은 긁지 않은 복권이다', 다이어트의 중요성과 효과를 표현하는 말들이다. 단순하게 생각하면 먹는 양보다 소비량이 클 때 저절로 다이어트가 되어야 한다. 하지만 원칙대로 해도 도무지 살이 빠지지 않는 사람들이 있다. 이것을 난치성 비만으로 분류한다. 예전에 비해 잦은 요요, 비만으로 인한 대사증후군, 고혈압, 고지혈증, 당뇨, 지방간 등의 성인병 빈도가 증가했고 하체비만, 복부비만 등의 부분 비만은 체중 감량만으로 해결하기 어려운 난치성 비만이 되었다. 난치성 비만의 원인을 분석하고 치료하기 위해 한약 처방, 침 치료, 기타 부분 비만 치료를 어떻게 시행하고 있는지 알아보자.

비만에 대한 일문일답

Q. 비만이란?

키에 비해 체중이 많은 경우, 그중에서 특히 지방의 축적이 많은 경우를 비만이라고 합니다. 체중(kg)을 키(m)의 제곱으로 나눈 값 체질량지수Body mass index가 25 이상이면 비만이라고 할 수 있고 체성분 검사를 통해 체지방률(체중에서 지방이 차지하는 비율)이 높으면 비만으로 확진할 수 있습니다. 비만은 열량의 과다섭취와 과소 소비에 의해 발생합니다. 렙틴, 아디포넥틴 등 항비만 호르몬을 비롯해 인슐린 저항성, 고인슐린혈증 등 비만을 심화하는 대사적 기전들이 계속해서 연구되고 있고 (비만의 유전적 경향성을 부정하기는 어렵지만) 비만의 원인이 과식과 운동 부족이라는 사실은 부인하기 어렵습니다.

Q. 비만의 증상은?

전체적으로 살이 많은 전신비만이든, 특정 부위에 살이 많은 하체비만, 복부비만, 상체비만 등의 부분 비만이든 예쁘지 않다는 외모 열등감이 비만의 가장 큰 자각 증상이라고 할 수 있습니다. 살이 찌면서 몸이 무겁고 피로하고, 허리나 무릎, 발목 등의 관절 통증이 비만과 관련된 합병증으로 나타날 수 있습니다.

1) 비만 습담증

우리 몸의 $\frac{2}{3}$를 구성하고 있는 수분을 한의학에서는 진액이라고 합니다. 이러한 진액이 몸에 쌓여 병을 유발하는 병리적 노폐물 집합체가 될 수 있는데 이를 습담이라고 합니다.

비만도가 높고 오랜 다이어트를 통해 반복적인 요요 현상이나 정체기를 경험하는 경우 습담증으로 진단되는 경우가 많습니다. 특히 복부비만, 내장지방이 많아 대사증후군, 고혈압, 당뇨, 고지혈증, 지방간과 같은 성인병으로 이환한 경우 습담이 원인이 되어 다이어트 저항성과 내성이 생기는 경우가 많습니다. 습담은 우리 몸의 여러 부위에 머물면서 이상 증상을 초래합니다. 습담이 머리에 쌓이면 머리가 무겁고 띵하고 집중이 안 되고 기억력이 떨어질 수 있고, 호흡기에 쌓이면 기침과 가래가 생기고 가슴이 답답할 수 있습니다. 또 습담이 순환기에 쌓이면 손발이 저리고 잘 붓고 동맥경화와 연관되며, 소화기에 쌓이면 속이 더부룩하고 울렁거리는 느낌, 배뇨 후 잔변감, 불쾌감이 생길 수 있습니다.

습담증 자가진단

1. 소화불량이 있다.
2. 잘 붓는다.
3. 몸이 무겁다.
4. 아침에 일어나기 힘들다.
5. 날이 흐리면 몸이 쑤신다.
6. 머리가 무겁고 어지럽다.
7. 의욕이 없다.

8. 허리, 무릎 통증이 복부비만과 함께 있다.

9. 대소변을 보고 난 후 개운치가 않다.

10. 지방간 진단을 받은 적이 있다.

11. 물을 잘 안 마신다.

12. 피부에 잡티가 신경 쓰인다.

0~2개: 습담증 걱정 단계는 아님 / 3~5개: 습담증 위험군 / 6개 이상: 습담증

2) 기허부종

기허증이라는 체질적인 소인에 활동량 부족과 부종을 유발하는 식습관이 더해지면 하체비만, 복부비만이 더욱 심해집니다. 한의학에서는 수분대사를 관장하는 비장, 폐장, 신장의 기능이 떨어지면서 몸에서 수분을 처리하는 능력이 저하되고 결과적으로 노폐물이 체외로 잘 배출되지 못하고 부종을 일으키는 상태를 기허부종이라고 합니다.

기허부종 자가진단

1. 붓기가 있다.

2. 피로감을 느낀다.

3. 아침에 일어나기 힘들다.

4. 손발이 차갑거나 저리다.

5. 얼굴색이 창백하고 입술에 핏기가 적다.

6. 말을 많이 하면 기운이 빠진다.

7. 어지럼증을 자주 느낀다.

8. 조금만 움직여도 숨이 가쁘다.

9. 추위를 타는 편이다.

10. 아침 식사를 자주 거른다.

11. 식사시간과 양이 불규칙하고 소식과 과식이 반복된다.

12. 단 음식, 빵, 면류의 밀가루 음식을 자주 먹는다.

13. 목이나 어깨, 등이 자주 뭉치거나 결린다.

0~2개: 기허부종 걱정 단계는 아님 / 3~5개: 기허부종 위험군 / 6개 이상: 기허부종

Q. 비만이 지속되면?

비만이 되면 몸이 무거워져 운동하기 힘들고 순환이 잘 안 되어 습담과 부종이 생깁니다. 그렇게 되면 비만이 더 심해지는 악순환이 거듭됩니다. 더불어 과식은 과도한 포만감에 이어 폭발적인 식욕을 유발해 또 다른 폭식을 유도하기 쉽습니다. 비만이 지속되면 인슐린 저항성이 생기고 강도도 심해져 대사증후군을 거쳐 지방간, 고지혈증, 당뇨, 고혈압 등의 성인병을 유발합니다. 또한 동맥경화를 촉진해 뇌졸중, 심근경색 등 생명을 위협하는 무서운 합병증으로 이환될 수 있습니다.

Q. 비만의 한의학적 치료법은?

1. 다이어트 한약

다이어트 한약은 신진대사를 향상시켜 에너지 소모량을 늘리고 체지방 대사

를 촉진해서 지방의 에너지 활용도를 높입니다. 또한 식욕을 자연스럽게 저하시켜 식이 조절을 도와줍니다. 다이어트 시 흔히 동반하는 빈혈, 탈모, 골다공증, 변비, 수면 불량, 무기력증 등을 예방하고 치료하는 데 도움을 줍니다. 추가로 비만 습담증의 경우 습담을 제거하고 인슐린 민감도를 증가시켜 대사 정상화에 도움을 주며 기허부종의 경우 기운을 더하고 순환을 도와 부종을 해소합니다.

2. 침

비만 침 치료는 비만의 원인이 되는 장부 기능의 부조화를 개선하는 체침 치료와 장침의 전기자극을 통해 지방 대사를 촉진하는 전기침 치료 외 여러 가지 다양한 침 치료가 있습니다.

3. 약침과 매선

녹는 실을 자입하는 매선 치료나 지방 대사를 촉진하는 한약 추출물을 경혈에 자입해 경락을 자극하고 대사를 촉진시킵니다.

요추디스크 · 협착증

교정약침, 추나

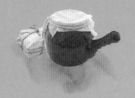

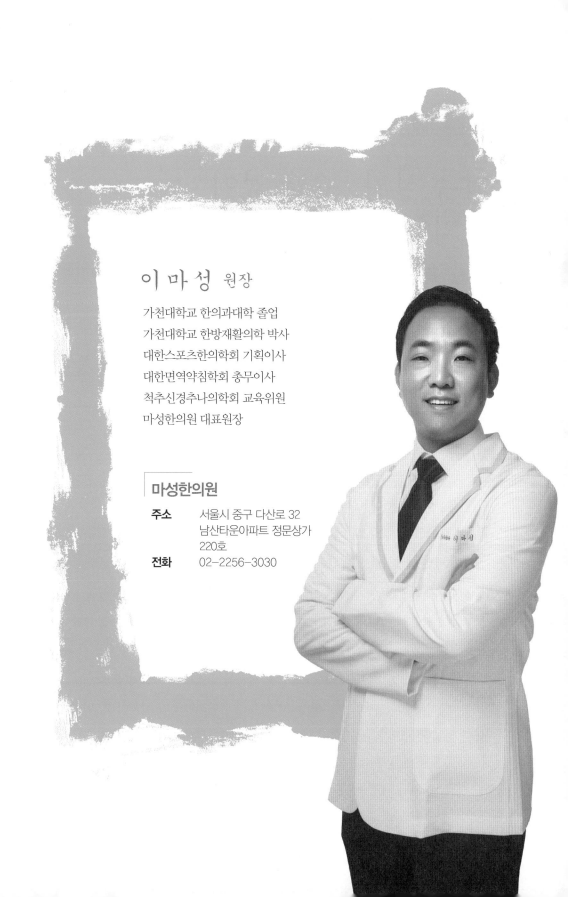

이 마 성 원장

가천대학교 한의과대학 졸업
가천대학교 한방재활의학 박사
대한스포츠한의학회 기획이사
대한면역약침학회 총무이사
척추신경추나의학회 교육위원
마성한의원 대표원장

마성한의원

주소 서울시 중구 다산로 32
남산타운아파트 정문상가
220호

전화 02-2256-3030

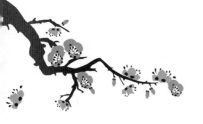

척추 질환, 수술 없이
한의학적으로 해결하다

'허리디스크'라는 병명은 마치 '감기'처럼 이제 대다수의 국민이 아는 대중적인 질환명이 되었다. 척추의 노화, 사고, 잘못된 자세뿐 아니라 아침에 세수를 하기 위해 허리를 굽혔다가 추간판이 탈출하는 경우도 생긴다. 허리디스크나 척추관 협착증 환자들이 가장 많이 하는 말이 있다. "수술을 꼭 해야 하나요?" 허리가 아파본 사람들은 허리 통증이 얼마나 괴롭고 불편한지 알 것이다. 통증을 참지 못해 수술을 강행하지만 문제는 수술 후에도 다리 저림과 같은 통증이 지속되거나 재발해 정신적, 육체적으로 고통받는 환자들이 많다는 사실이다.

그렇다면 척추 질환은 어떻게 예방하고 치료해야 할까? 국민 질환이 돼 버린 허리디스크와 50대 이후의 중년이라면 누구에게나 발생할 수 있는 척추관 협착증으로부터 해방될 수 있는 100세 건강법을 알아보자.

허리디스크 & 척추관 협착증에 대한 일문일답

Q. 허리디스크와 척추관 협착증이란?

허리디스크는 척추 뼈와 뼈 사이의 구조물인 디스크(추간판)가 탈출한 증상으로써 정식 명칭은 '요추 추간판탈출증'이라고 합니다. 디스크는 탄력이 뛰어나 외부에서 발생하는 물리적 충격을 완화시켜주고 딱딱한 뼈와 뼈가 직접 부딪히는 현상을 막아줍니다. 하지만 이 디스크가 외부의 큰 충격이나 잘못된 자세 등으로 인해 돌출되어 신경을 누르면 해당 부위에 염증과 통증은 물론이고 심하면 방사통도 나타납니다.

척추관 협착증은 허리디스크와 마찬가지로 하지 방사통이 생기지만, 원인이 다른 질환입니다. 척추관은 척추 앞부분인 추체와 추간판, 척추의 뒷부분인 추궁판으로 둘러싸인 공간을 말하며, 척추관협착증은 신경이 지나가는 통로인 척추관이 좁아져서 신경을 압박하여 발생하는 여러 가지 증세를 말합니다.

Q. 허리디스크 vs 척추관 협착증 증세의 차이점은?

통증의 원인은 허리에 있는데 다리 쪽으로 이상 감각이나 저린 증세가 발생하는 것을 요추 기인성 방사통이라고 합니다. 허리디스크는 잘못된 자세나 부상 등의 원인으로 척추의 수핵이 신경을 눌러서 발생하지만, 척추관 협착증은 신경이 지나가는 공간인 척추관이 좁아져서 발생합니다. 허리디스크는 말랑말랑한 젤리와 같은 디스크 물질이 신경을 누르는 데 비해 척추관 협착증에서는 주로 뼈, 관절과 같은 딱딱한 조직이 신경을 누른다는 차이가 있습니다.

Q. 허리디스크와 척추관 협착증의 한의학적 치료법은?

허리디스크와 척추관 협착증 모두 아주 극심한 통증이 있거나 대소변 장애를 동반한 마미 증후군 같은 경우가 아니고서는 수술을 쉽게 하지 않는 편입니다.

한의학에서 척추 치료는 ① 환부의 염증과 통증을 가라앉히고 ② 인대나 힘줄을 강화시키며 ③ 틀어진 척추의 정렬을 바로잡는 3가지 원칙을 가지고 치료합니다.

1. 추나 요법

추나 요법은 한의사가 환자의 척추를 직접 밀고 당기면서 척추의 기능을 회복시켜주는 치료 방법입니다. 한의사가 엄지손가락이나 손바닥을 변위가 생긴 척추의 환부나 경혈 부위에 대고 적절한 방향으로 힘을 가하여 척추와 주변 조직을 부드럽게 조정합니다. 허리디스크나 척추관 협착증 모두 신경 압박에

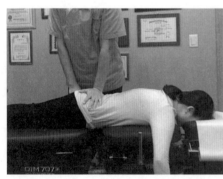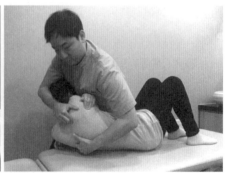

▲ 추나 요법

허리디스크	척추관 협착증
급격한 원인으로 수핵이 신경을 눌러서 발생하며 통증이 빠른 시간 내에 진행	퇴행 변화로써 통증이 오랜 시간에 걸쳐 서서히 진행
허리를 구부리면 돌출된 수핵이 신경을 더 누르게 되어 통증이 더 심해짐	허리를 구부릴 때 추간공의 용적이 12% 증가하고 허리를 펼 때 구간공의 용적이 15% 감소하기 때문에 허리를 구부릴 때 편안함을 느낌
돌출된 수핵이 대개 한쪽 신경을 누르게 되어 한쪽 다리만 당기면서 아픔	신경 전체를 압박하는 경우가 많아 양쪽 다리로 느낌이 옴. 당기면서 아프기보다는 종아리가 터질 듯한 느낌. 저리면서 감각이 먹먹하고 둔하게 옴
파행 보행 없음	100m 이상 걷기가 힘들고 잠시 주저앉거나 허리를 숙이면 추간공의 압박이 풀리면서 다리 통증이 사라짐

의해서 발생하기 때문에 균형이 깨진 척추를 바로잡고 긴장된 근육을 이완시키면 압박이 줄어들어 통증이 감소합니다.

2. 약침

화학적 성분이 아닌 한약재의 순수한 엑기스를 추출하여 정제한 약침은 허리디스크나 척추관 협착증으로 인한 통증을 감소시키고 운동 범위를 증가시키는 효능이 있습니다. 추나요법을 통해서 척추의 변위를 교정하더라도 그것을 붙잡고 있는 인대나 힘줄이 여전히 약한 상태라면 다시 제자리로 돌아갈 수밖에 없습니다. 홍화나 봉독, 녹용 등으로 구성된 약침을 환부에 직접 자입하는 치료를 꾸준히 받게 되면

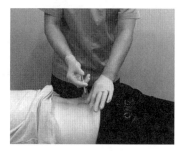

▲ 약침

인대나 힘줄에 탄력이 생겨서 교정된 자세를 유지하고 통증을 감소시키는 효과를 볼 수 있습니다.

3. 한약

한약은 허리디스크나 척추관 협착증으로 신경이나 주변 조직에 발생한 염증 제거, 통증 감소, 조직 재생을 촉진시킵니다. 항염증 효과뿐 아니라 근육과 인대를 강화하고 탄력을 높여줘서 재발을 방지하는 데 큰 효과가 있습니다.

4. 침

허리 주변의 주요 혈자리(환도, 위중, 협척혈, 대장수, 신수 등)와 아시혈 등에 자침하면 막힌 경락을 소통시켜 통증이 감소됩니다. 또한 뭉친 근육을 이완시키고 인대, 힘줄, 신경 등 손상된 조직의 회복 속도를 높입니다.

허리디스크나 척추관 협착증은 한방으로 충분히 치료할 수 있는 질환이지만 보존적 치료를 6~12주 정도 진행하였음에도 불구하고 효과가 전혀 없거나, 참기 힘든 통증이 있거나, 하지 마비가 초래되어 호전되지 않거나, 대소변을 가리기 힘들어지면 마미 증후군이 초래한 경우일 수 있어 수술 치료를 고려할 수 있습니다.

Q. 허리디스크와 척추관 협착증에 좋은 생활습관

- 1시간 이상 오래 앉아 있을 때는 50분마다 일어나서 몸을 움직이거나 스트레칭을 합니다.
- 무거운 물건은 쪼그려 앉은 자세에서 물건을 몸에 붙이고 허리를 세워 들

어올립니다.

- 의자에 앉을 때는 엉덩이를 등받이까지 붙이고 반듯하게 허리를 펴고 앉습니다.

- 오래 서 있어야 할 때는 벽돌 정도 높이의 받침대에 한쪽 발을 번갈아 얹습니다.

- 담배는 허리 건강에 가장 좋지 않으니 가급적 끊거나 적게 피우는 것이 좋습니다.

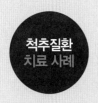

이○○님 (45세 여성, 치료 기간 9주)

치료받게 된 주 증상 : 허리 디스크로 인한 다리 저림

저는 무용을 전공하는 45세 여자입니다. 3달 전 무용하는 과정에서 허리를 숙이다가 갑자기 허리가 주저앉는 듯한 통증이 발생하였고 약 2달 전에는 허리를 완전히 펴지 못하고 걷기가 불편해서 병원에서 MRI검사를 했더니 우측 5번 척추 마디에 디스크 소견이 보인다고 하여 수술을 권유 받았습니다. 허리 및 다리가 뒤로 땅기는 통증이 심해 잠자기가 불편하였지만, 그 외에는 다른 증세가 없어서 고민하다가 평소 알고 지내던 이마성원장님께 먼저 치료를 받아보기로 했습니다. 처음 5일은 매일 치료받았는데, 3일 째까지는 별 차도가 없을뿐더러 계속 아프기만 해서 이렇게 해서 나을 수 있는지 의심이 들었습니다. 그런데 4일째부터 증세가 조금 가벼워지더니 2주차까지 증세가 3분의 1로 줄어들었습니다. 치료 2주까지는 월~금까지 매일 다녔었고, 3주차부터는 일주일에 3일씩 다녔는데 3주차가 되면서부터 일상생활에 무리 없이 걷고 앉고 서는데 전혀 지장이 없게 되었습니다. 5주차부터는 일상생활에 거의 문제가 없었지만 허리 보강하는 차원에서라도 주에 2회씩 9주차까지 치료받았습니다. 허리디스크가 추나, 약침, 한약과 같은 한방치료로 나을 수 있다는 것이 놀라웠습니다.

김○○님(39세 남성, 치료 기간 10주)

치료받게 된 주 증상 : 척추관 협착증

평소 걷기를 좋아했는데 2014년 10월경부터 1킬로미터를 걷지 못하는 현상이 발생했습니다. 허벅지와 종아리 근육이 뭉쳐 2014년 12월경 종합병원 통증의학과의 진료를 받았지만 원인이 불명하다는 판단이었습니다. 그 후 걸을 수 있는 거리는 점점 짧아지기 시작했고 2015년 9월 중순 경 더 이상 걸을 수 없는 다리의 통증과 마비 증상이 오기 시작하였습니다. 그때의 공포와 놀라움은 이루 말로 표현하지 못 할 정도였습니다. 평생 걷지 못하는 것 아닌가 하고 말이지요. 척추 이상이라는 생각에 유명 신경외과를 찾아갔고 협착증 진단을 받았습니다. 수술 권유가 있었으나 마성한의원에서 약침술로 치료하고자 내원하였습니다. 그것이 2015년 10월 19일입니다. 주 증상으로는 허리 통증과 30미터 이상 보행 시 하체 마비와 근육경직 및 통증을 동반하는 파행보행이 주된 증상이었습니다. 그리고 서 있는 시간이 몇 분을 넘기지 못하였고 엉덩이와 성기 주변의 마비가 오기 시작했습니다. 침술 치료 1개월 경과 후 허리 통증과 보행 시 하체마비 증상 그리고 허벅지 근육의 마비 증상이 사라졌습니다. 초반 양쪽 종아리 및 발의 근육통과 오금에 오는 통증이 있어 수면에 지장이 있을 정도였으나 그 후 2주간 꾸준한 약침 치료를 통하여 수면에 방해 받지 않을 정도로 통증이 완화 되었습니다. 그 이후로 지금은 보행 시에 나타나는 증상이 왼쪽 종아리에서만 발생하고 있으며 그 통증의 강도 또한 현저하게 낮아진 상태입니다. 2개월도 안 된 기간을 생각해 본다면 엄청난 치료라고 생각합니다. 치료 전부터 치료 중기까지는 서있는 시간이 3분만 지나도 다리의 근육이 뭉치고 통증이 밀려오기 시작하였으나 지금은 서있는 것이 얼마든지 가능하게 되었습니다. 평소 오래 앉아 있어야 하는 직업의 특성상 이 정도 경과를 보이는 것에 놀라울 따름입니다.

척추교정

———

자세 근육 이완교정법

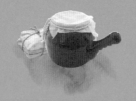

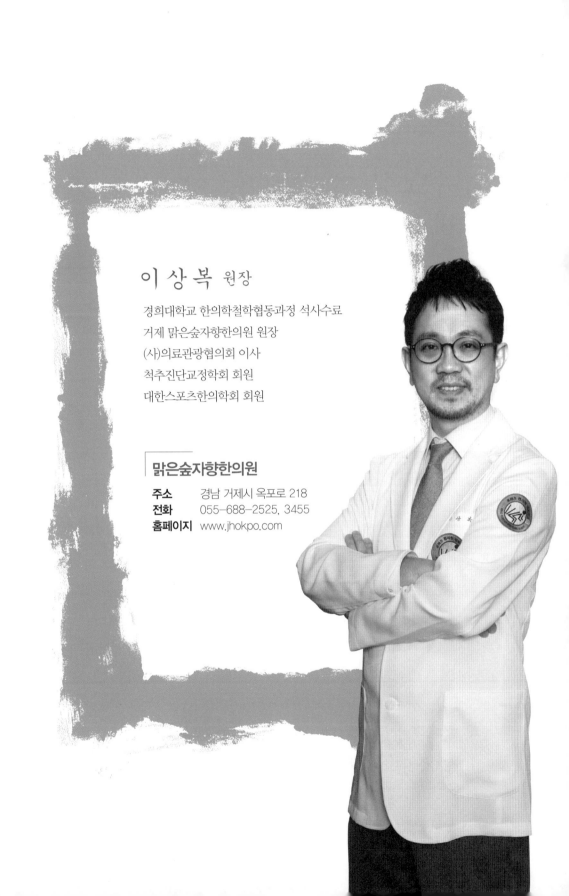

이 상 복 원장

경희대학교 한의학철학협동과정 석사수료
거제 맑은숲자향한의원 원장
(사)의료관광협의회 이사
척추진단교정학회 회원
대한스포츠한의학회 회원

맑은숲자향한의원

주소 경남 거제시 옥포로 218
전화 055-688-2525, 3455
홈페이지 www.jhokpo.com

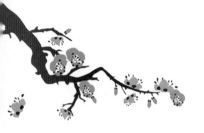

건 강 의 첫 걸 음 , 척 추 를 바 로 세 워 라

척추교정,
자세교정으로 통증 잡기

현대인들의 척추 건강에 적신호가 켜졌다. 소위 '움직이지 않는 습관' 때문에 우리 몸의 기둥인 척추가 약해지고 작은 충격에도 요통을 호소하는 사람들이 급증하고 있다. 우리나라 국민 4명 중 1명이 추간판 탈출증과 같은 척추 질환으로 고통받고 있을 정도로 몸의 중심이 무너지고 있는 것이다. 요통을 비롯한 척추 질환의 가장 큰 원인은 계속 서 있는 것이 아니라 앉아만 있는 생활과 잘못된 자세 때문이다. 우리는 앉아 있을 때 편안함을 느끼지만 선 자세보다 척추에 두 배나 많은 부담을 준다. '몸이 편할수록 척추가 고생한다'는 말이 지금은 이해되지 않겠지만, 인체의 진화와 구조를 알고 자신의 경험을 신중히 되돌아본다면 당장 척추가 좋아하는 자세를 취하게 될 것이다.

척추교정에 대한 일문일답

Q. 자세와 체형의 정의는?

체형을 논의하기 전에 '체형'이라는 틀로 굳어지기 전 단계를 먼저 살펴봐야 합니다. 우리는 살아가면서 무수한 방식의 자세를 취합니다. 자세는 '몸을 움직이거나 가누는 모양'으로 정의되고 체형은 '체격에 나타나는 특징으로 분류되는 일정한 부류'로 정의합니다. 사전적인 정의에서처럼 체형은 자세의 반복으로 나타나는 유형화된 몸의 형태입니다. 일반적으로 체형을 이야기할 때 흔히 비만형, 마른 체형 등 전체적인 외견상의 특징을 말하는 경우가 많습니다. 전문적인 영역에서는 체형의 좀 더 세밀한 관찰을 통해 몸의 상하, 좌우 균형, 어깨, 척추, 골반 등 기준이 되는 몸의 지표들의 정위正位, 부정위, 다리 길이 등의 여러 가지 요소를 보고 판단합니다.

우리 몸은 200여 개의 뼈와 650개의 근육으로 이루어져 있으며 이 뼈와 근육들의 위치와 조합에 따라 체형이 결정됩니다. 인체는 이렇게 많은 요소와 변수들의 결합으로 이뤄져 있어서 체형의 변형이나 부조화 역시 매우 다양한 형태로 나타날 수밖에 없습니다. 우리 몸은 중력이라는 거대한 힘에 맞서 여러 가지 뼈가 탑 모양으로 쌓여져 있습니다. 가장 아래에 있는 발에는 몸 전체 뼈의 4분의 1에 해당하는 26개의 뼈가 있고 33개의 관절, 100개 이상의 근육이 존재합니다. 이러한 발은 3개의 아치(족궁)를 이루어 온몸의 체중을 받치고 그 위에 종아리뼈와 대퇴골, 골반으로 이어져 체중을 받치고 있습니다. 그런데 이렇게 체중을 떠받치는 뼈들의 관절면은 둥글게 된 것이 많아, 둥근 뼈 위에 다시 둥근 뼈가 올라가 있어 뼈만 볼 땐 단순히 서 있기조차 불가능한 매우 불안정한 구조를 띕니다. 다만 여기에 인대가 붙고 근육과 힘줄이 더해져 자세와 역동적인 운동이 가능한 것입니다. 또 이를 유지하는 데 신경의 각종 복잡한 반사와 내부의 피드백 메커니즘이 뇌에 끊

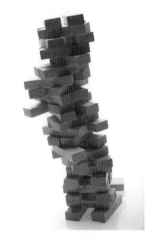

▲ 신체를 이루는 뼈와
비슷한 나무 블록의 모습

임없이 정보를 보내 정교하게 균형을 유지하고 있습니다.

그리고 그 위에 26개의 척추가 아슬아슬하게 올라가 있으며 마지막으로 4.5kg에 달하는 머리가 얹어져 있는 매우 불안정한 구조를 이루고 있습니다. 이렇게 구조적으로 불안정한 형태를 각종 결합 조직들이 지탱해주어 틀을 유지하고 자세와 운동을 가능하게 하는데, 그럼에도 태생적인 불안정성과 중력 때문에 필연적으로 구조적인 문제가 생길 수밖에 없습니다.

Q. 올바른 자세와 체형의 구체적인 기준은?

우리 몸에는 자세와 체형의 기준이 되는 지표들이 있고, 가장 보편적으로 인체의 정면과 측면, 후면에서 체형을 판별합니다. 먼저 정면에서 볼 때 몸의 정중선에 위치한 지표들이 있습니다. 코, 흉골의 중심, 배꼽, 치골 결합이 그것인데 이 지표들이 실제 몸의 정중앙에 위치하고 일직선으로 그었을 때 일치하는지 보고 다시 정면에서 바라본 양어깨를 이은 어깨선, 골반의 수평선인 골반선, 양쪽 무릎

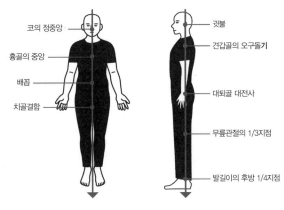

코의 정중앙
흉골의 중앙
배꼽
치골결합

귓불
견갑골의 오구돌기
대퇴골 대전사
무릎관절의 1/3지점
발길이의 후방 1/4지점

▲ 체형 판단의 기준

중심을 이은 무릎선의 수평이 잘 유지되는지를 살핍니다. 옆에서는 귓구멍, 어깨의 중심, 고관절의 중심, 무릎 중심, 복숭아 뼈(귓불, 견갑골의 오구돌기, 대퇴의 대전자, 무릎의 전방 3분의 1 지점, 발 외과첨의 바로 앞)가 일직선으로 정렬되어 있는지 봅니다. 후면에서는 전면과 마찬가지로 어깨선, 골반선, 무릎의 수평선이 잘 유지되는지와 척추가 수직으로 잘 배열되는지를 살핍니다.

혼자서 간단히 해볼 수 있는 체형 불균형의 자가진단은 다음과 같습니다.

체형 불균형 자가진단

1. 거울을 보면 목이 한쪽으로 기울어졌거나 양어깨의 높이가 다르다.

2. 좌우 어깨가 높이는 같지만 전후로 뒤틀려 있어서 가슴의 크기가 다르거나 체간에 접히는 주름의 양상이 확연히 차이가 난다.

3. 좌우 엉덩이의 높이가 다르고 아랫배가 많이 튀어나오거나 치골이 돌출되어 있다.

4. 엉덩이가 밋밋하고 쳐지거나 지나치게 뒤로 튀어나와 오리궁둥이가 된다.

5. 치마나 바지가 한쪽 방향으로 돌아가고 체중을 한쪽 다리에 실어 서 있는 것이 편하다.

6. 정좌하는 것보다 다리를 한쪽으로 꼬고 앉거나 한쪽 다리를 엉덩이 밑에 고여 서 앉는 것이 편하다.

7. 좌우 팔다리의 길이가 다르다.

8. 팔자나 안장걸음을 하며 신발의 밑창이 특정 부위만 심하게 닳는다.

9. 수면 시 바로 누워 자는 것보다 일정한 방향으로 돌아누워 자는 것이 편하다.

10. 눈을 감고 무릎을 높이 들어서 크게 제자리걸음을 50회 하면 처음 위치에서 전후좌우로 많이 벗어나 있다.

위 내용들은 어떠한 원인에 의해서 '변형된 결과'들을 보는 지표와 기준들입니다. 조금 더 깊이 들어가면 이러한 체형을 만드는 '중간 원인'이나 체형을 유지하거나 변형하는 핵심적인 역할을 하는 것들이 존재합니다. 겉으로 쉽게 드러나진 않지만 손으로 촉지하거나 좀 더 세밀한 관찰을 통해서 알 수 있고 치료에 있어서는 중요한 역할을 합니다. 예를 들면 턱관절이나 경추 1~2번, 요추 4~5번과 천골-골반 관절 부위, 고관절, 족부의 아치 등이 해당합니다. 이러한 요소들은 체형을 보는 각종 검사와 수기법, 치료법에서 중요한 이론적 근거를 제공하고 진단점과 치료점이 됩니다.

Q. 체형의 변화는 왜 일어나는 걸까?

우리 몸에 나타나는 변형에 있어서 재미있는 점은, 변형은 아무렇게나 오는 것이 아니고 어느 정도 패턴화 되어 나타난다는 것입니다. 그 이유는 수많은 뼈와 근육과 결합 조직들이 있지만 뼈의 모양과 관절의 모양 근육과 인대의 작용과 방향이 정해져 있고, 이를 총괄하는 신경과 그에 따른 각종 피드백 메커니즘으로 인해 일정한 방향으로 작용이 일어나기 때문입니다. 실제 관절들의 모양이나 움직임을 보면 우리가 일상에서 사용하는 기계, 공구의 움직임과 아주 비슷합니다.

이러한 몸의 구조적 변화들도 기계와 유사하게 일정한 패턴으로 나타나게 됩니다. 이것은 현대 의학의 특징만은 아니고 전통 한의학에서도 이 같은 패턴화에 대한 인식이 있었습니다. 오히려 구조적 형태만을 중시하던 해부학 중심의 서양의학에 근래에 들어 한의학적 경락-경근 이론과 기능 중심의 사고가 결합되어 단순히 구조만 보는 해부학에서 벗어나 기능과 패턴이 결합된 연구가 많이 진행되고 있습니다.

체형에 있어서 큰 문제는 척추와 어깨의 수평 라인인 견갑대, 엉덩이의 골반대에 집중되는데, 이 부위는 역시 중력을 많이 받을 수밖에 없는 부위들입니다. 앞에서도 이야기했듯이 중력의 문제는 지구상의 모든 생물이 지는 짐이겠지만 인류는 직립보행을 선택하면서 그 영향이 극대화됩니다. 수백만 년에 걸쳐 직립보행을 이루어가면서 인류는 손의 자유를 얻었지만 대신 몸은 중력에 더 취약해지면서 이를 극복하기 위한 형태의 변화가 일어나게 되었습니다. 그 반대 급부로 많은 질병을 얻게 되었고 특히 척추와 항문에 큰 부담을 주게 되었고 체중을 많이

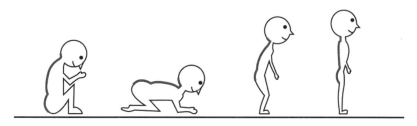

▲ 자세별 척추에 실리는 무게(등)

받는 골반과 하체 쪽에도 많은 문제가 생기게 되었습니다.

자세별 척추에 실리는 무게

똑바로 서 있는 자세에서 척추에 실리는 무게를 100이라고 하면 똑바로 누울 때는 약 25, 의자에 바로 앉은 자세는 140, 허리를 약간 구부리는 정도는 125, 숙여서 물건을 들어 올릴 때는 220, 의자에 앉아서 앞으로 숙일 때는 185, 의자에 앉아서 물건을 들어 올릴 때 275 정도의 무게가 실린다고 합니다.

Q. 체형에 많은 문제가 생기는 이유는?

앞에서 동작과 자세의 반복이 체형을 만든다고 했듯이 좋지 않은 자세와 습관이 안 좋은 체형의 변화를 초래합니다. 체형의 균형에 좋지 않은 자세는 다음과 같습니다.

한쪽으로 가방 메기, 책상에 앉는 자세(책 보기, 모니터 보기, 글 쓰는 자세), 의자에 앉는 자세, 다리 꼬기, 한쪽으로 무릎 꿇기, 엎드려 자기, 허리 구부려 물건

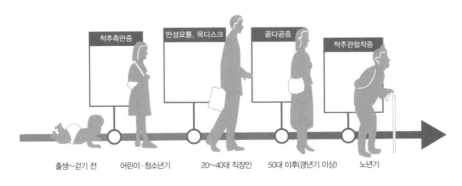

▲ 척추의 만곡 형성

들기, 옆으로 기대서 눕기, 소파에 기대어 눕기, 쪼그려 앉아서 일하기, 핸드폰 들고 목을 구부려 보기, 하이힐 신기 등입니다.

Q. 기능은 구조를 만들고 구조는 기능을 지배한다?

이런 체형의 변화는 어떤 문제를 일으킬까요? 일단 체형이 틀어지면 근육을 필요 이상으로 잡아당기게 되어 긴장을 일으키고 이는 근육통을 비롯한 각종 근육과 연관된 질환을 일으킵니다. 근육의 피로와 에너지 소모로 인한 만성적인 피로를 유발합니다. 그리고 뼈를 고정시키는 인대를 약화시키고 체형의 변화는 혈관, 신경이 지나가는 길인 각종 통로를 좁게 만들어 혈액 순환을 떨어뜨리거나 말초 신경의 전도 이상 현상을 초래합니다. 또 척추에는 각종 장기를 조절하는 31쌍의 척수 신경이 있어 체형의 체형이 틀어질 시 내장 기능의 문제가 일어납니다. 사실 체형의 문제는 몸 전체의 모든 기능(생명활동)에 문제를 일으킨다고 이야기할 수 있습니다.

Q. 척추에 대한 체형 변화에 대해서 자세히 알아보면?

이러한 부적합한 자세들로 인해 체형의 변화가 일어나면 우리 몸의 기둥인 척추의 변형이 가장 다양하고 심각하게 나타납니다.

척추의 만곡은 중력에 의해 아래로 당기는 힘 즉, 척추에 걸리는 로딩을 효과적으로 분산하기 위해 생긴 형태입니다. 태어날 때는 경추에서 천추, 미추까지 'C'자 형태를 띠고 있습니다. 그러다가 아기 때 고개를 들기 시작하고 목이 뒤로 젖혀지면서 경추의 만곡이 형성되기 시작합니다. 일어서고 걷게 되면서 허리에 다시 만곡이 형성됩니다. 이렇게 해서 태어날 때부터 있던 흉추와 천추-미추의 만곡에 더해 목과 허리의 만곡이 새로 형성되어 'S'자가 두 개 겹쳐진 전체적인

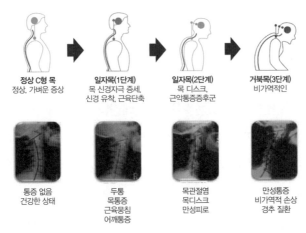

정상 C형 목	일자목(1단계)	일자목(2단계)	거북목(3단계)
정상, 가벼운 증상	목 신경자극 증세, 신경 유착, 근육단축	목 디스크, 근막통증증후군	비가역적인

통증 없음	두통	목관절염	만성통증
건강한 상태	목통증	목디스크	비가역적 손상
	근육뭉침	만성피로	경추 질환
	어깨통증		

▲ 만곡 소실로 인한 경추의 문제

척추의 만곡이 형성됩니다. 만곡에 문제가 생기는 것이 일자목(거북목), 일자 허리, 척추 전만증, 척추 후만증 등이라고 불리는 다양한 척추 질환들입니다.

이와 같은 직접적인 척추 만곡의 변형 이외에도 만곡의 변형으로 초래되는 문제는 많습니다. 만곡의 문제로 충격 흡수 기능이 떨어지면 한쪽으로 힘을 과다하게 받던 추간판이 제 위치에서 빠져 나오는 척추 추간판탈출증이나 압력에 의해 뼈가 으스러지는 압박 골절 등 2차적인 문제가 발생합니다. 특히 척추의 모양 변화로 인해 척추관 사이를 지나는 신경이나 척추를 빠져나오는 신경이 주변 조직에 눌려 다양한 신경 증상이 흔하게 발생합니다. 만곡의 변형 역시 앞에서 이야기한 것과 같이 패턴화 되어 함께 움직이는 특징이 있는데, 요추의 만곡이 소실되면 경추 역시 만곡이 소실되고 반대로 경추가 소실되면 요추가 함께 소실되어 짝을 이루어 움직이는 경향이 있습니다.

Q. 자세와 체형에 문제가 생겼다면 어떻게 치료해야 할까?

지금까지 체형에 대한 오랜 통찰, 기계적인 움직임과 패턴에 대한 인식을 통해

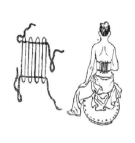 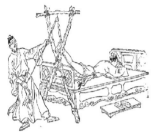 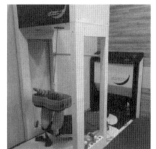

▲ 위역림 세의득효방에 나오는 교정법   ▲ 척추진단교정학회의 인상기

변형을 바로잡아주는 방법들을 찾아왔습니다. 기본적으로 체형을 바로잡기 위한 방법으로는 근육의 긴장을 풀어주고 순환을 촉진하며 인대를 강화시켜주는 전통 요법인 침, 뜸, 부항 그리고 체형 교정으로 가장 잘 알려진 추나 요법을 비롯한 각종 수기법과 교정법이 있습니다. 그리고 체형 불균형의 근본적인 원인이 되는 평소의 자세와 운동, 습관을 교정해주는 각종 운동 요법으로 바로잡을 수 있습니다. 현재는 손으로 몸을 만지는 수기법뿐만 아니라 각종 도구와 기계 장비를 적극적으로 이용하여 효율적으로 체형의 문제를 해결합니다. 전통적인 한의학에서도 여러 장치를 고안하여 교정하는 데 사용하여 왔습니다. 중국 원나라 때 위역림危亦林이 지은 세의득효방世醫得效方에 기재된 그림을 보면 요통이 있을 때 요즘 사용하는 보정구와 같은 형태의 지지대, 견인 치료 장비와 거의 일치하는 형태의 장비를 사용했습니다. 이 장치는 척추진단교정학회에서 사용하는 장비와 기능이 일치합니다.

Q. 생활에서 척추 질환을 비롯한 체형의 변화를 막아줄 수 있는 방법은?

예전에는 전통적인 방식인 침뜸을 비롯한 수기법 치료를 받는 것이 위주였지만 트렌드가 점차 운동 치료와 생활 교정으로, 근본적인 접근을 하게 되었습니다.

모든 병이 그렇지만 척추 질환 역시 예방이 가장 중요합니다. 생활에서 척추 질환을 비롯한 체형의 변화를 막아줄 수 있는 방법을 살펴보겠습니다.

1) 바른 자세

허리를 구부려서 하는 작업을 피하고, 좌식 생활보다 의자를 이용한 입식 생활을 하는 게 좋습니다. 물건을 들 때도 물건을 몸에 붙여서 허리에 힘이 덜 실리도록 합니다.

2) 앉는 자세

학생과 직장인들은 책상에 앉아서 생활하는 시간이 대부분인 경우가 많은데, 책상은 키의 $\frac{1}{2}$ 정도 높이가 좋고 독서 시 책 받침대를 사용하거나 PC를 사용할 때는 모니터의 높이가 눈높이에 오도록 하는 것이 좋습니다. 그리고 30분에서 1시간마다 목을 풀어주는 운동을 하는 것이 좋습니다.

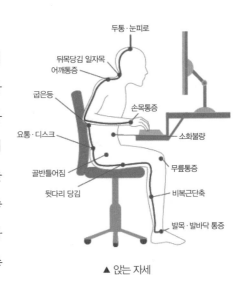

▲ 앉는 자세

3) 운동

걷기나 실내 자전거, 코어 근육을 비롯한 근육 강화 운동, 수영과 수중 운동, 체조와 같은 운동이 도움이 됩니다. 경우에 따라서 뛰는 것이 척추에 무리가 될 수 있는데, 뛰면 착지할 때 체중이 실려 척추에 충격이 전달되기 때문입니다.

4) 체중 관리

과체중은 허리 근육에 과도한 힘이 실리게 하고 특히 요추 질환을 유발합니다.

5) 수면 자세

수면 시간은 하루 종일 중력에 지친 척추와 근육, 인대, 디스크가 쉴 수 있는 시간입니다. 조사에 의하면 수면 시간이 평균보다 짧으면 척추 질환이 잘 발생되고 짧으면 짧을수록 더 심한 척추 질환이 발생됩니다. 좋은 수면 자세는 다음과 같습니다. 얇은 베개를 베고 천장을 바라보고 바로 눕습니다. 옆으로 누워서 잘 때는 경추가 수평이 되게 베개를 약간 더 높이고 골반이 수직이 되게 다리 사이에 베개를 끼우는 것이 좋습니다.

6) 음식

뼈에 좋은 칼슘이 풍부한 음식을 챙겨 먹어야 합니다. 칼슘은 주로 멸치, 새우와 같이 뼈째 먹는 해산물과 콩, 두부, 우유에도 풍부합니다. 다만 칼슘 흡수를 위해 비타민 D가 함유돼 있는 달걀노른자나 말린 표고버섯 등을 함께 먹으면 도움이 됩니다.

Q. 체형과 마음과 정서의 관계는?

여러 가지 이유로 우리의 체형이 제자리를 벗어나 틀어지는 데 일정한 패턴에 따른다는 것을 여러 번 언급했습니다. 그러므로 일정 공식에 맞춰 기계를 작동하듯 교정을 해주면 많은 경우 효과를 볼 수 있습니다. 하지만 이렇게 기계적으로 바로잡는 것만으로 과연 문제가 해결되는 것일까요? 이에 대해 기존의 체형 교정법에 반기를 들고 있는 대안적인 방법들이 있어 소개하겠습니다.

사실 한의학은 오랜 역사를 거쳐 발전해온 만큼 다양한 모습을 가지고 있어서 꼭 '어떤 것이 한의학의 특징이다'라고 규정짓기 어렵습니다. 그러나 서양의학과의 비교에서 출발해보면 한의학은 보다 통합적인 관점에서 인체를 이해합니다. 이 대안은 서양에서 출발하지만 한의학적 인체관과 좀 더 가깝다고 볼 수 있습니다. 즉, 몸과 마음은 통합되어야 하고 더 나아가 원래 둘이 아닌 하나로 보아야 한다는 명제에서 출발하고 있습니다. 즉, 우리의 몸이 틀어지고 변형이 오는 것은 단순히 육체의 문제만이 아닌 마음과 정서 상태도 함께 살펴보아야 하며, 몸만을 다루는 데는 한계가 있음을 이야기합니다.

사실 이러한 관점은 생활 속에서 살펴보면 누구나 금방 알 수 있는 것들입니다. 가령 스포츠 경기가 끝나고 서 있는 선수들을 보면 누가 이겼고 누가 졌는지 모습만 봐도 알 수 있습니다. 또 우울한 사람은 얼굴을 보지 않더라도 뒷모습에서도 알아차릴 수 있습니다. 우울한 사람이 가슴을 펴고 목을 세운 채 의기양양하게 행진하진 않을 테니 말입니다.

이렇듯 마음과 감정과 몸은 하나로 움직인다고 할 수 있습니다. 이론적으로 근육은 자세 근육과 운동 근육으로 나뉘는데 체형을 유지하고 지탱해주는 것은 주로 자세 근육입니다. 그러나 실제 운동과 교정으로 자세와 관련성이 떨어지는 운동 근육을 단련을 시키는 경우가 많아서 그 효과가 떨어진다고 주장하는 경우도 있습니다. 이때 대안적인 방법으로 제시하는 것이 바로 '명상'과도 비슷해서 우선 내 몸을 찬찬히 살피고, 있는 그대로의 나를 인정하며 어디가 긴장이 되어 있는지를 찾아 그곳의 긴장을 스스로 풀어주도록 합니다. 긴장을 풀어준다는 의미는 움직이거나 어떤 자세를 취해 바로잡아주는 것이 아닌 긴장 그 자체를 의식적으로 없애준다는 것입니다.

긴장이라는 현상의 근원을 제거하여 현상을 없애는 것인데, 이는 마치 TV의 전원을 뽑아주는 것과 같습니다. 예를 들어 등이 앞으로 굽었다고 등을 뒤로 인위적으로 당겨서 자세를 바르게 해주는 것이 아니라, 등이 앞으로 굽었을 때 가슴 앞쪽이 긴장된다는 것을 알고 그 부위의 긴장을 의식적으로 놓아주어야 근본적인 치료가 된다는 것입니다. 굽은 등을 인위적으로 뒤로 당겨준다면 결국 근원이었던 가슴 앞쪽의 긴장은 그대로 존재한 채 등 쪽으로 당겨주는 외력에 의해 새로운 긴장만이 더해질 뿐입니다.

이러한 방법은 실험으로도 증명되고 있습니다. 〈신경심리학저널〉에 발표한 꽝위에, 캘리콜 박사의 실험에서 한 달간 손가락을 실제로 단련한 그룹과 손가락을 상상만으로 단련한 두 그룹을 비교했더니 실제 단련 그룹은 30%의 근력이 증가되었고 상상만 한 그룹 역시 22%의 실제 근력이 증가했다는 재미있는 연구 결과가 있습니다. 이렇게 우리 몸은 기계적인 측면이 있어 일정한 패턴으로 체형이 변화하고 그와 반대되게 교정을 해줄 수도 있습니다. 거기에 우리 인간은 정서와 감정과 생각과 육체가 함께 어우러져 있어 서로서로 꼬리를 물고 인과관계를 형성하고 있습니다. 현재는 체형 교정 역시 통합적으로 접근하고 있고 한의학적인 인체관이 더욱 큰 역할을 하는 분야라고 봅니다.

한방 성형

미소침, 매선, 윤곽약침

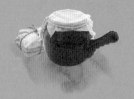

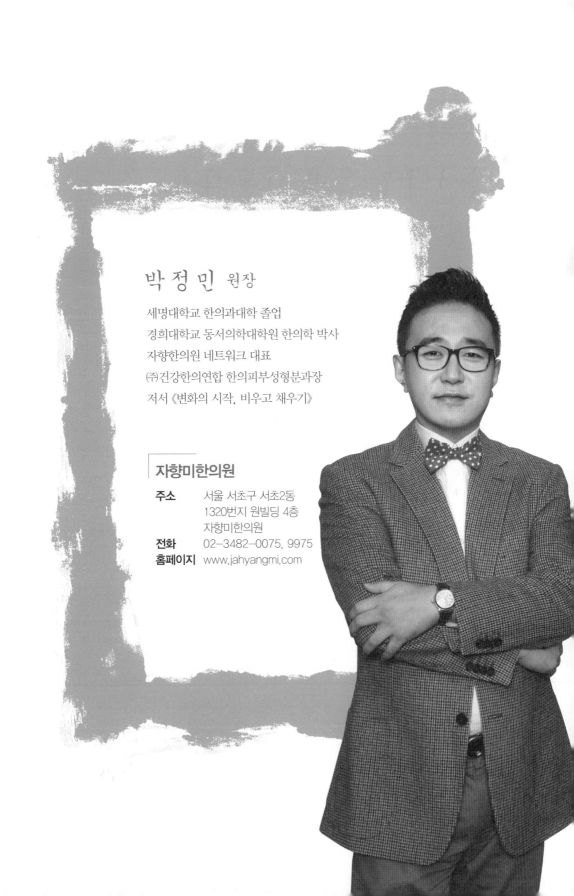

박정민 원장

세명대학교 한의과대학 졸업
경희대학교 동서의학대학원 한의학 박사
자향한의원 네트워크 대표
㈜건강한의연합 한의피부성형분과장
저서《변화의 시작, 비우고 채우기》

자향미한의원

주소	서울 서초구 서초2동 1320번지 원빌딩 4층 자향미한의원
전화	02-3482-0075, 9975
홈페이지	www.jahyangmi.com

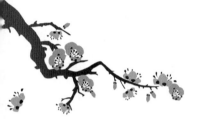

자연스러운 아름다움으로 바꿔주는 한방 성형

당신의 젊음과 아름다움, 한방 성형으로 되돌려 드립니다

사회적 트렌드인 웰빙well-being은 심신心身 건강에 대한 관심을 높이고, 과거 질병 위주의 관점에서 건강 유지의 관점으로 패러다임이 바뀌었다. 항노화anti-aging 분야가 의학의 새로운 화두이자 확고한 연구 주제가 되었다는 것은 이제 누구도 부정할 수 없다. 더불어 미美에 대한 기대와 관심도 높아지고 있다. 건강하고 아름다운 외모는 개인의 만족감과 타인과의 차별화를 나타내는 중요한 요인으로 작용한다. 특히 현대인의 '아름답다'는 개념은 행복과 밀접한 관계가 있고, 외모나 육체에 대한 불만에서 야기된 고민은 신체적 질환 이상으로 이어지는 경우도 있다. 이러한 추세는 무분별한 미용, 성형술의 범람으로 이어졌고, 필연적으로 그에 따른 부작용, 후유증 등이 발생하기 시작했다. 이제 사람들은 다시 건강하고 안전한 시술에 눈을 돌리고 있다. 성형 트렌드가 전체적인 균형과 자연스러움으로 자리 잡기 시작하면서 부작용이 없는 한방 미용·성형 진료가 활발히 이루어지고 있다.

한방 성형에 대한 일문일답

Q. 한방 성형의 개념이 생소한데, 그 개념에 대해 설명해준다면?

한방 성형은 형形을 바꾸는 시술이 아닌, 상象을 바로잡는 치료입니다.

네덜란드의 동물행동학자 니코 틴버겐Niko Tinbergen은 조류 실험을 통해 특이한 현상을 발견했습니다. 조류가 자신이 낳은 알이 아닌 실험자가 만든 현란한 색의 모조품 알을 품는다는 것이었습니다. 관찰자들은 이러한 조류의 특이한 행태를 관찰, 분석하여 조류가 끌리는 실제의 자극보다 과장된, 정상적이지 않은 자극을 초정상 자극Supernormal Stimuli이라 명명하였습니다. 틴버겐이 발견한 초정상 자극은 인간이 정상을 벗어난 자극적인 것에 끌리는 이유를 설명합니다.

성형도 이와 같은 맥락에서 이해할 수 있습니다. 얼굴의 각 부위를 좀 더 과장되고 특색 있게 바꾸고자 하는 성형에 대한 관심은 인간의 이유 있는 끌림이었던 것입니다.

한방 성형은 양방 의료기관에서 시술되는 성형과의 큰 차이가 있습니다. 보통 성형成形이라 하는 것은 '형', 즉 모양을 바꾸는 것이 위

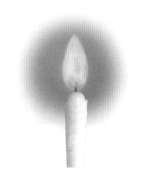

▲ 촛불 모양 자체를 형(形)이라 한다면,
초의 불빛이 은은히 퍼져나가는 느낌
까지 포함한 것을 상(象)이라 할 수 있다

주입니다. 낮은 코가 불만이면 코를 높이고, 이마나 턱이 꺼져 있으면 보형물을 채워 넣습니다. 심지어 얼굴형이 마음에 안 든다고 목숨을 건 안면 재건 수술을 감행하기도 합니다. 이러한 성형의 행태는 많은 부작용과 후유증을 낳았고, 성형의 결과물인 '탈脫 개성화된 모습'은 풍자의 대상이 되기도 합니다. 《논어論語》에서는 '과유불급過猶不及'이라 하여 과한 것은 오히려 부족함만 못함을 지적합니다. 이런 교훈은 성형에도 적용됩니다.

아무리 아름다운 예술품이라 해도 살아 있는 사람의 얼굴만 못합니다. 그 이유는 구조적인 아름다움이 생명을 표현하지는 못하기 때문입니다. 표정은 얼굴에 생명을 불어넣는 중요한 요소입니다. 얼굴에 있는 다양한 근육은 여러 가지 표정을 만들어냅니다. 표정은 감정을 전달함으로써 타인과의 소통을 이루어냅니다. 얼굴의 표정은 1mm의 변화에도 민감합니다. 너무 지나친 성형으로 표정이 고장 난 얼굴에서는 더 이상 소통의 아름다움을 찾아볼 수 없습니다. 살아 있어야 소통이 가능하기에 소통은 생명의 다른 표현입니다.

사람의 얼굴은 구조적 아름다움 외에 생명이 깃들어져야만 그 진정한 아름다움을 발휘할 수 있습니다. 그러므로 아름다움을 위해선 구조적 형태를 바꾸는 것 이상의 무언가가 필요합니다. 그것이 바로 '상象'입니다. 흔히들 '저 친구 인상 참

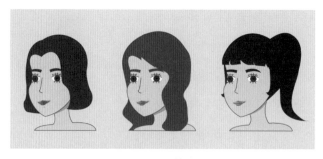

▲ 의란성 쌍둥이

좋다'고 말할 때 사용하는 '상'은 얼굴 구조뿐 아니라 분위기를 포함합니다.

사람의 첫인상은 1~7초 사이에 결정되고, 그것은 그 사람을 평가하는 데 결정적인 역할primacy effect, 초두효과을 합니다. 첫 인상을 결정하는 가장 큰 요소는 눈이나 코가 아닙니다. 눈, 코, 입 등 개별 부위의 '구조 미美'가 아닌 전체의 조화가 이뤄내는 표정인 '미소'입니다. 미소도 억지로 만들어내는 '팬아메리카 미소(팬아메리카 항공의 승무원들이 웃는 가식적인 미소)'가 아닌 '뒤센 미소'여야 합니다. 뒤센 미소란 뒤센Duchenne이라는 심리학자의 이름을 딴 것으로 '눈과 입이 같이 웃는 진실된 미소'라는 뜻입니다. 아기가 엄마를 보면서 짓는 미소가 바로 뒤센 미소입니다.

하커Harker와 켈트너Keltner의 30년간의 연구 결과에 따르면 뒤센 미소를 가진 사람들이 더 행복한 삶을 살고 있음을 증명했습니다. 행복한 삶, 첫 인상을 위해서도 미소를 잘 짓는 것이 필요합니다. 이런 미소를 잘 짓게끔 도와주는 시술이 바로 한방 성형입니다.

얼굴에는 43개의 표정근이 있습니다. 한방 성형의 대표격인 미소침을 이용하여

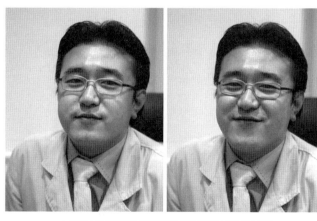

▲ 억지스런 웃음인 팬아메리카 미소(좌)와 뒤센 미소(우)

표정근의 기능을 정상으로 돌려놓으면 표정을 짓지 않아도 웃고 있는 듯한 상이 만들어지는 현상을 발견하게 됩니다. 또한 미소를 지을 때 뒤센 미소를 쉽게 지을 수 있게 됩니다.

Q. 한방 성형의 강점은 무엇인가?

노화란 시간이 경과함에 따라 점진적으로 진행되는 자연 현상입니다. 그중에서도 피부는 인간의 연령 증가에 따른 변화가 뚜렷하게 나타나는 기관입니다. 노화된 피부는 보습도가 떨어져 건조해지고 피하지방층이 감소하여 처지고 주름이 깊어집니다. 더불어 탄력성이 떨어지고 색소 침착이 생겨 피부 색깔의 변화가 일어납니다. 표피 및 진피의 두께가 얇아지면서 피부 면역 기능도 저하됩니다. 피부가 방어 기능을 제대로 발휘하기 위해서는 적절한 수분과 유분이 필요합니다. 최근 논문을 통해서 한방 성형 시술이 이러한 피부 상태 개선에 뚜렷한 효과가 있음이 드러났습니다. 한방 성형 시술은 피부 진피층을 자극하여 콜라겐 생성 및 혈액 순환을 촉진합니다. 이처럼 피부의 신진 대사 기능이 높아지면 강한 보습과 더불어 적절한 유분이 유지되게끔 도와 피부 나이를 되돌리는 결과를 가져옵니다.

노화에 따른 또 다른 변화는 바로 처짐과 꺼짐입니다. 처짐은 중력에 의해 얼굴의 볼륨이 아래로 내려가는 것이며, 꺼짐은 전체적인 볼륨이 줄어드는 것입니다. 일반적으로 노화가 진행되면 신체대사 기능과 생합성 기능이 떨어집니다. 그리하여 신체 전반의 근육량이 줄어들고 골밀도가 낮아지게 됩니다. 골밀도가 낮아지면서 전반적으로 뼈의 양이 줄어 얼굴뼈의 조직이 흡수되는데 이때 가장 눈

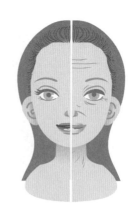

▲ 노화방지

에 띄는 곳이 눈 밑과 턱입니다. 특히 눈 부분의 구멍이 아래로 넓어지면서 눈 밑이 꺼지게 됩니다. 정면에서 봤을 때 눈구멍이 아래로 넓어지는 현상과 더불어 광대뼈가 뒤로 들어가 밋밋해 보입니다. 동시에 골격을 덮고 있는 근육과 지방층도 줄어들어 이러

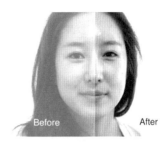

Before　　　　After

▲ 미소침 시술 전후

한 변화가 더욱 두드러지게 나타납니다. 얼굴의 근육은 표정을 나타낼 뿐 아니라, 골격을 덮어 윤곽을 부드럽게 만드는 역할을 합니다. 근육들이 줄어든다는 것은 곧 골격이 상대적으로 많이 드러나 보인다는 것입니다. 특히 지방이 거의 없는 관자놀이 부분에서 확연해지고, 반대로 지방측이 두터운 볼, 광대 쪽도 상대적으로 지방층이 줄어들면서 생기는 변화에 민감합니다.

오랜 시간 중력의 영향으로 얼굴을 이루는 조직이 줄어듦과 동시에 아래로 처지는 하강이 나타납니다. 눈 밑, 코 옆의 볼 살이 아래로 처지면서 광대 부위가 아래로 내려간 것처럼 보이며, 내려간 지방 조직이 뭉쳐서 팔자주름을 도드라지게 합니다. 특히 턱 선이 많이 처지면서 소위 '마리오네트 주름'을 만들게 됩니다. 이런 현상들이 얼굴의 외곽을 V라인에서 사각형으로 바꿉니다. 한방 성형술은 이러한 얼굴 처짐과 꺼짐에 현저한 효과가 있습니다. 최근 근거중심의학EBM의 영향을 받아 이러한 한방 성형술의 모든 효과를 논문으로 증명되고 있습니다.

Q. 한방 성형술의 효능은?

한방 성형에는 여러 가지 시술이 있습니다. 그중에서 안면 윤곽 보정, 안면 비대칭, 리프팅, 주름 개선 및 안색 개선에 특히 효과가 뛰어난 세 가지 시술을 설명하려고 합니다. 저는 이를 '한방 성형 삼총사'라고 부르며 '미소침' '매선침' '윤곽

약침'이 그것입니다.

1. 시술의 특징

1) 성형수술, 필러 주입, 보톡스 주사 시술의 경우 표정이 부자연스러울 수 있고 이물감, 변형 등의 부작용이 나타날 수 있으나 미소침은 근막, 경락, 경피, 경근을 미세한 침으로 자극하여 탄력을 회복시키므로 부작용이 거의 없습니다.

2) 시술 시간이 짧고 간단하여 별도의 회복 기간이 필요 없습니다.

3) 인위적이지 않은 자연스런 표정을 유지할 수 있습니다.

4) 여드름 억제 효과가 있습니다.

5) 전신 치료를 병행하므로 소화 불량이나 변비 등의 증상도 함께 개선할 수 있습니다.

6) 다른 시술에 비해 효과가 지속적으로 유지됩니다.

7) 마취나 수술 없이 성형의 효과를 얻을 수 있습니다.

8) 상처와 외상이 남지 않습니다.

9) 미소침의 경우 일반 침보다 훨씬 얇고 가는 침(0.20mm)을 사용하기 때문에 통증이 거의 없습니다.

10) 주름뿐 아니라 탄력이나 피부 톤 개선 효과도 얻을 수 있습니다.

11) 시술 직후 그 효과를 바로 실감할 수 있습니다.

2. 이런 사람들에게 추천!

1) 이마, 눈가, 팔자주름이 있거나 노화에 의한 눈가, 볼의 처짐을 느끼고 있는 사람. 또는 체중 감량으로 피부 처짐이 있는 사람.

2) 얼굴 부종이 심하거나 근육 발달에 의한 사각턱이 있는 사람.

3) 안면 비대칭인 사람.

4) 만성통증을 겪고 있는 사람.

5) 치과 시술 후 후유증을 겪고 있는 사람.

6) 다크서클, 기미, 모공, 여드름 자국이 심한 사람이나 작은 얼굴, 동안 얼굴을 유지하고 싶은 사람.

7) 성형수술 후의 관리가 필요한 사람.

3. 시술의 안전성

수술이 아니므로 임산부도 받을 수 있는 안전한 시술입니다.

4. 시술 방법

클렌징 – 등과 목에 침 시술(약 10~15분) – 부항(약 5분)–심부열 마사지(약 15분)–한방 성형술(약 15~20분)–한방, 총 약 1시간 반의 과정으로 시술이 진행되며, 시술 후 바로 메이크업이 가능합니다.

5. 시술에 관한 주의사항

시술 후 멍이 생길 수 있으나 눈에 띌 정도는 아니며 화장으로 충분히 커버가 가능합니다.

6. 시술 후의 케어 방법

효과의 지속을 위해 관리를 지속하는 편이 좋습니다.

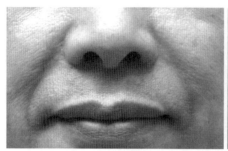
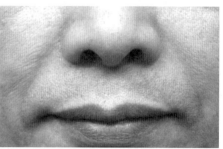

▲ 매선침을 이용해 리프팅하여 팔자주름을 개선시킨 모습

한방 성형술은 얼굴 라인을 매력 있고, 보다 자연스럽게 만듭니다. 시술의 주된 도구인 침鍼은 피하 진피층을 자극하여 콜라겐 생성에 도움을 주기 때문에 동안 효과도 얻게 됩니다. 얼굴에 남아 있는 노화의 흔적인 주름에도 뚜렷한 효과가 있습니다. 주름은 여러 내적, 외적인 노화 요인이 피부의 3차 구조를 변화(수분량의 저하, 각질층의 비후, 표피의 위축 등)시켜 탄력성이나 신축성이 저하되는 현상입니다. 이러한 주름은 피부 노화로 인한 변화 중 가장 쉽게 육안으로 확인이 가능하기에 많은 사람들이 신경을 씁니다. 특히 피부 표면에 갈라진 선으로 나타나는 팔자주름은 얼굴의 노화 현상을 종합적으로 반영하는 부위입니다. 아이러니하게도 팔자주름은 웃을 때 입 꼬리가 올라가면서 앞 광대의 근육이 수축하고, 지방층이 모이면서 발생하는데 이는 자연스러운 표정의 변화로 생기는 것으로 팔자주름이 있다는 것만으로 노화의 정도를 판단할 수는 없습니다. 오히려 웃을 때 그러한 변화조차 없으면 표정이 어색하기 때문에 필러 등을 이용해서 무조건 주름을 채우는 시술은 적합하지 않습니다. 이런 경우는 한방 성형 삼총사인 미소침이나 매선과 윤곽약침을 이용해 상대적으로 가볍고 자연스럽게 리프팅을 해주는 방향의 시술이 좋습니다.

한방 성형술은 전신全身적인 효과도 있습니다. 얼굴은 인체의 모든 양기가 모이

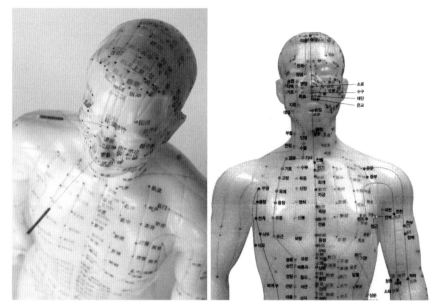

▲ 전신에 퍼져 있는 경혈(經穴)과 경맥(經脈)

는 곳, 즉 제양지회諸陽之會로 인체를 흐르는 12경락 중 수삼양경手三陽經과 족삼양
경足三陽經이 만나는 곳입니다. 그중에서도 특히 안면부에 많이 분포한 다기다혈
多氣多血한 성질의 족양명위경足陽明胃經과 관련성이 많습니다. 그래서 안면부의 경
근과 피부, 경혈을 자극하면 위기衛氣의 작용을 충분히 발동시켜서 체표 조직의
순환을 도우며, 수삼양경과 족삼양경을 따라 안면부의 불균형을 바로잡아주는
동시에 전신 기능의 부조화를 조절합니다.

한방 성형술의 장점은 즉효성과 지속성입니다. 시술 즉시 뚜렷한 효과가 있으며,
시술을 거듭 할수록 그 효과의 지속도는 증가하게 됩니다. 백보 양보하여 이러한
효과가 한방 성형술을 시술받는 동안만 유지된다 생각해봅시다. 그래도 노화에
있어서는 몇 달, 몇 년이라도 뒤쳐진, 남들과는 다른 출발선상에서 시작하게 되
는 것이라는 사실은 부정할 수 없습니다.

미소침이 효과 있는 전신적 질환

- 탈모
- 신경성 두통
- 경견완 증후군
- 턱관절 증후군
- 완고한 구안와사 및 구안와사 후유증
- 불면증 등을 포함한 자율신경계 문란증
- 갑상선 기능 이상
- 자동차 사고 후유증

Q. 한방 성형 삼총사 아토스: 미소침이란?

저에게 미소침 시술을 받은 남성잡지 GQ의 편집장은 미소침Miso facial rejuvenation acupuncture에 대해서 '초현재적 침술'이라며 극찬의 기사를 쓴 적이 있습니다. 실제 미소침은 우리나라보다 외국에서 더 유명합니다. 수년 전 세계적으로 많은 유명 연예인들이 애용하는 미용요법 즉, '미용침Cosmetic Acupuncture'이라는 기사 제목으로 'CNN' 'New York Times' 'Fox News' 등 주요 언론에 보도되어 역으로 한국에 알려지기도 했습니다.

미용 침술의 역사는 매우 오래 되었는데 약 1600년 전, 진 시대 전통 중국 의학 서적 《침구갑을경鍼灸甲乙經》에 미용 침구에 대한 문헌이 있습니다. 1600년 동안 미용 침술이 이어온 요인은 '안전성과 즉효성'입니다. 침술의 안전성은 이미 세계보건기구WHO에서 인정하였고, 시술 후 효과의 즉효성은 여러 임상케이스로

입증되고 있습니다. 현재의 미소침은
경락 이론과 해부학적 이해를 기반으로
침 자극을 통하여 근육 형태를 바로잡
아 주름을 비롯한 안면의 이상 상태를
바로잡습니다. 미소침은 얼굴의 주름을
유발하는 부분에 각각의 개별적인 접근
을 통하여 근육의 균형을 조절하며, 한

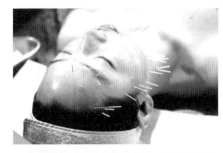

▲ 미소침 놓은 사진: 미소침은 은색 도금된 얇은 침을
이용해 얼굴의 43개의 표정근과 경혈을 풀어준다

의학적으로는 단순한 경혈 자극을 넘어 경근經筋, 경피經皮를 자극함으로써 그 주
위 위기衛氣를 조화롭게 하고 기혈 순환을 촉진시킵니다. 안면부 기혈 순환의 촉
진은 국소적인 혈류 증가와 함께 림프 순환, 피부 호흡을 촉진시키며 나아가 전신
적인 기혈 순환을 조절하여 전신 기능을 개선시킵니다. 이로 인해 주름 개선, 피
부 탄력 증가, 리프팅, 림프 순환 및 안색 개선 등의 효과를 얻을 수 있습니다.

Q. 한방 성형 삼총사 포르토스: 매선침의 효과는?

매선침은 한의학 이론인《황제내경黃帝內經》이론과《동의보감東醫寶鑑》의 정精, 기
氣, 신神과 형形의 관계론을 기본으로 하여, 상고시대上古時代에서 후한後漢, 송宋대
를 거쳐 근대까지 전해오는 역사적 뿌리를 두고 있는 침법입니다. 현대과학 문명
의 발달에 따라 최근에 다시금 부흥기를 맞이하고 있기도 합니다.

매선침이란 '혈위매장요법'이라고도 하며 특별히 고안된 기구를 사용하여 혈위
내에 약실을 매입한 후 그 약실을 이용하여 혈위를 지속적으로 자극하는 요법입
니다. 최근에는 약실의 재료로 주로 생체분해성 봉합사PDO를 이용하기도 합니
다. 얼굴 피부 내에 주입한 약실은 건축물의 철골 역할을 합니다. 약실을 주입하
는 방향에 따라 피부 라인을 이동하는 힘이 형성되는데, 이로 인해 리프팅 효과

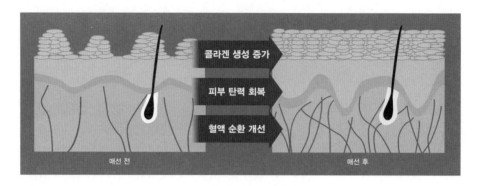

가 나타납니다. 또한 매선을 피부에 주입하면 약실이 콜라겐 생성을 촉진하면서 피부 재생을 강화합니다. 매선을 주입하면 초기에는 섬유모세포가 반응에 참여합니다. 매선의 약실이 자리를 잡으면서 이물감은 줄어들며, 그 주위로 콜라겐 섬유가 증식하여 캡슐을 형성합니다. 시간이 흘러 실이 녹아 흡수되면서 원래 실이 주입되었던 부위에 콜라겐 섬유가 대체되는 것입니다.

Q. 한방 성형 삼총사 아라미스: 윤곽약침의 효과는?

윤곽약침은 안면부의 불필요한 노폐물과 독소를 배출해주고 과잉된 지방을 분해해 기혈 순환을 개선하는 약침입니다.

윤곽약침의 주성분은 산삼, 사향, 우황 등의 약재입니다. 산삼은 혈액과 진액의 순환을 담당하는 기운을 향상시켜 몸의 기혈진액의 순환을 촉진시켜줍니다. 사향은 막혀 있는 기운을 열어주는 효능이 탁월하고, 우황은 열독을 풀어주고 습담을 제거하는 효능이 있습니다.

이 주요한 세 가지 약재 모두 얼굴의 지방세포 분화 억제 및 파괴에 효과가 있습니다. 윤곽약침의 또 다른 주요 성분인 자하거는 노화의 주범인 활성산소를 제거하여 건강하고 탄력 있는 피부를 유지하게 합니다. 또한 멜라닌 색소의 생성을 억제해서 기미, 검버섯을 감소시키는 동시에 높은 보습력으로 윤기를 더해줍니다. 윤곽약침은 볼 살이 두툼한 여성들이 젊은 나이임에도 불구하고 얼굴이 처졌을 때 리프팅과 함께 다른 한방 성형술을 병행하거나, 노화로 탄력이 떨어진 피부 상태를 개선하는 데 효과가 좋습니다.

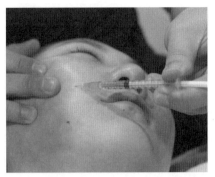

▲ 윤곽약침은 피하에 주입한다

비염

───────

한약, 경추교정

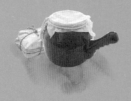

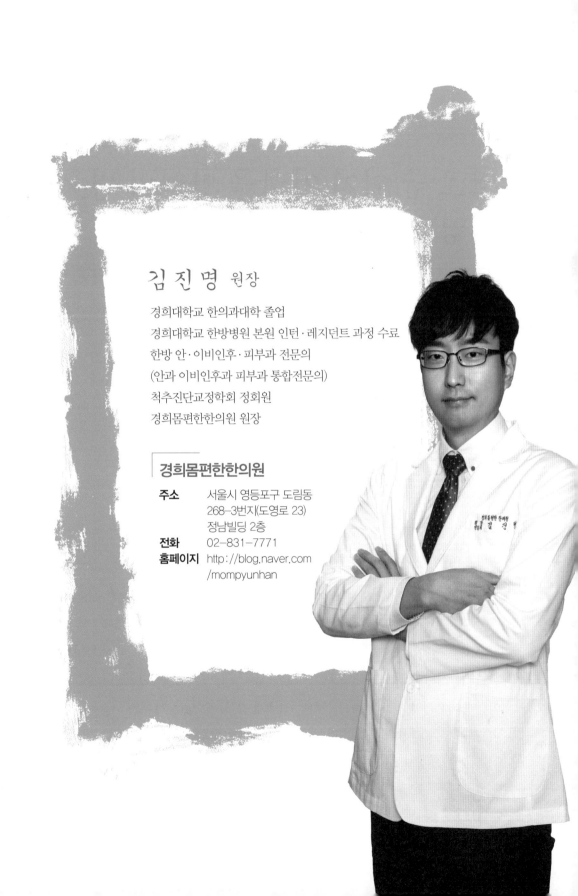

김 진 명 원장

경희대학교 한의과대학 졸업
경희대학교 한방병원 본원 인턴·레지던트 과정 수료
한방 안·이비인후·피부과 전문의
(안과 이비인후과 피부과 통합전문의)
척추진단교정학회 정회원
경희몸편한한의원 원장

경희몸편한한의원

주소	서울시 영등포구 도림동 268–3번지(도영로 23) 정남빌딩 2층
전화	02–831–7771
홈페이지	http://blog.naver.com /mompyunhan

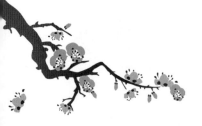

코로 숨 쉴 수 있는 자유를 되찾다! bye-bye 비염

코로 숨 쉬기 어려운 만인의 병,
비염 한방으로 해결하라

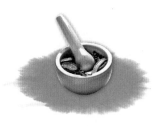

비염 환자의 괴로움은 겪어보지 않고선 쉽게 짐작할 수 없다. 비염 환자는 1년에
네 번이나 맞아야 하는 환절기, 거기에 황사, 꽃가루, 미세먼지 등 온갖 시련 속
에서 숨을 쉬기 위해 고군분투한다. 쉴 새 없이 흐르는 콧물을 닦고 건조함에 코
피를 쏟고 냄새를 잘 맡지 못하며 심지어 코로 숨을 쉴 수 없어 입으로 대신해야
하는 상황까지 치닫게 된다.

이렇게 기본적인 기능을 하지 못하는 코에게 숨 쉴 수 있는 자유를 되찾아주기
위해서는 어떻게 해야 할까. 비염과 그 해결책에 대해 알아보도록 하자.

비염에 대한 일문일답

Q. 코의 구조와 기능은 무엇인가?

코는 좌우 두개의 작은 콧구멍을 가지고 있으며 이 구멍을 통해 공기가 폐 깊숙이 들어갔다 나왔다 합니다. 폐는 지나치게 차갑지 않으면서 약간 촉촉한 공기를 좋아하고, 코는 이러한 공기를 폐로 공급해주는 역할을 합니다. 그렇다면 만약 외부의 공기 컨디션이 좋지 않다면 코는 어떻게 대처할까요? 건조한 날에는 코에서 나온 체액이 공기의 습도를 높여줍니다. 비점막의 섬모운동에 의해서 끈적이지 않은 콧물이 액체 형상으로 끊임없이 분비되어(하루 평균 1,000cc) 적당한 습도를 유지시켜줍니다. 추운 날에는 차가운 공기가 폐까지 도달하기 전에 코와 인후두에서 미리 공기를 따뜻하게 데워줍니다. 비점막의 풍부한 혈관망이 마치 자동차의 라디에이터에서 더운물이 순환하듯 비강의 차가운 공기를 데우는 것입니다. 그뿐 아니라 콧속으로 오염된 공기가 들어오면 코털이나 점액 물질 등을 통해 불순물을 걸러냅니다. 코는 이러한 주 기능 외에도 냄새를 맡거나 말할 때 소리를 부드럽고 또렷하게 만들어주는 공명 기능을 합니다.

Q. 부비동副鼻洞은 어디에 위치하며 어떤 역할을 하는가?

가끔씩 우리는 부비동염이라는 증상을 들어봅니다. 일반적으로 축농증으로 알려진 이 질환은 말 그대로 부비동에 염증이 생긴 증상입니다. 그렇다면 부비동은 어디에 위치해 있을까요? 부비동의 한문을 풀이해보면 코 비鼻자에 버금, 붙어 있다 부副자, 공간 동洞을 써서 코 옆에 붙어 있는 공간이라는 의미를 갖습니다. 부비동은 이름처럼 코 위, 옆, 속에 있는 뼈의 빈 공간으로 머리뼈의 무게를 덜어주면서 공기 순환 시 온도 조절을 담당합니다.

Q. 알레르기성 비염과 비알레르기성 비염의 종류와 특징은?

비염은 재채기, 콧물, 코 막힘 및 코의 가려움증 등을 특징으로 하는 비점막의 염증성 질환입니다. 한 번 발생하면 잘 낫지도 않고 잠깐 좋아졌다가도 반복해서 발생하는 특징이 있습니다. 비염은 크게 알레르기성 비염과 비알레르기성 비염으로 구분할 수 있습니다.

1. 알레르기성 비염

1) 계절성 알레르기성 비염

이름 그대로 계절적인 특징이 있습니다. 환절기 등 특정 시기에 비염 증상이 심해지고 원인 물질로는 나무, 풀, 화분 등이 있습니다.

2) 통년성 알레르기성 비염

계절성 알레르기와는 반대로 계절적인 특징이 없습니다. 원인 물질로는 먼지 진드기, 애완동물의 비듬, 곰팡이가 있습니다.

3) 직업성 알레르기성 비염

이름대로 업무상 많이 접하게 되는 물질에 의해서 발생합니다. 실험용 동물

rats, mice, guinea pigs, 곡물, 커피 콩, 나무 먼지 등의 알러지의 원인입니다.

2. 비알레르기성 비염

1) 급성 바이러스성 비염

비알레르기성 비염 중 가장 흔한 종류입니다. 코감기 바이러스rhinoviruses, 호흡기 세포융합 바이러스respiratory syncytial virus, 유행성 감기parainfluenza, 독감influenza, 아데노 바이러스adenoviruses 등이 원인이 됩니다.

2) 혈관 운동성 비염

기온 변화, 습도, 알코올 섭취, 냄새 등이 원인이 되어 발생하는 비염입니다.

3) 호르몬, 약인성 비염

임신, 피임약 사용, 갑상선 기능 저하증이나 약물이 원인이 되어 발생하는 비염입니다.

4) 호산구증다증을 포함한 비알레르기성 비염

원인은 불확실하나 피부 테스트나 방사알러젠흡수법RAST에 감지되는 특별한 알레르기성 원인이 없는 비염입니다.

5) 음식 기인성 비염

뜨겁고 매운 음식을 섭취하는 동안 콧물이 발생합니다. 특히 알코올은 혈관 확장제로 작용해 비강 폐쇄를 일으킬 수 있습니다.

6) 감정적 인자로 기인한 비염

감정적인 요소와 성적인 흥분 또한 코에 영향을 끼칠 수 있는데, 자율신경계의 자극으로 인한 것으로 볼 수 있습니다.

최근에는 알레르기성과 비알레르기성의 특징을 모두 포함하는 세 번째 범주를 만들려는 움직임이 있습니다. 성인 인구에서 순수한 알레르기성 환자는 43%, 알레르기성과 비알레르기성 혼합형 환자는 34%, 순수한 비알레르기성 환자의 비율은 23%로 나타났습니다.

Q. 비염의 한의학적 치료법은?

비염의 한의학적 치료는 여러 가지 방법이 있지만 몸의 전체적인 컨디션을 좋게 끌어올리면서 근본적인 치료를 한다는 공통점이 있습니다.

1. 척추 교정 치료

비염이나 부비동염을 오래 앓은 환자들 중 상당수가 목의 척추인 경추가 안 좋은 경향을 보입니다. 경추가 틀어지고 후두부 쪽의 근육이 단단하게 굳은 것입니다. 코와 뒷목은 전혀 상관없어 보이지만 경추가 틀어지면 경추에서 코로 가는 신경이 압박을 받아 코 쪽의 기능이 저하되면서 비염이 발생합니다. 임상적으로 경추 3~4번의 틀어짐이 많으며 해당 부위를 교정해주면 비염이 근본적으로 치료되는 경우가 많고 치료 후에 바른 자세를 유지하는 것만으로도 재발 없이 잘 유지되는 경우가 많습니다.

2. 침 치료

비염의 침 치료는 코 주변의 혈 자리를 직접 자극하는 치료법과 코와 관련된 장부를 치료하는 치료법이 있습니다. 코 주변의 혈 자리로는 '영향迎香' 혈이 대표적입니다. 코 볼 바로 옆에 위치한 이 혈 자리는 이름 그대로 코가 막혀 향기를 맡기 힘들 때 향기香를 맞이하게迎 해주는 자리입니다. 침 치료뿐 아니라 손으로 눌러줘도 효과가 있습니다. 또 콧속 하비갑개 밑 부분으로 직접 긴 침을 자침하는 내영향內迎香 자리 또한 효과가 탁월합니다. 콧대 끝 부위 양쪽 눈썹 사이 인당혈印堂穴도 효과가 좋은 혈 자리 중 하나입니다.

코는 폐와 직접 연결되어 있기 때문에 폐와 떼려야 뗄 수 없는 기관입니다. 따라서 전통적으로 폐와 관련한 경락에 침 치료를 많이 하고, 수태음폐경手太陰肺經의 혈 자리를 자주 선용하게 됩니다. 척택혈尺澤穴, 경거혈經渠穴, 태연혈太淵穴, 어제혈魚際穴, 소상혈少商穴을 다용하게 되며 폐의 기운을 도와주는 사암침법의 폐정격肺正格도 많이 사용합니다.

3. 한약 치료

비염에 있어서 가장 효과적인 치료가 바로 한약 치료입니다. 비염에 효과가 좋은 한약재가 워낙 많아서이기도 하고 코의 문제뿐 아니라 다른 장부의 컨디션도 같이 끌어올려 몸을 좋게 하기 때문에 비염의 근본적인 치료는 한약이라고 할 수 있습니다.

한약 치료를 할 때는 환자 체질이나 장부 상태 등 여러 가지를 종합적으로 고려하여 치료합니다. 그중 중요한 것은 환자의 비수肥瘦, 강약强弱, 한열寒熱 상태를 따지는 것입니다.

비수肥瘦는 살찐 정도입니다. 너무 살이 쪄도, 너무 말라도 건강하지 않은 것입니다. 한의학 역시 어느 한쪽으로 치우치지 않은 몸 상태를 건강한 상태로 보고 있으며 비염 치료 시에도 그 원리는 적용됩니다. 다이어트 프로그램을 시작한 환자가 비염 치료를 하지 않았는데도 비염이 좋아지는 경우를 자주 볼 수 있습니다. 이는 몸이 적정 체중을 회복하면서 코까지 같이 좋아지는 것입니다. 삐쩍 마른 아이에게 밥을 잘 먹게 해주는 보약을 지어주었더니 비염이 같이 좋아진 것도 같은 원리입니다. 인삼류는 대표적으로 입맛을 돋우고 살이 찌게 하는 한약재입니다. 뚱뚱한 사람이 홍삼을 자주 먹는 것이 꼭 좋은 일인지 생각해볼 필요가 있습니다. 황기는 몸의 수분대사를 원활하게 해주기 때문에 몸에 수분이 많은 뚱뚱한 사람에게 적합한 약재입니다.

강약强弱은 사람의 겉으로 드러나는 기운이 강한지 약한지 판단하는 것입니다. 어떤 사람은 누가 봐도 기운이 드세 보이고 눈도 못 마주칠 정도로 기운이 강하며 쉽게 지치지 않습니다. 어떤 사람은 누가 봐도 비리비리하고 기운이 없이 축 처져 있고 실제로도 자주 피로를 호소합니다. 강약에 따라서 약재 선별이 달라집니다. 기운이 부족한 사람에게 특효약으로 쓰이는 약재가 녹용입니다. 녹용은 사슴뿔의 어린 가지이며 안에는 피가 차 있습니다. 피를 머리끝까지 끌어올리는 것도 모자라서 단단한 구조인 뿔 안까지 끌고 모으는 힘을 보고 녹용을 사용하는 것입니다. 기운이 강한 사람에게는 대황이라는 약재를 사용합니다. 대황은 성질이 매우 차고 기운을 아래로 끌어내리기 때문에 많은 사람들이 설사 반응을 겪습니다.

한열寒熱은 몸의 차고 더운 정도의 개념입니다. 몸에 열이 별로 없는 사람은 여름인데도 춥다고 양말을 신고 긴팔, 긴바지를 입고 다닙니다. 얼굴도 창백하고 맥도 느립니다. 반면 열이 넘치는 사람은 한겨울에도 춥지 않아 반팔, 반바지를 입으면서 눈과 얼굴이 뻘겋고 맥도 빠릅니다. 이처럼 열이 많은 사람에게는 성질이 서늘한 생지황이라는 약재를 처방하고 반대로 열이 부족한 사람에게는 생강을 말린 건강이라는 약재를 처방하여 체온의 균형을 맞춥니다.

지금까지 많은 사람들이 알 만한 약재를 대표적인 예로 들었지만 실제로 한약을 처방할 때는 이보다 더욱 복잡한 작업을 거칩니다. 일반 사람들이 모르는 수백 가지 약재들 중에 처방을 고려하고 약재들 사이에 충돌은 없는지, 어떤 약재를 가장 많이 쓰고 어떤 약재를 가장 적게 써야하는지 등을 종합적으로 고려해 처방하게 됩니다.

사람의 체질에 맞는 약재 외에 전통적으로 비염 치료에 특화된 약재들이 있습니다. 대표적인 약재가 신이화입니다. 신이화는 목련나무의 꽃봉오리입니다. 신이화를 달여 먹어보면 약간 매운맛이 나면서 화한 느낌이 나기 때문에 코가 뻥 뚫리는 기분이 듭니다. 그 힘을 이용하여 비염 치료에 사용하는 것인데, 꽃봉오리를 쓰는 이유는 꽃봉오리가 터져서 꽃이 되기 전의 힘을 이용하려는 것입니다. 하지만 신기하게도 목련 꽃은 비염에 그렇게 큰 효과가 없습니다. 세신이라는 유명한 약재도 있습니다. 족도리풀의 뿌리로 성질이 따뜻하고 콧물을 말리는 힘이 있습니다. 당연히 차가운 한증寒證의 비염에 사용합니다.

4. 한방 외용제 치료

외용제 치료란 소화하기에는 부담스럽지만 비염에 좋은 약재들을 연고나 스프레이 형식으로 만들어 사용하는 치료입니다. 주로 사용하는 약재는 황금, 황련, 황백, 치자, 고삼, 감초, 박하, 용뇌 등입니다.

Q. 실제 비염 환자의 한방 치료 사례는?

코 안에는 여러 구조물이 있는데 비염에서 가
장 문제가 되는 구조는 콧속 중간과 아래에
위치한 덩어리 구조물이 중비갑개와 하비갑
개입니다.

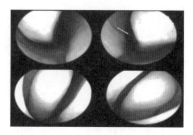

▲ 정상적인 양쪽 중비갑개와 하비갑개

콧속을 살펴보면 여러 덩어리들과 덩어리 사

이로 통로들이 나 있는 것을 볼 수 있습니다. 이 통로들 사이로 폐까지 공기가 통
하는 것입니다. 또 너무 많지도, 너무 적지도 않은 적당량의 분비액이 항상 콧속
을 촉촉이 적셔줍니다.

아래의 첫 번째 사진은 하비갑개가 부어서 숨길이 꽉 막혀 있는 사진입니다. 당
연히 코 막힘이 발생하고 염증과 함께 콧물이 생겼으며 염증 물질들이 코 뒤로
넘어가면서 가래, 후비루 등으로 나타납니다. 여기에 알레르기 증상이 동반되면

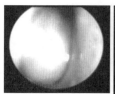
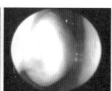
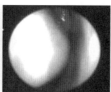
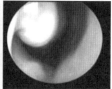

▲ 비염(하비갑개)　　▲ 비염(하비갑개)　　▲ 비염(하비갑개)　　▲ 비염(하비갑개)
　　치료 전　　　　　　치료 1개월 후　　　　치료 2개월 후　　　　치료 3개월 후

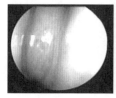
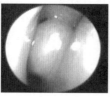
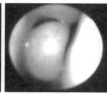
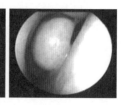

▲ 비염(중비갑개)　　▲ 비염(중비갑개)　　▲ 비염(중비갑개)　　▲ 비염(중비갑개)
　　치료 전　　　　　　치료 1개월 후　　　　치료 2개월 후　　　　치료 3개월 후

가려움증, 재채기 등도 발생합니다.

3개월 동안의 한약 치료, 한방 연고, 경추 교정, 침 치료 후 하비갑개 부종이 빠지고 정상적인 숨길을 찾았습니다. 동반했던 모든 코 증상도 당연히 사라졌습니다.

중비갑개는 근처에 부비동으로 가는 통로가 있어 비염 치료에 중요한 구조물입니다. 역시 중비갑개가 부으면 주변 콧속 통로를 꽉 막고 염증 물질들이 생기면서 콧물이 됩니다.

이 역시 4개월 동안의 한약 치료, 한방 연고, 경추 교정, 침 치료 후, 중비갑개 부종이 빠지고 정상적인 모양을 갖추면서 코 막힘, 콧물, 목 뒤로 넘어가는 가래 증상이 소실되었습니다.

외형편(外形篇) :: 피부·안이비인후 질환

아토피 피부염

———

한방피부요법

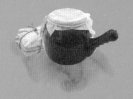

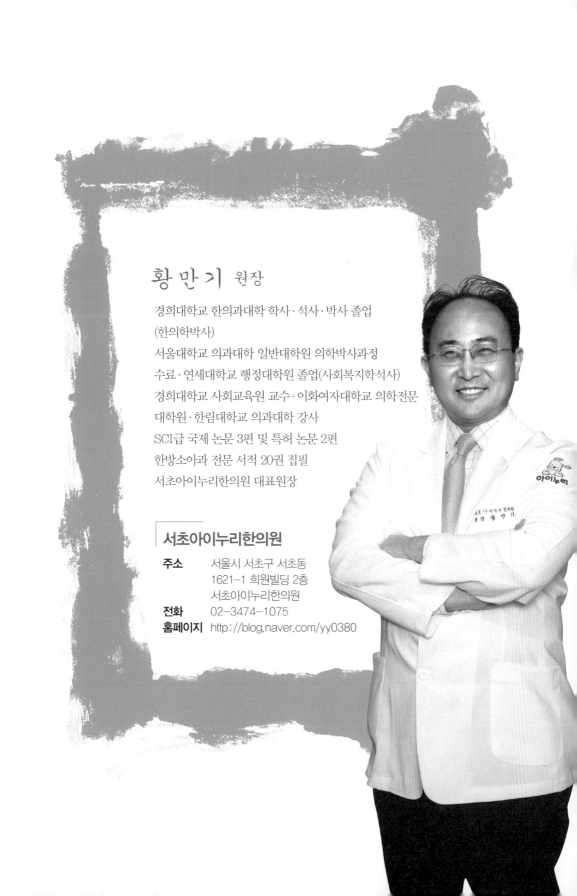

황 만 기 원장

경희대학교 한의과대학 학사·석사·박사 졸업
(한의학박사)
서울대학교 의과대학 일반대학원 의학박사과정
수료·연세대학교 행정대학원 졸업(사회복지학석사)
경희대학교 사회교육원 교수·이화여자대학교 의학전문
대학원·한림대학교 의과대학 강사
SCI급 국제 논문 3편 및 특허 논문 2편
한방소아과 전문 서적 20권 집필
서초아이누리한의원 대표원장

█ 서초아이누리한의원

주소	서울시 서초구 서초동 1621-1 희원빌딩 2층 서초아이누리한의원
전화	02-3474-1075
홈페이지	http://blog.naver.com/yy0380

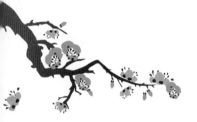

현대인의 피할 수 없는 피부 질환, 아토피 피부염

참을 수 없는 가려움의 무게, 아토피 피부염 한의학적 해결법

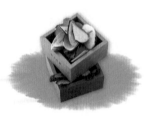

빠르게는 생후 2개월부터 아기의 피부에 울긋불긋 돋아나는 아토피 피부염. 아이 10명 중 1명이 아토피 피부염을 앓고 있으며 전체 환자가 100만 명에 이르는 흔한 질환이 되었다. 조금 호전된 것 같다가도 금세 나빠지기를 반복하며 완치의 희망을 무너뜨리는 지독한 피부 전쟁. 밤낮으로 가려움과 싸워야 하는 아이는 물론이고 긁는 손을 말리는 부모의 몸과 마음도 지쳐가기 마련이다. 난치성 질환이라는 인식으로 치료를 아예 포기하는 사람도 있지만, 복잡하게 얽혀 있는 아토피 피부염의 원인을 하나하나 풀다보면 그 해결책이 멀리 있지 않다는 것을 알 수 있게 될 것이다.

아토피 피부염에 대한 일문일답

Q. 아토피 피부염이란 무엇이며 발생 원인은?

아토피 피부염은 보통 영·유아기와 소아기 및 청소년기부터 나타나기 시작하고, 만성적으로 악화와 호전을 반복하면서 재발이 잘 되는 난치성 피부 질환입니다. 주요 증상으로는 심한 가려움증과 발적 및 진물, 각질, 부스럼, 딱지 등입니다. 유전적 요인과 환경적, 사회적, 심리적 요인 등이 함께 작용하여 면역 계통에 불안정성과 불균형을 일으켜 피부에 주로 문제가 나타납니다. 혈액 내에 '면역 글로불린 E$_{IgE, immunoglobulin E}$'의 증가와 함께 가족력이나 알레르기성 천식 및 알레르기성 비염 등이 잘 동반되거나 병의 발생 전후로 연이어 나타나는 경향$_{Allergic March, 알레르기 행진}$이 있는 질환으로도 잘 알려져 있습니다. 그런데 이상하게 생각될지 모르겠으나, 아토피 피부염에 대한 학계의 일치된 진단적 견해(특징적인 피부 소견 및 검사실 소견)는 아직까진 확고하게 확립되어 있지는 않다고 보는 것이 옳을 것입니다.

의사학적으로 보았을 때에는 1923년에 코카$_{Coca}$와 쿠크$_{Cooke}$라는 학자에 의해서 '아토피'라는 용어가 처음 사용되었고 1933년에 슐츠버그$_{Sulzberg}$ 등의 학자들이 처음으로 '아토피 피부염'이라는 용어를 제창하였다고 알려져 있습니다. 이들 초기 제창자들이 신체의 광범위한 해부학적 부위에 발생하는 '화폐상 습진'에 대해 위의 용어 사용을 주장하는 과정에서 현재의 질환명이 탄생하게 된 것입니다.

원래 '아토피Atopy'라는 어원은 희랍어인 토포스Topos, 장소, 공간라는 말에서 유래되었는데, 부정적 의미를 뜻하는 '아a-'가 '토포스Topos'라는 단어 앞에 붙어서 이상한strange 또는 부적절한out of place이라는 의미를 가지게 되었습니다.

후천적인 요인으로는 제철에 생산되는 자연 친화적인 음식을 잘 먹지 않고 맑은 대기 환경에서 충분한 운동을 하지 못하며, 인스턴트 음식이나 가공 식품, 유전자 변형 식품이나 식품 첨가제가 함유된 음식들을 많이 먹을 때, 생활 수준 향상에 따른 공장식 밀집 사육 및 항생제 과다 투약 방식으로 생산된 고기의 과다 섭취, 유제품 과다 공급, 학업으로 인한 스트레스와 불충분한 수면, 저조한 운동 시간 등을 모두 거론할 수 있습니다. 이러한 현대적 생활 환경 조건 자체가 인체의 면역 기능을 불안정하게 만들고 신체를 전반적으로 산성화시키며 혈액을 건조하고 순환을 불량하게 만들어서 아토피 피부염을 유발시킨다는 것입니다.

위에서도 잠시 언급했던 것처럼 아토피 피부염의 원인과 발병 메커니즘은 아직까지도 확고하게 정립되지 않은 상황입니다. 즉, 다양한 원인이 복합적으로 개입하는 질환으로 간주하고 있으며, 대표적인 원인으로는 유전적, 면역학적 불안정, 세균(특히 황색포도상구균)이나 바이러스 및 진균에 의한 감염, 환경적 오염, 음식에 의한 알레르기, 사회적 원인, 피부 장벽 기능의 이상, 심리적 원인, 혈관 이상, 위생가설 등이 있습니다.

Q. 연령에 따른 특징적인 임상 양상은?

1. 유아(생후 2개월~만 2세 미만)

유아 아토피는 주로 얼굴과 머리 그리고 사지의 신측부에 급성 양상의 병변이 발생하게 됩니다. 특히 음식물에 대한 알레르기가 매우 흔한 것이 특징입니다. 병증은 보통 얼굴 부위에 최초로 등장하게 되는데 인설(피부에서 떨어진 껍질)을 동반하거나 인설을 동반하지 않은 홍반성 반으로 나타나게 됩니다. 입가나 뺨 주위에 붉은 반점이나 구진이 발생하는 경우가 매우 흔하며 삼출액을 동반한 습윤성 반점도 자주 관찰됩니다. 보통 2~6개월 사이에 증상이 출현하며 만 대부분 2~3세 사이에 약 50%의 환자들에게서 증상이 차츰 없어지게 됩니다.

염증이 심하면 반에 가피가 생기거나 습윤성으로도 나타날 수도 있습니다. 가피는 보통 노란색이나 황금색으로 존재하는데, 이는 혈청과 각질이 섞여서 가피를 형성하기 때문입니다. 두피에서의 인설은 비듬 형태입니다. 아이들은 자제력이 별로 없기 때문에 낮 시간뿐 아니라 무의식중에도 계속 해당 부위를 긁을 수 있습니다. 따라서 병변은 흔히 벗겨져 있고 딱지가 생기는 경우도 많은데, 이러한 찰상은 2차 세균 감염으로 이어질 수 있어 세심한 주의가 필요합니다. 특히 페니실린 발견의 단서가 된 세균으로 유명한 그람양성의 통성혐기성 세균인 황색포도상구균Staphylococcus aureus에 의한 감염이 가장 흔하지만 β−용혈성 연쇄상구균 감염(주로 급성 편도선염을 일으키는 세균)도 발생할 수 있습니다.

2. 소아(만 2세~12세 미만)

이 시기의 아토피 피부염은 주로 무릎과 팔꿈치의 접히는 부위(오금, 전주와)를 중심으로 해서 손목이나 발목, 목, 엉덩이 또는 얼굴에 소양증이 나타나는데, 특히 밤중에 매우 심한 가려움증을 호소하여 잠을 잘 이루지 못합니다. 우유나 계란 등에 대한 알레르기 반응은 조금씩 사라지지만 그 이외의 음식물이나 옷감 등에 대한 알레르기 경향은 증가합니다. 환자의 일부에서는 손바닥과 발바닥이 두꺼워지거나 갈라지는 경우도 생깁니다. 또한 먼지나 꽃가루와 같은 환경에 의한 알레르기가 차츰 출현하기 시작합니다. 급성 병변은 홍반이 동반된 인설성 병변이나 가피성 또는 습윤성 병변으로 나타나며, 만성 병변은 사지의 피부가 두꺼워진 태선화 형태로 관찰되는 경우가 많습니다. 찰상도 흔하게 나타나며 2차 감염도 잘 발생됩니다. 또 귀 주위에 붉은 반점이나 균열이 동반되는 경우, 뺨 주위에서 쭉정이와 벼 모양의 인설을 수반하는 원형의 불완전 탈색소반 즉, 백색 비강진이 나타날 수도 있습니다. 붉은 반점 부위를 손가락으로 자극하면 1시간 이상 하얗게 변하는데, 이를 백색 피부 묘기증이라 부릅니다. 아토피성 건성 피부atopic dry skin라는 상태도 관찰할 수 있습니다.

3. 청소년(12~20세)

아토피 피부염은 소아기 동안 대부분 호전되는 경과를 보이지만 약 10~15% 환자에서는 병변이 성인기까지도 지속될 수 있습니다. 또한 소아기에 아토피 피부염이 존재했던 환자 중에서 수년 동안 거의 완전히 좋아졌던 피부 상태가 청소년기 이후 스트레스와 연관되어 재발되는 경우도 있습니다.

사춘기나 성인기가 되면 발진은 상반신에서 뚜렷해지는 경향을 보입니다. 안면부를 비롯해서 목 앞쪽 그리고 흉부 위쪽과 전주와 부위로 잘 침범합니다. 유두 습진이나 수부 습진도 잘 동반되는데, 다른 부위의 발진은 치유되어도 손의 습진은 매우 오랫동안 잔존하는 경우가 흔하기 때문에 유의해야 합니다. 성인형 아토피는 소아기 때처럼 무릎과 팔꿈치의 굴측부에서 태선화된 반이 잘 관찰됩니다. 특히 눈 주변의 병변도 흔하게 볼 수 있는 임상 양상입니다. 아주 심한 경우에는 홍반성 인설 및 태선화 병변이 전신적으로 나타날 수 있는데 이런 상태를 '홍피증'이라고 부릅니다.

4. 성인(20세 이후)

성인 아토피 피부염은 청소년기에 비해서 얼굴과 사지의 굴측부와 손이 가장 많이 침범되고, 얼굴과 사지의 굴측부 병변은 대부분 치료에 잘 반응하지 않고 오래 지속되는 경향을 보입니다. 일부 학자들은 비듬이 아토피 피부염을 진단하는데 있어 특이도는 낮지만 민감도는 높기 때문에 아토피 피부염의 증상 중 하나라고 제안하기도 했습니다.

Q. 아토피 피부염의 한의학적 정의는?

아토피 피부염에 대응하는 한의학 용어로는 태열胎熱 이외에 태독胎毒, 내선奶癬, 습선濕癬, 양독발반陽毒發斑, 사만풍四彎風, 풍선風癬 등이 있습니다.

《급유방及幼方》이라는 한방소아과 관련 전통 문헌에서는 "어머니가 매운 것을 많이 먹으면 태아에게 그대로 전해지며, 정욕이 동하면 안정되지 못하게 된다. 볶은 것과 구운 음식을 많이 먹거나 맵고 신 것을 좋아하며 기호와 욕망을 절제하지 못하고 기쁨과 노여움이 정도를 벗어날 정도로 지나치다면 태아가 반드시 그 해로운 영향을 받게 되니 주의가 필요하다. 아이들의 병은 절반 이상이 태독胎毒, 갓난아이가 뱃속에서 받은 독 기운으로 태어나자마자 부스럼이 생기는 병이며, 절반이 조금 못 되는 것이 내상유식內傷乳食, 유아기 식사가 부적절함에서 오는 장부의 손상이고, 십분의 일 정도가 외감풍한外感風寒, 찬바람과 찬 기운을 많이 받아서 생긴 각종 호흡기 병증이다"라고 설명합니다. 이는 어머니의 생활 섭생과 스트레스 관리 및 음식 조절의 중요성에 대해서 강조하는 것이며, 최근 아토피 피부염에 대한 많은 유전학적 연구에서도 아버지보다는 어머니가 아이에게 높은 비중과 확률로 아토피 피부염 질환을 전달한다는 사실이 입증되고 있습니다. 이는 아마도 모체와 태아 간의 면역 시스템 사이의 밀접한 연관성 및 상호 작용이 태아의 면역 체계의 발달과 외부 자극에 대한 반응에 크게 영향을 미치기 때문으로 추정하고 있습니다.

Q. 한의학에서 보는 아토피 피부염의 원인은?

혈조생풍血燥生風 즉, 한의학적 관점에서는 위에서 거론한 현대적 생활 환경 조건 그 자체가 인체에 화기火氣로 작용하기 때문에 그로 인해 혈血의 기운이 부족하고 건조해져서燥 가려움증風을 야기한다生고 해석할 수 있습니다. 따라서 아토피 피부염에 대한 한의학적 치료 처방들은 (개별적인 체질적 특성에 따라서 세부적 차이가 있을 수 있으나) 주로 화기火氣를 식혀주고 열독을 풀어주며淸熱解毒 진액과 혈액을 충분히 공급해주면서滋陰補血 가려움증을 개선하는 방향鎭痒으로 설계되는 경우가 많습니다.

이러한 전통적인 한의학적 치료 설계 방침은 1차 면역(자연 면역)이라고 할 수 있는 피부 및 점막 자체의 방어 기능을 (특히 만성기에) 근본적으로 강화시켜주면서滋陰補血, 2차 면역(특이 면역)이라고 할 수 있는 과도하게 활성화된 체액성 면역 반응(항체 반응)을 특히 급성기에 안정적으로 만들어주는淸熱解毒, 鎭痒 것입니다.

Q. 아토피 피부염의 구체적인 한의학적 변증과 치료 원리는?

1. 아토피 피부염은 겉과 속이 복잡하게 얽혀 있는 표리간병表裏間病입니다

일반인들이 언뜻 보았을 때 아토피 피부염은 당연히 표병表病, 피부병으로만 여겨질 수 있습니다. 또한 임상적으로 환자들을 많이 접하지 않은 일반 보건의료관련 종사자들도 아토피 피부염을 리병裏病, 면역계와 신경계 및 내분비계 등을 모두 포함한 오장육부가 매우 복잡하게 상호 관련되어 있는 내과적 질환으로 생각하기 십상입니다.

그러나 실제 아토피 피부염 환자들을 오랫동안 임상에서 접하면서 관련 문헌들을 실제 임상 케이스와 꾸준히 비교하고 고민해온 아토피 피부염 전문가들의 입장에서 보면, 아토피 피부염은 표병表病이기도 하고 리병裏病이기도 하지만 표병表病만도 아니고 리병裏病만도 아닙니다. 선천적, 유전적인 요인들과 함께 각종 후천적, 환경적인 요인들에 대해 민감한 피부와 체질을 가진 신체 내부에는 '면역학적 불안정'이 잘 유도되는데, 이런 '면역학적 불안정' 상태가 매우 복잡한 경로들을 거쳐서 비로소 겉表, 表에 증상적으로 드러나게 된 것이 아토피 피부염입니다.

일단 이렇게 피부(겉)에까지 증상이 나타났다면 당연히 전문가에게 합당한 치료와 재발 및 확산 방지를 위한 예방과 관리를 받아야 합니다. 초기 증세가 심하지 않다고 '시간이 지나면 저절로 좋아지겠지' 하는 안이한 생각으로, 생활 속에서 좋은 섭생 도입과 나쁜 습관의 교정 노력 없이 지낸다면 내부적으로는 다시 면역학적 교란이 증폭되어서 증세가 더욱 심해지고 범위가 확산되는 악순환에 빠지게 되는 것입니다.

이런 의미에서 아토피 피부염은 겉(피부)과 속(특히 면역계)이 함께 복잡하게 병리적으로 얽혀있는 표리상잡表裏相雜 된 '표리간병表裏間病'이라 할 수 있습니다. 정확하게 그 병의 위상을 이해하고 그에 따른 치료를 접근해야만 비로소 치유의 실마리를 잡을 수 있는 것입니다. 아토피 피부염의 한의학적 치료에 있어서는 겉과 속 같은 비중으로 중요하게 다루어져야 하는 것이지, 표병만 중요하다거나 리병만 중요하다고 이야기하는 것은 바람직하지 못한 편향적 태도라고 할 수 있겠습니다.

한의학에서는 수천 년 동안 눈에 보이는 당장의 효과는 덜하더라도 장기적이고 지속적인 건강상의 긍정적 변화를 이끌어내는 '체질 개선'에 중심을 둔 근본적 치료와, 환자가 불편하고 고통스러운 상황을 최대한 빨리 완화시켜주기 위한 증상 개선 치료에 대한 헤아릴 수 없이 많은 방법들과 다양한 이론을 강구해왔습니다. 따라서 이에 대한 종합적이고 균형 잡힌 활용이 필요합니다.

2. 소아 아토피 치료는 아이가 물을 많이 마시도록 당부하는 것에서부터 출발합니다

'음양학설'로 인체를 거시적으로 설명한 전통 한의학에서는 아이들을 '순양지체純陽之體'라고 표현하였는데 이는 '(어른들에 비해서) 소양지기少陽之氣가 과잉 활성화된 존재'라는 의미로 해석할 수 있습니다. 즉, 양의 기운에 비해 음의 기운이 매우 적어서(사실 거의 없을 정도로 적다는 것이 바로 '순양지체'의 의미입니다) 양의 기운이 적절하게 통제되지 못하고 외부적으로 불가피하게 발산된다는 사실을 함축적으로 표현한 것입니다.

예를 들면 아이들은 약간의 감염에서도 쉽게 열이 나고, 먹고 소화시키는 것에 비해 활동량이 엄청나게 많으며, 쉽게 화를 내고 흥분하고 또 적정한 온도에서도 자꾸 시원한 곳으로 이동하려고 합니다. 특히 잘 때 옷을 자꾸 벗으려 하고, 차가운 것을 즐겨 먹으며, 양의 기운이 많은 아빠보다는 음의 기운이 많은 엄마를 우선시하고, 새로 접하는 음식에 두드러기가 잘 일어나며, 새로운 환경에 대해 스트레스를 많이 받고 적응 시간도 오래 걸리고, 통증에도 민감한 반응을 보입니다. 아토피 피부염 진찰 과정에서 시진상 또는 촉진상으로 관찰했을 때 별로 심하게 가려울 것 같지 않은 마일드한 피부 소견에서도 매우 간지러워하고 괴로워하며 손톱으로 피가 나도록 긁는 경우가 많습니다.

아토피 피부염의 증상 유형과 원인적 상황은 너무 다양하기 때문에 이를 한마디 용어로 총괄하여 짧게 표현하는 것은 매우 무모한 욕심일 수 있겠으나, 저는 거칠게나마 '음허열陰虛熱'이라는 한의학적 용어를 동원하여 한의학적인 병리 기전을 간단히 설명해보려고 합니다.

아토피 피부염은 음의 기운이 부족하여 양의 기운을 적절하게 제어하지 못해 발생하는 참기 힘든 소양증(특히 야간)을 중심으로 한 일련의 발양적 반응이라고 봅니다. 즉, 여기에서 반복적으로 강조하고자 하는 것은 통제되지 못하는 양적 기운을 가라앉히는 것도 중요하지만, 보다 근본적인 방법인 음적 기운을 보강해주는 것도 재발 방지 및 증세 완화를 위해서 반드시 필요하다는 것입니다.

제가 임상에서 아토피 피부염 체질을 가진 아이들의 어머님들께 강조하는 것이 있습니다. 가정에서의 섭생 관리법으로 '미지근하거나 약간 시원한 정도의 맹물(정수기물, 생수, 수돗물, 미네랄워터 등)을 아이의 소변 색깔이 투명해질 정도로 충분히 많이(가급적이면 아이 체중 kg당 33cc 이상의 맹물을 최소한으로 해서) 마시도록 지도하라'는 것입니다. 충분한 수분 섭취는 당장에 들뜬 피부열을 가라앉게 해 가려움증을 감소시켜주며, 만성기에는 피부장벽 기능 이상 조절 및 보습력을 강화하여 근본적으로 1차 면역 기능을 튼튼하게 하는 중요한 면역학적 역할을 합니다. 물을 충분히 공급해주는 것은 '독소 배출, 즉 디톡스를 통한 신체 정화'라는 측면에 있어서도 매우 중요하기 때문에 '충분한 물 공급'은 '아토피 피부염 치료의 알파요 오메가'라고 단정적으로 표현할 수 있을 정도입니다.

Q. 아토피 피부염 임상 양상에 따른 자연 요법은?

아토피 피부염에 접근하는 데 있어서 한의학에서는 '팔강변증'이라는 기본적인 방법을 비롯하여 '체질변증' '장부변증' '육경변증' 등 여러 가지 방법을 동원해서 임상 양상에 맞게 체계적으로 자연 친화적 치료 수단을 강구해왔습니다.

1. 거친 피부를 부드럽게 만들어주기 위한 약초 목욕법(급, 만성기)

매일 저녁 1회 목욕하는 것은 일반적인 아토피 피부염 환자들에게 많이 권유하는 방법입니다. 여기에 한 가지를 더한다면 목욕물에 한약을 활용하는 것입니다. 이는 특히 한약 먹기를 어려워하는 만 12개월 미만의 신생아를 포함한 영유아들에게 있어 1차적으로 선택 가능한 방법입니다. 아토피 피부염 환자들의 피부는 대부분 거칠거칠하고 오톨도톨한 경향을 보이는데, 약초 목욕법은 기본적인 피부 윤택도를 증가시켜서 부드러운 피부 상태를 회복시키는 데 매우 효과적입니다.

전문가로부터 '고삼苦蔘'이나 '지유地楡' '지부자地膚子' '형개荊芥' '백선피白鮮皮' '황연黃連' 등과 같은 피부 질환에 좋은 약재를 탕약으로 처방받은 후 이를 목욕물에 풀어서 5~10분 정도 아이의 전신을 세척한 다음 맑은 물로 헹굽니다. 증세가 심하지 않은 경우에는 1~2개월만으로도 상당한 수준의 피부 개선을 이끌어낼 수 있습니다. 다만 예민한 피부를 가진 아이의 경우에는 시행 초기에 약초 목욕 후 약간 따가움을 호소할 수 있으니 약초 목욕을 할 때마다 아이의 피부 반응을 잘 살펴볼 필요가 있습니다.

2. 소화 기능 강화를 위한 방법(급, 만성기)

임상적으로 아토피 피부염 환자들을 치료하다 보면 소화 기능이 약화되어 있는 경우를 자주 볼 수 있습니다. 음식물 알레르기 반응 과거력이 있거나 조금만 신경 써도 잘 체하고 속이 더부룩하고 복통이 잘 나며 수시로 변비나 설사와 같은 이상 배변을 보이는 증세를 수반합니다.

최근 아토피 피부염의 여러 원인 가설 중 많은 학자들의 강력한 지지를 받으며 대두되고 있는 것이 '장누수 증후군'입니다. 피부 문제를 두고 왜 장, 즉 소화기 이야기를 꺼내나 싶겠지만, 여러 기전을 통해서 밀접한 상호 연관성을 가지고 있다는 증거들이 속속 등장하고 있습니다. 먼저 인체 면역계의 70% 정도가 소화관의 점막과 그 주위에 집중적으로 분포하고 있다는 생리학적 사실을 두고 봤을 때 아토피 피부염 치료의 핵심이라고 할 수 있는 면역 기능 조절과 안정화를 위해서도 불안정한 소화기 문제를 반드시 치료해주어야 한다는 것이 이 주장의 핵심입니다.

한의학에서는 사람의 소화 기능을 약화시키는 '비생리적 체액'과 '언제든지 아토피 피부염과 같은 병리적 반응을 유도할 수 있는 외계 물질의 오랜 자극과 지속적인 축적 현상'을 각각 '담음痰飮'과 '식적食積'으로 표현해왔습니다. 저의 경우, 아토피 피부염 치료에 있어서 장을 깨끗한 상태로 복원해주고 장 점막의 면역 기능을 회복시켜주며 아토피 피부염의 수반 증상으로서 잘 나타나는 각종 소화기 장애 양상을 한꺼번에 해결하기 위해 반드시 '담음'과 '식적'을 해소해주는 한약을 넣어서 사용하고 있습니다.

'담음'을 해소해주는 약재로는 일반적으로 '반하半夏' '백복령白茯笭' '백출白朮' '창출蒼朮' '진피陳皮' 등이 있습니다. 또한 '식적'을 해소해주는 약재로는 일반적으로 '사인砂仁' '산사山査' '신곡神曲' '맥아麥芽' '지실枳實' '후박厚朴' 등이 있습니다.

장누수 증후군이란?

'장누수 증후군'은 '새는 장 증후군'이라고도 부릅니다. 인체는 장 점막이 완벽하게 작동할 때만이 항원으로부터 완전히 자유로울 수 있습니다. 장 점막은 얼굴 피부처럼 외부 자극 즉, 음식물과 이물질에 끊임없이 노출되는 특성을 가지고 있습니다. 건강한 장 점막은 잘 소화된 지방과 단백질, 탄수화물만을 통과시키고 세균과 같은 이물질은 절대로 통과하지 못하도록 방어합니다. 그런데 만일 장 점막이 여러 가지 이유들(유해 음식을 많이 섭취하거나 진통소염제나 스테로이드 제재를 오래 먹거나 각종 정신적 스트레스로 인해서)로 손상된다면 유해 이물질이 몸 안으로 들어와서 장 주위뿐 아니라 장 점막에서 아주 멀리 떨어진 신체 곳곳에도 각종 질병을 일으키게 됩니다. 특히 만 3세 이하의 어린이들은 장 점막 상피세포가 충분히 발달하지 않은 미성숙 상태이기 때문에 더욱 '장누수 증후군'이 되기 쉬워서 쉽게 아토피 피부염 증세가 나타나는 경향이 있습니다. 이런 현상은 우유를 주 영양원으로 오랫동안 공급받은 우유 영양아인 경우에 더욱 심해집니다.

3. 과잉된 피부열을 식히고 간지러움 증세를 직접 완화시키는 방법(특히 급성기)

가려움증에 있어 가장 권유하고 싶은 방법은 '얼음 찜질'입니다. 아토피 피부염 부위가 가려워 계속 손이 가거나 육안으로 살펴볼 때 피부열로 인한 발적 증세가 심하게 드러나 있다면 비닐봉지나 얇은 수건에 얼음을 싼 다음 15~30초 정도 해당 부위에 대어 찬 기운을 부여합니다. 10~15분 정도 휴지기를 가진 다음 다시 15~30초 정도를 시행하고 다시 10~15분 정도 휴지기를 가지는 방식으로 반복합니다. 휴지기를 가지는 이유는 피부의 손상과 감기를 방지하기 위함입니다. 이런 '휴지기를 둔 간헐적 얼음 찜질' 방식을 적극적으로 활용하면서 다음과 같은 한약 처방을 함께 고려하는 것이 바람직합니다.

과잉된 피부열을 식혀주는 약재로는 일반적으로 '석고石膏' '지모知母' '황연黃連' '황금黃芩' '황백黃柏' '생지황生地黃' '연교連翹' '금은화金銀花' '시호柴胡' '지골피地骨

皮'‘치자梔子’ 등이 있습니다. 간지러움 증세를 완화시켜주는 약재로는 일반적으로 ‘형개荊芥’‘마황麻黃’‘방풍防風’‘박하薄荷’ 등이 있습니다.

전문가로부터 이런 약재를 활용한 내복약을 처방받아서 복용하고 역시 처방받은 외용제(한방연고)는 아토피 피부염 증세가 나타나는 피부 부위에 직접 도포해주는 게 좋습니다.

4. 피부 장벽 기능 회복과 보습 능력 강화를 위해 음의 기운을 보충해주는 방법 (급, 만성기. 특히 만성기)

피부 건조 증상이 뚜렷하고 인설이 떨어지며 피부가 갈라지는 경우에 있어서는 진액津液과 음혈陰血이 부족한 상황으로 해석하여 음의 기운을 충분히 보충해주는 한의학적 방법(이를 보통 ‘자음지제’라고 합니다)을 반드시 추가해주어야 합니다. 만일 피부가 이상 증식되거나 딱딱하게 굳거나 색소 침착이 전개되거나 치료 호전 반응이 예상보다 더디게 진행될 때에는 ‘미소 순환 장애’ 현상으로 해석하고 이를 개선해주는 한약을 가미해주어야 합니다.

음의 기운을 보충해주는 약재로는 일반적으로 ‘숙지황熟地黃’‘석곡石斛’‘옥죽玉竹’‘황정黃精’‘천화분天花粉’‘당귀當歸’‘하수오何首烏’‘작약芍藥’‘맥문동麥門冬’‘천문동天門冬’‘아교阿膠’ 등이 있습니다. 미소 순환을 개선해주는 약재로는 일반적으로 ‘천궁川芎’‘도인桃仁’‘홍화紅花’ 등이 있습니다.

5. 심리적 스트레스 인자가 아토피 피부염 치료 진행에 방해되는 경우, 스트레스를 풀어주는 방법(특히 학업 부담이 많은 청소년기의 아토피 피부염에 활용)

아토피 피부염을 가진 청소년기 학생들은 대부분 얼굴빛이 어두우며 낯가림이 심하고 매사에 의욕이 없고 우울한 경향이 있으며 가족들에게 짜증을 많이

내는 행동적 특성을 보입니다.

더욱이 우리나라 청소년들의 경우 한동안 치료가 아주 잘 진행된다고 할지라도 어느 날 과중한 학업 스트레스나 교우 관계에 따른 심리적 스트레스 등으로 인해 갑자기 피부가 확 뒤집어질 정도로 악화되는 경우가 드물지 않게 발생합니다. 이처럼 치료자와 환자 간에 어렵게 구축된 신뢰 관계가 한순간에 무너지는 일이 많아 전문가 입장에서는 청소년기 환자가 아토피 피부염 환자 대상군 중에서도 제일 까다로운 대상군에 속한다는 이야기를 많이 하는 편입니다. 가뜩이나 예민한 청소년기 아토피 피부염 환자들은 한번 피부가 악화되면 의료진을 쉽게 불신하고 좌절하는 경향이 있어 아예 모든 피부 관련 치료를 거부하는 경우가 생기기 때문에 주의 깊은 접근이 필요합니다.

스트레스를 풀어주고 울체된 기운과 딱딱하게 굳은 근육 및 우울한 기분을 풀어주는 약재로는 일반적으로 '향부자香附子' '청피靑皮' '소엽蘇葉' '지각枳殼' '오약烏藥' '백복신白茯神' '모과木瓜' 등이 있습니다.

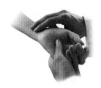

내 가　지 금　한 의 원 에　가 야　하 는　이 유

외형편(外形篇) :: 피부·안이비인후 질환

여드름

청혈침, 면역약침

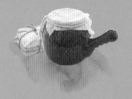

이 지 은 원장

경희대학교 한의과대학 졸업
경희대학교 처방제형학 박사 수료
前 경희대학교 한의학과 처방제형학교실 연구원
대한한의피부성형학회 회원
대한한방비만학회 회원
대한한의통증제형학회 회원

가로세로한의원 수원점

주소 경기도 수원시 영통구
청명남로 21(영통동, 998-6,
아셈프라자 3층 301호)
전화 031-202-0557
홈페이지 www.garosero.net

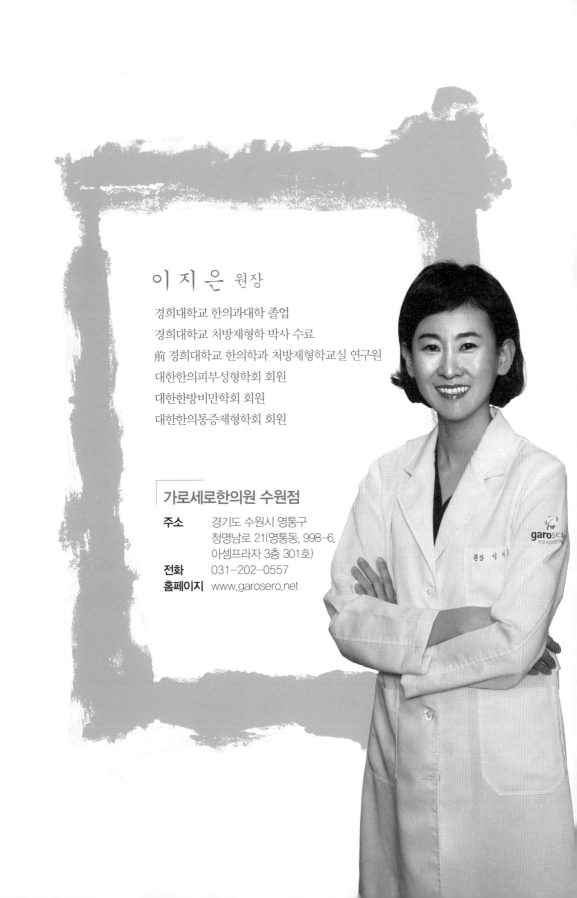

여드름 치료의 핵심은 '재발방지', 한의학 치료로 뿌리 뽑다

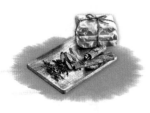

보통 팔다리나 몸통에 염증이 생기면 '큰일 났다!' 생각하고 서둘러 치료를 시작하지만 얼굴에 있는 여드름과 같은 염증 질환은 그냥 두면 낫는 것, 청춘의 꽃 정도로 생각하고 방치하는 경우가 많다. 또 치료의 개념을 미용 기능으로 여기는 경향도 크다. 하지만 반복해서 재발하는 만성적인 여드름은 몸 내부에 문제가 생겨 나타나는 경우가 흔하고, 심각한 여드름은 외모에 지장을 미치기 때문에 대인기피증과 우울증으로 발전하기도 한다. 지긋지긋한 여드름 재발! 질병의 근원부터 출발하는 한의학적 치료로 매끈한 도자기 피부를 누려보자.

여드름에 대한 일문일답

Q. 여드름이란?

여드름이란 피지선에 나타나는 일종의 염증성 질환입니다. 모낭 속에 고여서 딱딱해진 피지(면포성 여드름 단계)가 오래 되어 염증의 정도에 따라 구진, 낭종, 결절이 형성되게 되는 것입니다. 주로 피지선이 많이 모여 있는 얼굴, 두피, 목, 가슴, 등, 팔, 어깨 부위에 나타나며 복부에 나타나는 경우도 있습니다.

Q. 여드름의 증상별 분류는?

여드름 증상은 크게 4가지로 나누어 볼 수 있습니다. 이 중에 한 가지 형태로 나타나기도 하지만 보통의 경우 여러 가지 형태의 여드름이 혼합되어 나타납니다.

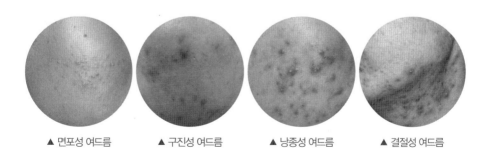

▲ 면포성 여드름   ▲ 구진성 여드름   ▲ 낭종성 여드름   ▲ 결절성 여드름

1. 면포성 여드름

아직 염증으로 발전하기 전의 여드름입니다. 흔히들 좁쌀 여드름이라고 부릅니다.

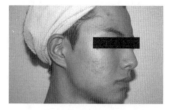

▲ 면포성 여드름

2. 구진성 여드름

염증성 여드름입니다. 붉고 부풀어 있고 만지면 아픕니다. 아직 고름은 생기기 전의 상태입니다.

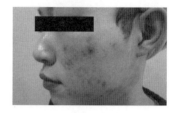

▲ 구진성 여드름

3. 낭종성 여드름

염증이 심해져서 고름이 생긴 상태의 여드름입니다. 흉터를 남기게 되는 여드름입니다.

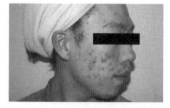

▲ 낭종성 여드름

4. 결절성 여드름

피지 덩어리가 깊고 딱딱하게 뭉쳐서 피부 밖으로도 돌출되어 있는 여드름입니다. 염증이 더 심한 형태로 통증이 심해서 욱신거리거나 가려움을 호소하는 경우가 많습니다. 낭종성 여드름처럼 흉터를 남깁니다.

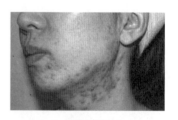

▲ 결절성 여드름

여드름은 주로 사춘기에 생기기 시작해서 30대 이후에 점차 감소하는 경향을 띠지만 만성적으로 악화되거나 재발하는 경우도 많습니다. 특히 최근에는 사춘기에 없던 여드름이 성인이 되어 나타나는 경우가 많아졌습니다. 사춘기 여드름과는 출연 부위와 형태도 다릅니다. 이런 성인형 여드름은 남자보다 여자에게서 더 많이 보입니다. 여드름은 형태로 나누기도 하지만, 부위별로 나눌 수도 있습니다. 턱 위주, 양 볼 위주, 목 위주 등 부위에 따라 진단이 달라집니다. 이마보다 양 볼, 턱, 목의 순서로 좀 더 진행된 성인 여드름은 쉽게 낫지 않고 재발이 만성화되는 경향이 있습니다.

Q. 서양의학적, 한의학적으로 본 여드름 발생 원인은?

피부 질환은 직접 다쳐서 생기는 상처, 알려지 물질에 의해 피부가 손상을 입는 경우가 있으며 여드름은 외부의 상처로 인해 생기지 않는 피부 질환 중 하나입니다. 사춘기에 피지선이 폭발적으로 발달하면서 나타나기도 하지만 성인 여드름은 피지의 과다 분비 외에도 여러 가지 원인이 있습니다. 보통은 열의 발생과 피부 호흡이 원활하지 않은 경우에 생기고 만성적으로 재발합니다.

여드름은 피부에 나타나는 증상이지만 근본적인 원인은 내부 장기의 부조화 체질의 문제, 열 균형이 깨지는 등 몸 전체의 문제에 기인하는 경우가 많습니다. 피부는 인체를 보호하고 둘러싸는 일종의 장부입니다. 동의보감에서도 '피문皮門'이라고 하여 피부를 따로 다룰 정도입니다.

피부의 질환은 서양의학이나 동양의학에서 비슷하게 분류합니다. 눈에 보이는 증상으로 분류하기 때문입니다. 하지만 치료 방법이나 진단 방법에는 차이가 있습니다. 특히 얼굴 위주로 드러나는 여드름의 경우 여드름의 형태와 부위에 따라서 관련되어 있는 장부의 문제가 다릅니다. 만성적인 소화기 질환이나 대변의 이상은 양 볼이나 턱 라인으로 나타나거나 자잘한 좁쌀 여드름으로 나타나기도 합니다. 또 여성들의 턱 부위 여드름은 자궁 질환과 관련되어 나타나거나 자궁의 기혈 순환 문제와 밀접한 경우가 많습니다. 월경 직전에 여드름이 많이 생겼다가 월경이 시작되면서 서서히 가라앉는 패턴을 반복하고 주로 턱 부위로 집중해서 나타납니다. 이런 여드름에는 소화기 이상을 치료하고 대변을 원활하게 해주거나, 자궁의 순환을 돕는 한약 복용을 처방하면 만성적인 재발을 예방합니다.

Q. 여드름의 치료법은?

여드름을 치료할 때 보통은 여드름 없애기에만 집중하게 됩니다. 각질 없애기, 염증 없애기에만 집중한 결과 모공이 확 넓어지거나 흉터가 생기거나 피부 자체가 예민해지고 얇아집니다. 또 얼굴이 울긋불긋해지거나 얼굴색이 탁해지고 피부의 정상적인 회복 기능이 오히려 떨어집니다. 그래서 여드름 염증 압출 이후, 깨끗한 피부로의 복원도 오래 걸립니다. 이러한 피부 문제들은 깨끗한 피부로 회복되는 걸 방해하고, 해결해야 할 더 큰 과제를 남깁니다.

1. 좁쌀 여드름

좁쌀 여드름을 가진 대부분의 환자들은 피부의 건조함을 호소합니다. 피지 분비 과다로 인한 여드름이 아닌 피부 순환의 문제로 인해 피지가 모공 안에 쌓여 나타나는 여드름이기 때문입니다. 좁쌀 여드름을 가진 환자들은 소화기의 문제를 가진 경우가 많고, 추위를 많이 타거나, 손발이 차고, 마른 경우가 많습니다. 피부의 모공을 한의학에서는 '주리'라고 합니다. 모공을 통해 피지 분비가 원활이 이루어지지 못하고 막혀서 좁쌀 여드름이 나타나게 되는 것입니다. 붉은 염증이 나타나는 여드름과는 달리 반신욕이나 족욕, 가벼운 운동으로 땀을 살짝 흘려주면 주리가 열리면서 피지의 원활한 분비를 도와 여드름이 줄어듭니다. 하지만 근본적인 몸의 문제는 한약 복용을 통해 해결하는 것이 좋습니다. 좁쌀 여드름의 이유를 단지 모공이 막힌 피부의 과각화로 보고 과도한 필링이나 스크럽을 하게 되면 피부가 점점 예민해지고 붉어지기 때문에 유의해야 합니다.

2. 염증성 여드름

가장 흔한 사춘기형 여드름으로, 울긋불긋한 염증 위주에 열을 동반합니다. 여기서 말하는 열熱이란 체온계상으로 나타나는 열은 아닙니다. 스스로 얼굴이 뜨겁거나 화끈거리는 것을 느끼는 것을 말하며 보기에도 피부가 붉고, 손으로 만져봐도 뜨겁게 느껴집니다. 사춘기의 성장이라는 특별한 상황이 만드는 피지선의 발달 때문이기도 하지만 과도한 스트레스, 수면 부족, 기름진 음식 등으로 인해 인체의 상하 열 균형이 깨지는 것이 더 문제입니다. 가슴 위로의 과도한 열 때문에 염증 반응은 더욱 강해집니다. 피지 분비도 많아서 얼굴은 전반적으로 불그스름하고 번들거립니다. 하지만 염증성 여드름은 비교적 치료가 잘 되는 여드름입니다. 깨진 열 균형을 맞추어 얼굴의 열을 내려주고 염증을 막는 한약을 복용하면서 치료하면 쉽게 낫습니다. 다만 손으로 염증을 짜거나 건드리면 큰 흉터를 남길 수 있습니다.

3. 성인 여드름

성인 여드름 중 특이하게 얼굴의 가장자리와 목덜미에만 여드름이 나는 경우가 있습니다. 이때 보통 여드름이 딱딱하고, 깊이 자리 잡고, 색도 밝은 붉은색보다 약간 어둡습니다. 귓불이나 귀 뒤편, 목 뒤까지도 나타나며 열감은 없지만 만성피로와 하체의 순환 부족으로 잘 붓거나 손발이 저린 증상도 동반하는 경우가 많습니다. 여성의 경우 월경통이 심하거나 자궁의 문제를 동반하기도 합니다. 사춘기부터 오랫동안 여드름을 앓으면서 얼굴의 여드름은 없어졌으나 목이나 턱에만 남은 경우도 있고, 전혀 여드름이 안 나다가 목이나 턱 선으로만 여드름이 나는 경우가 있습니다. 적절한 운동을 병행하면 호전이 빠르고, 다른 여드름에 비해 오장육부의 문제가 깊어서 장기간 치료해야 합니다.

Q. 여드름 치료 시 주의사항과 한방 여드름 치료의 장점은?

피지 억제제나 항생제, 소염제 혹은 스테로이드 주사제로도 치료가 잘 되는 여드름은 보통 사춘기가 발생한 지 얼마 되지 않은 여드름일 경우가 많습니다. 그러나 사춘기 여드름이더라도 염증이 심하고 얼굴이 뜨겁거나 6개월 이상 반복되는 여드름은 한의학적인 치료가 좋습니다. 보통 성인 여드름은 이런 치료로는 호전되지 않고 반복, 재발하면서 피부 자체의 회복 능력을 떨어뜨립니다. 여드름이 만성화되어 피부 자체가 두꺼워지면, 반복적인 스케일링이나 피부 자극으로 예민해져 피부 노화를 촉진하게 됩니다.

목 위주의 깊고 딱딱한 여드름, 얼굴이 붉고 열이 나는 화농성 여드름, 지속되는 좁쌀 여드름 등은 반드시 한의원에서 치료받아야 하는 여드름입니다. 열 균형이 깨져 얼굴이 뜨거워서 생기는 열성 여드름과 성인성 여드름은 몸의 내부 장기와 관련된 음증성 여드름, 민감하고 재생력이 떨어진 피부, 노화된 피부의 여드름 등의 유형이라고 볼 수 있습니다.

일반적인 여드름 치료는 여드름이 새로 생기는 것을 예방하기보다 이미 생긴 여드름의 염증을 없애고 각질을 깎아 내거나 피지를 말리는 치료에만 집중하는 경향이 있습니다. 각질도 피지도 모두 정상적인 피부의 구성 요소입니다. 피부의 정상 기능을 못하면서 각질도 과도해지고 피지 분비가 원활하지 않은 것이 문제일 뿐입니다. 염증에는 항생제를 쓰고 피지가 많은 경우에는 피지 억제제를 사용합니다. 항생제는 일시적인 치료 효과를 보일 수 있지만 장시간 사용하면 피부 면역력을 떨어뜨립니다. 면역력이 떨어진 피부는 반복되는 치료를 버티기 힘들기 때문에 호전이 안 되거나 치료를 하면서 오히려 여드름이 더 심해지기도 합니다. 피지 억제제는 얼굴뿐만 아니라 몸 전체 피부의 피지는 물론이고 수분까지 말려버리기 때문에 일시적인 여드름의 억제 상태일 뿐이라고 볼 수 있습니다.

이런 여드름 문제가 생기는 원인을 판단해서 피부의 유수분 밸런스, 피부 자체의 회복 능력 등을 되찾아 건강한 피부로 되돌리는 것이 치료의 목표가 되어야 하는 것이지요. 그래서 오장육부의 상태, 몸 전체의 한열의 균형, 순환의 문제 등을 해결하고 피부의 본래 기능을 되찾아 스스로 유수분 균형을 맞추고 작은 염증 정도는 스스로 해결하는 건강한 피부로의 회복이 한의원 여드름 치료의 목표가 됩니다.

재발되는 여드름은 피부의 문제만이 아니고, 안면과 상체 부위의 과도한 열감, 장부 기혈 순환의 문제로 인한 노폐물 축적, 피부의 반복되는 손상으로 인한 피부의 재생 능력 저하 때문이라고 요약할 수 있습니다. 따라서 치료는 세 가지 문제를 해결하는 데 초점이 맞춰집니다. 단순히 여드름만 있는 경우가 아닌 지루성 피부염, 알러지, 아토피 등 질환을 동반한 여드름이나 난치성 여드름의 경우 치료 기간을 조금 더 길게 잡고 진행합니다.

첫째, 한약 치료를 합니다. 몸 내부의 순환 문제, 소화기, 변비, 월경 문제 및 과도한 신체 열감이나 상열하한의 열 균형 분리 문제를 해결해야 반복되는 여드름을 막을 수 있고 재발을 막을 수 있습니다.

둘째, 피부의 재생 능력 회복을 위한 치료를 합니다. 피부의 재생 능력을 높이기 위해 한의원에서 하는 치료들로는 미세약 초침, 청혈침, 압출, 약침 치료나 상열하한을 치료하기 위한 침 치료나 뜸 치료를 합니다. 피부만을 위한 일시적 치료가 아닌 전체적인 건강을 고려한 치료입니다.

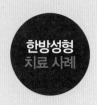

화농성 여드름이 심한 22세 여성 환자

사춘기 여드름으로 시작해서 여드름이 지속적으로 반복·재발하는 화농성 여드름 환자입니다. 몸의 열 균형이 깨져서 얼굴은 매우 뜨겁고 손발은 찬 경우로 스트레스도 심한 상태였습니다. 위로 뜨는 열은 내리고, 복부와 손발은 따뜻하게 하는 한약을 복용했고 청혈침 시술로 직접 염증을 줄이고 피부 재생력을 높였습니다. 그리고 약침 치료로 피부 회복을 도왔습니다.

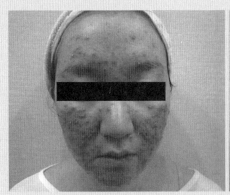 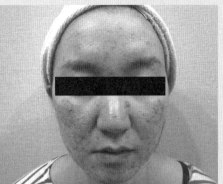

▲ 치료 전   ▲ 치료 후

목덜미와 안면 가장자리의 깊은 여드름

결혼식을 두 달 정도 앞둔 새 신부였습니다. 손발이 차고 자궁의 어혈로 인한 순환 부전과 전체적인 기혈 허약으로 인한 오장육부의 문제가 심했습니다. 반복되는 목덜미의 깊고 딱딱한 여드름으로 내원했고, 집중적인 약물 치료와 청혈침, 약침 치료로 호전되었습니다.

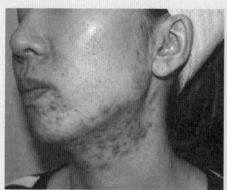 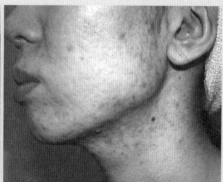

▲ 치료 전   ▲ 치료 후

원형탈모

—————

면역약침, 뜸요법

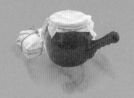

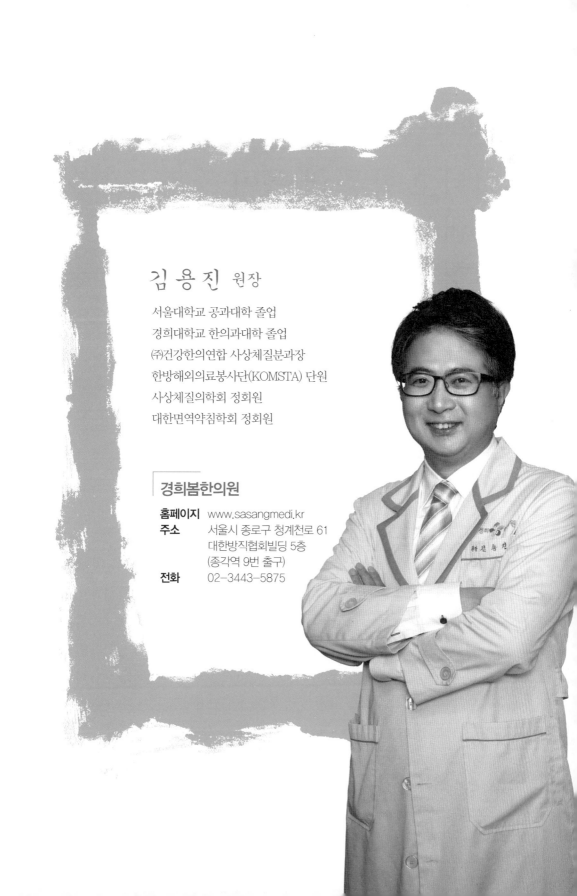

김용진 원장

서울대학교 공과대학 졸업
경희대학교 한의과대학 졸업
㈜건강한의연합 사상체질분과장
한방해외의료봉사단(KOMSTA) 단원
사상체질의학회 정회원
대한면역약침학회 정회원

경희봄한의원

홈페이지 www.sasangmedi.kr
주소 서울시 종로구 청계천로 61
대한방직협회빌딩 5층
(종각역 9번 출구)
전화 02-3443-5875

현대인의 탈모, 원형탈모를 극복하다

지치고 힘든 내 몸이 보내는 신호, 원형탈모 한방으로 다스리기

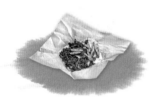

몇 년 전까지만 해도 탈모는 중년 남성의 전유물로 여겨졌지만 최근에는 탈모 환자의 절반이 여성으로 나타나고 있다. 특히 현대인의 스트레스가 격해지면서 성별과 나이를 불문하고 두피 이곳저곳에 일명 '땜빵'처럼 모발이 빠지는 원형탈모 환자가 급증하고 있다. 원형탈모는 적절한 치료 방법과 시기에 따라 완치의 결과를 낳을 수도, 반대로 두피의 모발 전체가 빠지거나 눈썹 등 체모까지 모두 빠지는 비극의 결과를 낳을 수도 있다. 지치고 힘든 내 몸이 보내는 신호, 원형탈모! 한의학적 방법을 통해 자신의 몸과 정신, 감정 등 내면을 깊이 들여다보면 그 근원과 해결 방법을 찾을 수 있다.

원형탈모에 대한 일문일답

Q. 원형탈모(alopecia areata)란?

원형탈모는 원형 또는 난원형의 선명한 탈모반이 생기는 비반흔성non-scarring, 염증성inflammatory 질환으로 나이, 성별, 인종의 구별 없이 발병하는 자가면역질환의 일종입니다. 여기서 비반흔성이라는 것은 상처 등에 의해 생긴 것이 아니라는 뜻이고, 염증성 질환이라고 하는 이유는 면역 체계가 모낭을 공격하는 과정에 모낭에 염증이 유발되기 때문에 일컫는 표현입니다.

Q. 자가면역질환(auto-immunity disease)이란?

위 설명 중에 가장 중요한 것이 '자가면역질환'이라는 표현입니다. 이것이 원형탈모가 일반 남성형 탈모나 여성형 탈모 또는 휴지기 탈모 등과 구분되는 가장 큰 이유입니다.

면역이란 우리의 인체에 외부의 나쁜 기운邪氣이나 병마가 들어왔을 때, 인체를 보호하기 위해 공격하는 기전입니다. '자가면역'이라는 병명을 보면 '면역'이란 말 앞에 '자가'라는 접두어가 붙어 있음을 알 수 있습니다. 즉, 자가면역질환이란 인체 면역 체계의 시스템이 붕괴되면서 그 혼란으로 자기 몸의 일부를 적으로 알고 공격하는 것을 말합니다. 이러한 자가면역질환에 속하는 대표적인 질환으로 류마티스성 관절염, 베체트씨 병, 궤양성 대장염, 루프스, 강직성 척추염 등이 있습니다. 이 질환들은 관절조직, 점막조직, 척추조직 등 면역 체계의 공격 대상에 따라 여러 가지 증상들로 나타나고 있습니다. 자가면역질환은 면역 억제제나 스테로이드 진통소염제 등에 의존해 치료하고 관리하는 것만으로는 완치가 쉽지 않습니다. 원형탈모는 면역 체계의 공격 대상이 생성기 모낭이며, 이 과정에서 생성기 모낭에 국소적으로 염증이 유발되면서 모발의 변성이 일어나고 모발이 탈락하는 질환입니다.

Q. 원형탈모의 위험성은?

원형탈모는 동전 모양의 탈모반이 생기는 경미한 증상부터 눈썹 등 체모까지 다 빠지는 전신탈모에 이르기까지 다양한 양상을 보입니다. 탈모는 비록 암이나 다른 자가면역질환처럼 생명을 위협하거나 육체적인 고통을 주는 질환은 아니지만, 외모의 변화가 수반되기 때문에 정신적인 고통이 그에 못지않습니다. 자신감을 잃게 하는 외모는 대인관계에서의 위축은 물론 환자의 자존감에 상처를 주어 심리적, 사회적으로 심각한 고통을 안겨줍니다. 심각한 경우에는 불면증, 우울증을 포함한 제반 정신과적인 문제까지 야기하기도 합니다. 이러한 스트레스와 정신과적 문제는 역으로 원형탈모의 재발과 악화의 악순환을 낳게 됩니다.

Q. 원형탈모의 주 원인이 스트레스다?

흔히 스트레스는 만병의 원인이라고 합니다. 원형탈모를 야기하고 예후를 악화시키는 원인에 대해서는 여러 가지 설이 있지만, 원형탈모를 연구하는 의학자들이 동의하는 가장 중요한 설은 장기간에 걸친 과도한 스트레스입니다. 물론 의학자 중에는 스트레스가 주요한 측면이 아니라고 주장하는 사람도 있습니다. 그 이유는 원형탈모 환자들을 겪다 보면 보호자나 환자 자신이 "저는 스트레스 별로 안 받아요" 또는 "이 정도 스트레스는 누구나 받는 것 아닌가요?"라는 말을 많이 하기 때문입니다. 물론 비슷한 환경과 스트레스 조건에 처해 있다고 해서 누구나 원형탈모가 오는 것은 아닙니다. 또한 스트레스의 양을 정량화할 수도 없습니다. 하지만 중요한 것은 스트레스의 양이나 개인이 심정적으로 느끼는 주관적인 스트레스의 정도보다 스트레스에 대한 개인의 감수성과 신체 상황을 포함한 주체적인 요건입니다. 예를 들어 본인은 스트레스를 전혀 받지 않는다고 느끼더라도 객관적인 스트레스 상황이 장기간에 걸쳐 몸에 쌓여 있다가 본인의 심정적인 자각과는 상관없이 신체화 반응의 형태로 드러날 수도 있습니다. 남들과 비슷한 정도의 스트레스라 할지라도 개인의 감수성이나 신체 상황에 따라 예민하게 받아들여질 수 있습니다.

Q. 원형탈모의 여러 가지 유발요인(initiating facter)은?

원형탈모를 유발하고 탈모를 가속화시키는 요인들에 대해 명확히 규명되어 있지는 않으나, 원형탈모 치료에 종사하는 의료진들의 경험이나 연구에 의해 공통적으로 밝혀진 몇 가지 유발 요인이 있습니다.

1. 장기간에 걸친 만성적 스트레스(Psychologic long term chronic stress)

앞에서 설명했듯이 스트레스는 원형탈모 치료의 핵심 관건이며 탈모 자체가 또 다른 스트레스 요인이 되기도 하므로 치료 과정에서 환자를 심리적으로 안정시키는 의료진의 역할이 중요합니다.

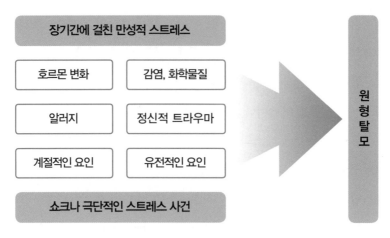

다음 표는 다음과 같은 구조를 가진다:

장기간에 걸친 만성적 스트레스	
호르몬 변화	감염, 화학물질
알러지	정신적 트라우마
계절적인 요인	유전적인 요인
쇼크나 극단적인 스트레스 사건	

원형탈모

▲ 원형탈모 유발 요인

2. 극단적인 스트레스(Shock and sudden extreme stressful event)

첫 번째 요인이 장기간에 걸친 만성적인 스트레스라면, 두 번째는 쇼크나 급작스러운 사건을 겪는 것인데, 그 충격의 강도가 큰 것이 특징입니다. 이를 극단적인 스트레스라고 해석합니다. 특히 유·소아나 청소년기 탈모는 극단적인 스트레스가 원인이 되는 경우가 많습니다. 한의원에 내원한 원형탈모 환자들을 보면 애착관계에 있던 가족이나 가까운 사람의 죽음, 교통사고, 모범생이 교사에게 받은 체벌, 따돌림, 심하게 놀란 경험, 외상 이후 병원에서 받은 마취나 봉합 등의 과정에서 겪은 끔찍한 경험 등을 갖고 있는 경우가 많습니다. 유·소아기나 청소년기의 경우 급격한 환경 변화에 잘 적응하지 못하는 것도 중요한 요인 중 하나입니다. 그래서 놀이방이나 유치원, 초등학교 진학 시기와 맞물려 원형탈모가 나타나고 있습니다.

그런데 여기서 중요한 것은 '극단적인extreme'이라는 표현이 절대적이 아닌 상대적이라는 데 있습니다.

몇 해 전, 중학생 전두탈모 환자를 만난 적이 있습니다. 가족력, 병력, 과거력을 조사해보아도 소위 스트레스 상황이라고 할 만한 것은 없었습니다. 학교나 집에서 인정받는 성실한 모범생이었고 학업 성적도 나쁘지 않았습니다. 단서가 있다면 원형탈모가 발병하기 이전에 아빠가 아이에게 "이제 중학교 2학년이 되었으니 공부 좀 해야지" 하고 한마디 한 것이 전부였습니다. 이 이야기를 듣는다면 고작 이 정도로 원형탈모가 올 수 있냐고 할 수도 있겠지만 대답은 "그럴 수도 있다"입니다.

그럼 부모가 이 정도의 말도 조심해야 할까요? 물론 그건 아닙니다. 이 학생은 비평준화 지역에서 학교를 다니고 있었고, 고등학교 진학과 더불어 자신의 서열이 결정되어지는 것에 대한 부담이 계속 있어왔습니다. 이미 스트레스에 대한 신체적, 심리적 조건들이 준비돼 있는 상황에서 아버지의 한마디가 방아쇠가 된 것입니다. 이와 같은 사례들이 있기 때문에 서양에서 원형탈모를 연구하는 학자들 중에 "스트레스가 원형탈모의 유발 요인이 아니다"라고 주장하는 학자도 있지만, 제가 보기에는 환자의 주체적인 요인과 심리적인 상태를 고려하지 않고 스트레스 사건에만 주목하기 때문에 이런 주장이 나온 듯합니다.

3. 유전적인 경향성(Genetic predisposition)

원형탈모는 가족력이 있으면 발병률이 현저히 높아집니다. 그뿐 아니라 예후도 불량해지는 경우가 많기 때문에 가벼운 단발성 원형탈모라도 조기에 적극적으로 치료에 임하는 것이 좋습니다. 환자들 중에는 어머님의 원형탈모가 몇 달 후 자연스럽게 나아서 자식에게 생긴 원형탈모도 당연히 그렇겠지 하고 방치했다가 심해져 내원하는 경우가 의외로 많습니다. 가족력이 있는 원형탈모는 예후가 불량해지기 쉽다는 것을 꼭 기억해야 합니다.

4. 호르몬 변화

호르몬의 급격한 변화와 원형탈모 발병 사이에는 일정한 연관 관계가 있는 것으로 보입니다. 임신할 때의 원형탈모나 사춘기, 갱년기의 원형탈모 등은 호르몬의 급격한 변화가 원형탈모에 영향을 미치는 사례입니다. 특히 임신이나 갱년기 전후에 생기는 원형탈모는 난치성인 경우가 많습니다. 이 시기에는 단순히 호르몬의 급격한 변화라는 측면보다 그때 겪게 되는 사회적, 정신적, 신체적 변화와 스트레스 강도 측면에서 접근하는 것이 바람직합니다. 임신을 전후한 시기나 갱년기를 전후한 시기는 사람에게 있어 신체적, 정신적인 급격한 변화가 수반되는 시기입니다. 특히 갱년기는 일생 중 장년에서 노년으로 넘어가는 신체적, 정신적 전환기입니다. 갱년기 전후에는 심혈관계 질환을 포함한 성인병의 발병률이 현저히 높아지고 급속한 노화를 직면하게 됩니다. 또한 직장이나 가정에서는 사회적 책무가 과중되는 시기이기도 합니다. 이러한 신체의 급격한 변화에 따른 스트레스가 원형탈모의 주요한 요인을 보입니다.

5. 알러지

천식, 알레르기성 비염, 아토피성 피부염 등의 알러지를 가지고 있는 환자들은 탈모의 정도가 심각하거나 잘 낫지 않는 경향이 있습니다. 이러한 질환들은 모두 면역 계통의 문제라는 공통점이 있습니다. 비염, 천식, 아토피, 건선 등은 두피 모발과 함께 모두 폐가 관장하는 영역입니다(피부, 모발과 폐의 관련성을 한방에서는 '肺主皮毛' 즉, 폐가 피부와 모발을 주관한다는 용어로 설명하고 있습니다). 실제로 한의원에 내원하는 중증의 원형탈모 환자를 보면 이러한 알러지를 오랫동안 앓고 있는 환자들이 많습니다. 이 경우에는 폐 기능을 도와주는 치료로 알러지가 나으면 탈모 증상이 좋아지기도 합니다.

6. 감염, 화학물질

감염의 문제는 거대 세포 바이러스나 에이즈 바이러스 또는 박테리아나 일반 바이러스의 감염이 면역 체계에 부적절한 반응을 야기한다는 이론입니다. 이 요인은 한의원에 내원하는 원형탈모 환자들을 보거나 '正氣存內 邪不可干 (올바른 기운이 체내에 있다면 나쁜 기운들은 몸에 침범할 수 없다)'이라는 한의학적 이론에 비추어볼 때 중요한 변수는 되지 못하는 듯합니다. 또 하나는 약물이나 화학물질에 장시간 노출이 되었을 경우에 원형탈모가 유발될 수 있다는 이론인데, 대표적인 것이 아크릴아미드chemical acrylamide, 종이 공장에서 많이 쓰는 화학물질로 프렌치프라이와 커피에도 많음, 포름알데히드와 농약, 항우울제 플루복사민Fluvoxamine 등으로, 입증되지는 않았지만 원형탈모 발병과 관련이 있다는 보고가 있습니다. 사실 이와 관련해 가장 주목할 부분은 먹을거리의 오염이라고 할 수 있습니다. 인스턴트 식품이나 패스트푸드를 장기간에 걸쳐 꾸준히 섭취하면 인체에 좋은 영향이 미칠 수 없으며 원형탈모 치료 과정에도 엄격하게 통제하는 것이 좋습니다.

Q. 원형탈모의 진단은?

1. 특징적인 임상 양상으로 진단한다

앞서 원형탈모를 '두피나 신체 부위의 비반흔성, 염증성 탈모반으로 동전 모양 또는 난원형의 탈모반'이라고 정의하였습니다. 이 정의가 바로 원형탈모의 가장 중요한 진단 기준이 됩니다. 일반 탈모와는 달리 원형탈모는 아주 선명한 둥근 탈모반을 특징으로

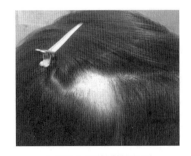

▲ 경계가 선명한 원형탈모반

합니다. 하지만 소위 난치성 원형탈모라고 하는 사행성 원형탈모, 미만성 원형탈모나 모발이 모두 빠지는 전두탈모, 체모까지 빠지는 전신탈모 등 다양한 임상유형도 있기 때문에 진단 시 주의해야 합니다. 간혹 남성 탈모 환자들 중에 정수리를 중심으로 O형으로 진행되는 남성탈모를 원형탈모라고 부르기도 하는데, 이러한 남성탈모와는 구별해야 합니다.

2. 느낌표 모양 모발(exclamation mark hairs)과 끊긴 모발

원형탈모가 진행될 때 생성기 모낭은 면역 체계의 공격을 받아 염증 반응이 생기면서 모낭이 위축되고, 모발에 변성이 오게 됩니다. 이러한 모발 변성으로 인해 모발 밑 부분이 탈색되고, 심해지면 모발이 끊깁니다. 이 두 가지는 원형탈모 급성기에 나타나는 대표적인 특징이지만 이 역시도 만성기에 접어든 미만성 원형탈모나 전두탈모의 경우에는 관찰되지 않는 경우도 있기 때문에 주의해야 합니다. 그리고 원형탈모가 치료되어 탈모반이 신생모로 다 채워지더라도 끊긴 모발과 느낌표 모양 모발이 존재하는 경우에는 면역 반응이 진행되고 있는 상황이기 때문에 방심해서는 안 됩니다.

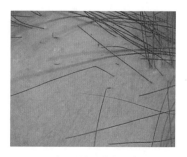

▲ 느낌표 모양 모발과 끊긴 모발

3. 견인 검사

탈모반 경계 부위의 모발을 가볍게 잡고 당겨보는 검사입니다. 이때 뽑히는 모발이 있으면 그 경계 부위를 중심으로 추가적인 탈모가 진행될 가능성이 높습니다. 매우 허접해 보이는 이 검사가 급성기 원형탈모 환자의 탈모 진행 정도와 속도 등을 판단하는 데 아주 중요한 단서가 됩니다. 견인 검사를 통해 빠지는 모발들을 통해 이미 모낭에 면역 반응이 일어나고 있다는 것을 거칠게나마 예측할 수 있기 때문입니다.

4. 기타 검사

위와 같은 방법만으로도 원형탈모를 어렵지 않게 진단할 수 있습니다. 기타 연구실 단위에서 시행하는 전자 주사나 현미경 검사를 통해 모발의 상태나 피부 조직 생검을 확인하여 모낭에 국소적인 염증 반응이 있는지를 확인하는 방법도 있습니다. 최근에는 모낭의 특정 자가항체의 존재를 확인하는 혈액 샘플 테스트를 진행하기도 합니다.

Q. 원형탈모의 유형

원형탈모는 탈모반의 형태에 따라 그 유형을 분류하게 됩니다.

탈모반의 개수에 따른 분류	단발성 원형탈모(Alopecia Areata monolocularis) 다발성 원형탈모(Alopecia Areata multilocularis)
탈모반의 형태에 따른 분류	사행성 원형탈모(Ophiasic AA) 망상 원형탈모증(Reticular alopecia areata) 미만성 원형탈모증(Diffuse AA) 역사행성 원형탈모증(Sisaifo type AA)
탈모의 진행 정도에 따른 분류	전두탈모(Alopeciatotalis) 전신탈모(Alopecia universalis, 범발성원형탈모)

1. 탈모반의 개수에 따른 분류

1) 단발성 원형탈모(Alopecia Areata monolocularis)

매우 흔한 형태의 원형탈모 중 하나입니다. 흔히 "원형탈모는 그대로 두면 자연적으로 낫는다"고 하는 유형이 바로 단발성 원형탈모증입니다. 어느 날 갑자기 아무런 이유 없이 머리에 동전만한 땜빵이 발견될 수도 있고, 미용실에서 지적을 해주어 알게 되는 경우도 많습니다. 원형탈모의 60~80% 정도가 스트레스가 해소된 이후 양호한 경과를 보이는데 대부분 단발성 원형탈모이기 때문입니다. 사실 통계라는 것이 허망할 때가 많습니다. 70%가 자연치유, 나머지 30%가 난치성이라고 하더라도 내가 자연 치유된다는 70%에 속할까, 아니면 난치성이라는 30%에 속할까 하는 것이 환자에게는 더 중요한 문제이기 때문입니다. 아래와 같은 경우는 탈모반이 한 개일지라도 30%에 속할 가능성이 많기 때문에 조기 치료를 권하는 경우입니다.

단발성 원형탈모의 예후가 불량해지기 쉬운 경우

- 귀 뒤쪽이나 목 뒤 후발제, 정수리 부위에 첫 탈모반이 생기는 경우
- 한 개의 탈모반이 점차 커지는 경우(단발대형 원형탈모)
- 원형탈모 과거력이 있는 경우, 3회 이상 재발한 경우
- 첫 탈모 연령이 사춘기 이전에 발병한 경우
- 천식, 알러지성 비염, 알러지성 피부염 등의 알레르기 질환 병력이 있는 경우
- 부모나 형제가 원형탈모 경험이 있는 경우
- 첫 탈모반이 발생한 지 3개월이 넘어가는 경우
- 스테로이드 주사제 등의 치료 후유증으로 탈모반 함몰이 있는 경우
- 다른 자가면역질환을 동반한 경우나 피부염, 위장장애, 비뇨생식기 장애를 동반한 경우
- 조갑병변이 있는 경우

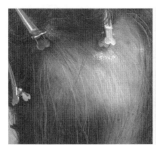
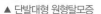

▲ 단발대형 원형탈모증

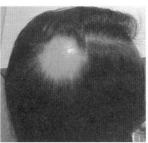

▲ 단발성 원형탈모

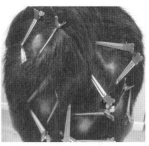

▲ 다발성 원형탈모증

2) 다발성 원형탈모(Alopecia Areata multilocularis)

처음에 한 개 생겼던 원형탈모반이 두 부위 이상 진행되는 형태입니다. 탈모반의 개수가 많고 부위가 넓을수록 자연치유가 어렵고 탈모 치료 기간이 길어집니다.

2. 탈모반의 형태에 따른 분류(특수한 형태의 원형탈모증)

1) 사행성 원형탈모(Ophiasic AA)

한쪽 귀 주위에서 머리의 옆과 뒤, 다른 쪽 귀로 머리의 가장자리를 따라 밴드

모양으로 이어지는 형태입니다. 월계관을 쓰면 닿는 부위에 모발이 탈락되는 것을 말합니다. 머리 뒤쪽에서 탈모 형태를 보면 뱀이 구불구불 기어가는 듯한 느낌을 준다고 해 사행성蛇行性, 뱀이 기어감이라는 용어가 붙었습니다.

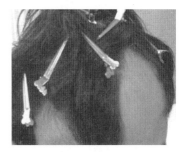

▲ 사행성 원형탈모

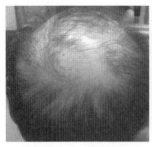 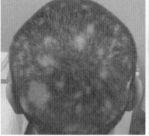 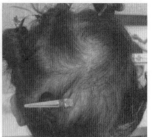

▲ 역사행성 원형탈모   ▲ 망상 원형탈모증   ▲ 미만성 원형탈모

2) 역사행성 원형탈모(Sisaifo type AA)

머리 가장자리를 따라 밴드 모양을 제외하고 두정부 중심으로 탈모가 진행되는 형태입니다. 사행성 탈모와 반대 형태로 빠진다고 해서 역사행성 원형탈모라고 합니다.

3) 망상 원형탈모증(Reticular AA)

크기가 작으면서 모양이 뚜렷한 탈모반이 머리의 여기저기에 흩어져 있어 망 _{網.그물} 형태를 보이는 경우입니다. 한쪽 탈모반에는 모발이 탈락되는 동시에 다른 쪽에는 모발이 다시 자라나는 형태를 보이는 경우가 많습니다.

4) 미만성 원형탈모(Diffuse AA)

탈모반의 특정한 형태 없이 전체 두피에서 균등하게 동시다발적으로 나타나며 모발이 듬성듬성 남아 있는 형태를 보입니다. 만성적으로 진행된 심한 휴지기 탈모와 비슷한 형태이기 때문에 구분이 필요합니다. 미만성 원형탈모증은 치유기에 원형탈모증이 자주 나타나는 것과 탈락모근의 형상이 원형탈모증과 동일합니다. 난치성 원형탈모증의 일종으로 치료에는 끈기가 필요하며,

1~2년의 치료로 완치되는 경우가 있는가 하면 치료가 제대로 수행되지 못하거나 방치될 경우 전두탈모, 전신탈모 등으로 이행되는 경우도 많습니다. 진행 초기에 치료받는 것이 아주 중요하며, 완전히 치료가 완료될 때까지 절대 마음을 놓으면 안 됩니다.

3. 탈모의 진행 정도에 따른 분류

1) 전두탈모(Alopecia totalis)

원형탈모의 가장 극단적인 두 가지 형태가 전두탈모와 전신탈모입니다. 전두탈모는 두피의 모발이 모두 빠지는 유형이며, 전신탈모는 두피 이외의 신체 다른 부위의 체모까지 빠지는 유형입니다. 통계적으로 전체 원형탈모 환자의 7% 정도가 전두탈모와 전신탈모로 이행되며, 이 중 30%는 이전에 원형탈모가 있었다가 재발되면서 심해진 경우로 보고되고 있습니다.

2) 전신탈모(Alopecia universalis, 범발성 원형탈모)

범발성 원형탈모로 번역하기도 하는 전신탈모는 머리카락 이외에 눈썹, 속눈썹, 콧수염, 턱수염, 액모, 팔, 다리, 손발 등의 사지, 음모 등에까지 모발탈락이 이루어지는 질환입니다. 두부의 탈모가 심해지면서 전신탈모로 진행이 되는 경우, 가장 치료가 힘든 악성 탈모증으로 진행될 수 있으므로 더욱 장기적이고 신중한 접근이 필요합니다. 특히 안면부에 집중되는 전신탈모는 신체적인 장애는 없지만 외모의 심한 변화를 불러일으키므로 자존감에 심한 상처를 주게 되어 장기적이고 극심한 우울감을 동반하여 심하면 자살충동을 느끼는 경우도 있습니다. 전신탈모는 반드시 머리의 탈모를 동반하는 것은 아니며, 머리 부위의 탈모 없이 체간의 모발 탈락만 이루어지는 경우도 있습니다.

Q. 원형탈모 치료에 영향을 주는 요인은?

원형탈모 치료에 영향을 주는 요인으로는 여러 가지가 있지만, 그중 중요한 것은 크게 다섯 가지입니다. 탈모 유형, 발병 시기, 유병 기간, 재발 여부, 스테로이드나 면역 억제제의 투약 기간이 그것입니다.

1. 탈모 유형

단발성 원형탈모, 단발대형, 다발성, 특수한 형태의 원형탈모(미만성, 망상형, 사행성, 역사행성), 전두탈모, 전신탈모 순으로 진행될수록 치료가 만만치 않아지고, 치료 기간도 오래 걸립니다.

2. 발병 시기

나이가 어릴수록 예후가 불량하며 치료 기간이 오래 걸립니다. 사춘기 이전 청년기나 중년기의 발병은 치료가 용이한 편이며, 그다음으로 갱년기 전후해서 발병한 원형탈모는 청년기, 중년기의 발병에 비해 치료 기간이 더 많이 소요됩니다. 보통 대부분의 질환이 나이가 들수록 치료가 어려운 데 반해 자가면역질환들은 (사춘기 이전에 발병한 경우) 나이가 어릴수록 치료가 어려워지는 특성이 있습니다.

3. 유병 기간

원형탈모에 얼마나 노출되었는가 하는 문제인데 소아든, 청소년이든, 노인이든 원형탈모 발병 후 곧바로 치료를 시작했을 경우에는 아무리 심한 형태의 원형탈모라 할지라도 완치가 거의 되는 편이나 효과적인 치료를 받지 못했거나 잘못된 치료로 인해 재발과 악화가 반복되거나 3년 이상 경과한 경우에는 완치를 장담할 수 없는 경우가 발생합니다.

4. 재발의 문제

원형탈모는 적절히 치료하지 않으면 치료되었다 하더라도 재발이 잦은 질환입니다. 그리고 재발의 횟수가 늘어날수록 치료가 용이하지 않습니다.

5. 스테로이드나 면역 억제제 투약 기간

스테로이드나 면역 억제제의 투약 기간이 길어질수록 난치성 질환으로 진행되는 경우가 많습니다. 이는 다른 피부 질환들도 마찬가지인데, 이러한 약물 사용은 치료의 주체가 되어야 할 인체의 균형을 무너뜨려 약에 반응하는 역치를 점점 높이기 때문으로 보입니다. 서양의 여러 원형탈모 치료 의사들이 자신들의 전통적인 치료법인 스테로이드 요법이나 면역 억제제 사용을 지양하고 대안 치료 요법에 대한 시도가 늘고 있는 이유도 이러한 치료의 한계를 공감하기 때문입니다.

Q. 한의학에서의 원형탈모 치료는?

원형탈모 치료에 대한 한의학 치료 기법들은 크게 세 가지로 나눌 수 있습니다.

1. 체질과 병증을 고려한 탕약 치료

원형탈모는 모발의 탈락이라는 형식으로 표현되지만 그 근저에는 인체의 항상성이 깨어짐으로 인해서 면역 체계가 붕괴되어 나가는 것이 본질입니다. 그렇기 때문에 단지 모발 탈락이라는 현상에 주목하기보다는 이런 문제가 야기되고 있는 내 몸에 주목할 필요가 있습니다.

이러한 신체 치료의 핵심은 한약을 통한 치료입니다. 양방에서는 남성 탈모에 프로페시아, 원형탈모에 스테로이드, 면역억제제, 면역치료dpcp 등 공식처럼 주어진 치료 방식이나 치료법을 쓰는 것과는 달리 한의학의 탕약 치료는 백 명의 환자가 있으면 백 가지의 처방이 나올 수 있습니다. 같은 원형탈모라 할지라도 사람마다 체질과 오장육부의 허실이 다르기 때문입니다. 이를 일러 한의학에서는 동병이치同病異治라고 합니다.

2. 면역 약침

약침은 한약 제제를 추출하여 환부나 경락의 혈 자리에 직접 주입하는 것으로, 한약의 효과와 침의 효과를 결합한 시술입니다. 원형탈모에 시술하는 약침은 크게 두 가지로 나눕니다. 환부인 탈모반에 직접 시술하는 것과 기혈순환을 돕기 위해 전신에 시술하는 것입니다. 환부에 시술하는 것은 원형탈모 급성기에 염증 반응을 억제하고 안정기에 모낭 주변의 혈류 순환을 자극하여 모발 성장을 돕기 위함입니다. 여기에는 사향, 우황, 웅담을 포함한 약침과 봉침 등이 있습니다. 전신에 시술하는 것으로는 경항부나 어깨에 시술하여 기혈 순환을 돕는 홍화, 녹용을 포함한 약침과 수승화강 약침처럼 전신 기혈 순환을 조절하는 약침이 있습니다. 원형탈모 시술에 있어 탕약과 함께 매우 중요한 시술 중 하나입니다.

3. 침 치료

원형탈모에 쓰는 침법 역시 두 가지입니다. 탈모반에 직접 시술하는 아시혈 요법과 원거리에서 인체 12경락을 조절하는 경락침입니다. 두피로 가는 혈행을 원활히 하기 위한 경항통이나 견비통과 같은 근골격계 질환은 탕약 치료보

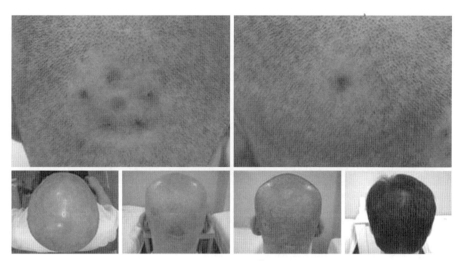

▲ 뜸시술을 통한 원형탈모의 치료

다 침 치료가 훨씬 효과적입니다.

4. 뜸 치료

잘 치료되지 않는 중증의 난치성 원형탈모 치료에 있어 환부에 직접 시술하는 뜸 치료는 모발 성장의 스타터로써 아주 중요한 시술 중 하나입니다. 원형탈모반에 시술하는 뜸은 직구를 원칙으로 하는데, 가급적 매일 뜨는 것이 좋습니다. 하지만 원형탈모의 성격상 뜸 주변을 중심으로 모발이 올라오기 시작하더라도 생활 관리가 안 되거나 몸이 가진 문제를 해결하지 못하면 다시 머리가 빠질 수 있다는 것을 명심해야 합니다.

5. 한방 두피 케어

원형탈모 치료에 있어 두피케어는 핵심적인 치료 내용은 아니지만, 원형탈모 급성기에 염증 반응을 억제하고 두피 상태를 개선시켜 추가적인 진행을 막는

내원 치료	침(근위취혈, 경락침, 매선, 약침), 한방 물리 치료, 뜸, 한방 두피 케어
탕약 치료	체질과 증상을 고려한 탕약 및 환약
섭생에 대한 지도	체질에 맞는 식사, 수면 습관, 운동 지도(두피 마사지, 탈모 지압, 의학적 절 운동), 모발 및 두피 관리

데 일정한 효과가 있습니다. 그렇기 때문에 두피가 깨끗하지 않거나 지성인 경우, 두피 지루가 심하거나 발적이 심한 경우에는 두피 케어를 겸하는 것이 예후에 도움이 되며, 침에 대한 두려움이 있거나 면역 약침의 통증을 참지 못 하는 소아나 청소년들의 원형탈모 치료에는 효과적인 대안이 될 수 있습니다.

Q. 원형탈모 환자 생활관리는?

원형탈모 치료에 있어 섭생에 대한 관리는 아무리 강조해도 지나치지 않습니다. 왜냐하면 인체의 면역 체계가 질서를 잃어 적과 아군을 구분하지 못하는 상태가 원형탈모의 핵심이기 때문입니다. 인체가 그 질서를 회복해나갈 때 생활에 절도 와 기강을 잡아나가는 것이 중요합니다. 그래서 식사, 수면, 운동, 스트레스 관리 는 무엇보다 중요합니다.

1. 식사

규칙적인 식습관, 인스턴트식품, 패스트푸드의 섭취 제한, 한식 위주의 식사 를 추천합니다.

2. 수면

늦어도 12시 전에는 취침해야 합니다. 특히 음양의 교대 시간인 밤 12시~2시에는 반드시 자야 합니다.

3. 운동

운동은 매일, 삼십 분 이상 규칙적으로 하는 것이 좋습니다. 특히 유산소 운동과 차가운 기운을 올라가게 하고 뜨거운 기운은 내려가게 하여 인체 기혈순환을 원활히 만들고 심신을 동시에 건강하게 만드는 절 운동을 추천합니다.

4. 스트레스 관리

원형탈모 치료 과정에서 탈모라는 상황 자체가 또 다른 스트레스가 되어 예후를 악화시키는 요인이 됩니다. 그렇기 때문에 이러한 스트레스에 대한 관리는 치료의 핵심적인 내용이 되며, 관리가 잘 안 될 경우에는 심리치료를 병행하는 것이 많은 도움이 됩니다.

외형편(外形篇) :: 피부 · 안이비인후 질환

황반변성

———

해독 요법, 안와침법

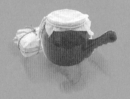

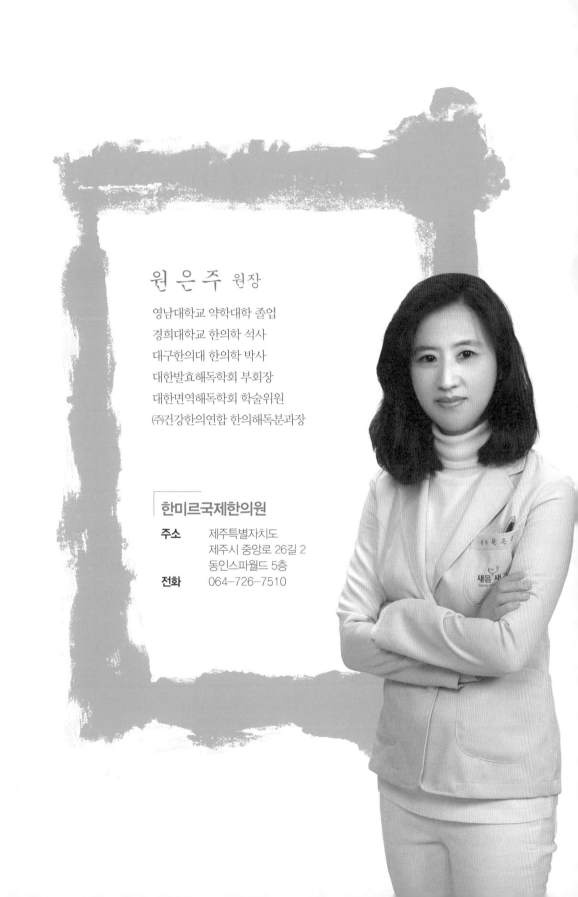

원 은 주 원장

영남대학교 약학대학 졸업
경희대학교 한의학 석사
대구한의대 한의학 박사
대한발효해독학회 부회장
대한면역해독학회 학술위원
㈜건강한의연합 한의해독분과장

한미르국제한의원

주소 제주특별자치도
        제주시 중앙로 26길 2
        동인스파월드 5층
전화 064-726-7510

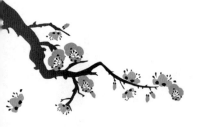

난치 질환, 황반변성 치료법! 해독 요법 안에 답이 있다

"세월 앞에 장사 없다"는 말처럼 누구나 나이가 들어감에 따라 몸의 이상 변화를 느끼게 된다. 그중에서도 노안처럼 세월의 변화를 절감하게 만드는 증상도 없을 것이다. 잘 보이던 글자가 어느 날부터 서서히 보이지 않게 되면 '이제 나도 나이가 들었구나' 하는 것을 절실히 느끼게 된다. 노화로 인한 가장 흔한 질환이 백내장이다. 다행히 백내장은 탁해진 수정체를 대신해 인공 수정체를 넣는 수술로 회복될 수 있지만, 안타깝게도 안과 질환 중 몇 가지는 돌이킬 수 없는 시력 상실로 이어지기는 경우도 있다. 최근 우리나라 사람들의 시력을 앗아간 3대 대표 질환인 녹내장, 당뇨병성 망막병증, 황반변성이다. 그중에서도 과거에는 희귀병이라고 생각되었던 황반변성이 지금은 1,000명당 4명꼴로 발병하고 있다. 우리의 눈을 노리는 조용한 살인자, 난치 질환이라고 불리는 황반변성의 한의학적 치료법과 예방법에 대해 알아보자.

Q&A

황반변성에 대한 일문일답

Q. 우리나라 황반변성 환자 비중은?

일반적으로 황반변성은 노인에게서 발생하는 질환입니다. 우리나라 65세 이상의 노인 7명 중 1명이, 70세 이후가 되면 3명 중 1명이 경험한다고 합니다. 평균수명이 80세를 넘어선 요즘 시대에 어느 누구도 황반변성으로부터 안전할 수 없게 된 것입니다. 더 큰 문제는 급속도로 서구화된 식습관과 생활 방식 등으로 인하여 황반변성의 발병 연령이 점점 낮아지고 있다는 사실입니다. 실제 한국망막학회에 의하면 40~50대 황반변성 환자가 지난 10년 사이에 9배나 급증했다고합니다. 하지만 안타깝게도 황반변성은 한 번 발병하면 쉽사리 치료되지 않을 뿐만 아니라 꾸준한 치료나 관리에도 불구하고 실명에까지 이르기도 합니다.

Q. 황반이란 무엇이며 황반의 기능은?

1. 황반이란?

1) 황반

망막에서 가장 중요한 역할을 수행하는 부위로, 광수용체가 밀집되어 있으며 빛이 들어올 때 초점이 맺히는 망막의 중심부로 시력의 대부분을 담당하고 있습니다.

2) 광수용체

망막의 가장 아래 부위에 있으며 집광판과 같은 역할을 하는 부위로, 빛을 받아들여 전기신호로 바꾸는 역할을 합니다.

3) 맥락막

망막과 공막 사이 중간층으로 혈관과 멜라닌세포가 많이 분포하며, 외부에서 들어온 빛이 산란되지 않도록 막는 역할을 합니다.

2. 황반의 기능

황반은 첫 번째, 밝은 곳에서의 시력을 담당합니다. 두 번째, 광수용체가 밀집되어 있어 색을 구별하는 역할을 합니다. 세 번째, 한곳을 바라보게 해줍니다. 네 번째, 무엇인가를 보고자 할 때 그 부위의 사물을 다른 사물과 구분해서 볼 수 있도록 해줍니다.

Q. 황반변성이란?

황반은 눈의 여러 구조 중에서도 일을 가장 많이 하는 부위입니다. 황반에는 광수용체들이 밀집되어 있어 빛의 자극을 가장 많이 받기 때문에 필요한 에너지 공급량과 노폐물 배출량이 상대적으로 많습니다. 따라서 노화에 따른 구조적 변화가 일어나면 황반 주변 노폐물의 축적이 상대적으로 많아집니다. 그러므로 노화 과정에서 세포 유지에 필요한 환경의 변화가 눈의 다른 부위에 비해 가속화되며 이로 인해 노폐물 제거가 제대로 이루어지지 않고 축적되어 황반 부위가 변성되는 것입니다. 즉, 황반변성이란 말 그대로 여러 가지 원인에 의해 축적된 노폐물이 세포에 축적됨으로써 드루젠의 침착, 맥락막 신생 혈관의 생성 등 황반 부위에 변성이 일어나는 질환입니다. 황반이 변성되면서 나타나는 대표적인 증상이 시력 장애고 심한 경우 실명에까지 이르게 됩니다. 황반변성은 노안과 달리 시력 저하가 급격히 일어나고 가까운 곳뿐 아니라 먼 곳을 보는 시력도 저하된다는 점에서 노안과 구분됩니다.

Q. 황반변성에 영향을 미치는 원인은?

황반변성의 가장 큰 원인은 노화입니다. 즉, 나이가 들수록 유병률이 증가하는데 이를 노인성 황반변성이라고 합니다. 하지만 황반변성이 꼭 노인에게서만 나타나는 것은 아닙니다. 최근에는 젊은 사람들에게서의 유병률이 급격히 증가하고 있는 만큼 황반변성에 영향을 미치는 후천적 요소가 무엇인지 알아야 할 필요가 있습니다.

- 흡연: 비흡연자에 비해 2~4배 높은 유병률
- 가족력: 발생 위험 4배 증가
- 고혈압, 당뇨와 같은 대사성 질환이 있는 경우 발생 위험 증가
- 심혈관계 이상: 고 콜레스테롤혈증, 비만 등의 질병을 가진 경우 발생 위험 증가
- 지나친 고지방식 섭취
- 산화 스트레스
- 과도한 태양 빛 노출
- 성별: 서양에서는 여성에게서 더 높은 빈도를 보이나 동양에서는 남성에서 더 높은 빈도를 보인다는 보고가 많다.
- 고도 근시: 8디옵터 이상의 고도 근시에서 젊은 나이에 발병하게 되는데

이를 근시성 황반변성이라고 한다.

Q. 황반변성의 증상(암슬러 격자첨가)은?

어떤 증상이 나타날 때 황반변성을 의심할 수 있을까요? 황반변성이 의심되는 증상의 특징을 살펴보면 다음과 같습니다.

- 사물의 형태를 구별하는 능력이 떨어진다.
- 욕실의 타일이나 중앙선이 굽어보인다.
- 글을 읽을 때 글자에 공백이 생긴다.
- 사물의 가운데가 검거나 빈 부분이 있는 것처럼 느껴진다.
- 물체가 찌그러져 보인다.
- 명암을 구별하는 능력이 떨어진다.
- 시야의 중심에 영구적으로 검은 점이 보인다.

Q. 황반변성 양상에 따른 분류는?

1. 비삼출성 황반변성(건성 황반변성)

비삼출성 황반변성이란 아직 출혈이 일어나지 않은 단계의 황반변성을 의미합니다. 이 단계에서는 망막 하에 '드루젠'이라 불리는 노란 침착물이 보이거나 망막 색소 상피의 위축과 같은 병변이 생기는데, 일반적으로 황반변성의 약 90%를 차지하고 있습니다. 비삼출성 황반변성에서 시력 저하가 많이 나타나는 이유는 시신경의 지도형 위축 때문으로, 지도형 위축이란 황반에 있는 시세포가 변화된 환경에서 제대로 된 산소와 영양분을 공급받지 못해 시간이 지날수록 시력이 떨어지는 것을 말합니다. 또한 비삼출성 황반변성이더라도 삼출성 황반변성으로 진행될 수 있기 때문에 정기적 경과 관찰이 필요합니다.

2. 삼출성 황반변성(습성 황반변성)

삼출성 황반변성이란 혈관에서 출혈이 일어난 황반변성을 의미합니다. 출혈에 따른 황반 부위의 손상으로 인해 시력 저하와 실명까지 이르게 되는데 이형태는 진행 속도가 매우 빨라서 수주 안에 시력이 급속도로 나빠지는 경우도 많습니다.

Q. 황반변성의 합병증(맥락막 신생 혈관)은?

황반부가 노화하면 조직에 노폐물이 증가하고 혈류 순환이 원활하지 않아 세포 유지에 필요한 영양소와 산소 공급이 제대로 이루어지지 않게 됩니다. 이 경우 부족한 영양소와 산소의 원활한 공급을 위해 혈관 생성 촉진 인자가 증가하면서 맥락막 신생 혈관이 자라게 됩니다. 하지만 맥락막에서 자란 신생 혈관은 튼튼하지 않고 안정적이지 않아 혈관이 쉽게 터지거나 혈액이 새는 현상이 벌어집니다. 이 경우를 습성 황반변성이라고 하는데 맥락막 신생 혈관에서 출혈이 발생하면 시력 손상이 무척 커 치료가 힘들어집니다.

Q. 황반변성의 양방적 치료 및 치료 경과는?

황반변성은 현재 서양에서 노인 실명 원인 1위를 차지하고 있습니다. 하지만 안타깝게도 아직까지 완전한 치료법은 없는 상황입니다.

1. 건성황반변성의 치료

현재 건성황반변성 말기에는 특별한 치료법이 없으며 말기로 진행되지 않도록 하는 것이 유일한 치료법입니다. 따라서 건성황반변성 진단을 받은 경우 더 이상의 진행을 막기 위해 항산화제 섭취를 적극적으로 권장하고 있습니다. 하지만 이를 충족할 수 있는 항산화제 섭취량은 식이요법만으로는 불가능하다고 보며 별도의 항산화제나 미네랄을 복용하는 것이 좋습니다. 그 외 혈관 손상이나 혈액 순환 장애를 유발할 수 있는 여러 가지 요소들을 피하는 것이 유일한 치료법인데 이에 관해서는 황반변성의 예방을 위한 생활 수칙 편에서 알아보기로 하겠습니다.

2. 습성황반변성의 치료

1) 열레이저 광응고술
변성이 일어난 부위의 경계를 명확히 알 수 있는 경우 적용할 수 있는 치료법입니다. 장기적인 시력 저하 예방에는 효과가 있지만 레이저 치료 후에도 다른 부위에 또 다른 신생 혈관이 발생될 수 있고 때로 주위의 건강한 조직을 일부 파괴되거나 레이저 치료 부위가 곧 망막에 흉터로 남기 때문에 시력이 감소할 수 있습니다.

2) 광역학요법Photodynamic therapy, PDT
약물verteporfin과 비열성 레이저를 함께 사용하는 방법으로, 신생 혈관성 병변을 안정화시키는 데 도움이 되지만 치료의 적용에 제한이 있고 치료약이 비싸며 재치료를 필요로 하는 경우가 많다는 단점이 있습니다.

3) 눈 속 주사(루센티스, 아바스틴)
신생 혈관 생성의 촉진 인자인 혈관 내피 세포 성장인자VEGF를 억제하여 신생 혈관의 생성 및 삼출물의 누출을 차단하는 방법으로 눈에 약제를 직접 주사합니다. 이 치료법은 맥락막 신생 혈관의 타입에 따른 제한이 없고 기존 치료와는 달리, 일부에서는 시력 개선 효과도 있어 가장 일반적으로 적용되고 있는 치료법입니다. 하지만 비교적 비용이 많이 들고 반복 주사가 필요하며 감염, 안압 상승 등의 부작용이 따를 수 있습니다. 또한 일부에서는 주사에도 불구하고 신생 혈관이 진행하여 시력이 더 악화되는 경우도 있습니다.

Q. 황반변성의 한의학적 치료법은?

황반변성은 현대병이자 문명병입니다. 황반변성이란 병명이 생소한 분도 있을 것이고 더욱이 황반변성을 한의원에서도 치료할 수 있다는 사실에 의아해하는 환자들도 많을 것이라 생각됩니다. 사실 과거 못 먹고 못 살던 시절, 한의원을 내원하는 환자들은 대부분 기혈을 보하여 몸 전체를 튼튼하게 하는 보약을 처방해 줘야 하는 경우가 많았습니다. 하지만 현대 한의원을 내원하는 환자들의 질병 양상을 살펴보면 과거와는 매우 달라졌습니다. 먹을거리가 풍부해지고 인스턴트 식품, 가공식품이 넘쳐나면서 독소 누적에 의한 질환으로 한의원을 내원하는 경우가 더욱 많아진 것입니다. 문명국의 3대 사망 원인이라고 불리는 뇌졸중, 심근경색, 암은 결국 독소의 누적에 의한 질환입니다. 그리고 현대에서 난치 질환이라고 불리는 대부분의 질환이 실제로는 몸에 누적된 독소를 해독하는 능력이 떨어져 발생합니다. 일부 한의원에서는 난치 질환들을 치료하기 위해 체계적인 해독 요법을 시행하고 있으며 다른 치료법에 비해 매우 탁월한 효과가 있습니다. 이러한 맥락에서 보면 황반변성도 현대병이라고 할 수 있습니다. 황반 부위에 침착된 노폐물이 결국 '독소'이며 우리 몸이 독소를 해독하고 배출하는 과정에서 황반에 문제가 생긴 질환인 것입니다. 따라서 한의원에서 시행하고 있는 해독 요법은 어떤 의미에서 황반변성을 예방하고 치료하는 가장 적절한 방법이라고 할 수 있습니다.

Q. 해독 요법이란?

아마 대부분의 사람들에게 해독 요법이란 말이 낯설지는 않을 것입니다. 이미 언론에서 해독 요법, 해독주스, 디톡스 등에 관해 수없이 다루었으니 누구나 한 번쯤은 들어보았을 것이고 실제로 경험해본 사람도 많을 것입니다. 사실 해독 요법의 범위는 무척 광범위합니다. 실제 독소 누적이 심각하지 않거나 해독력이 심하게 손상되지 않은 경우에는 간단하게 해독 식단으로 바꾸는 것만으로도 상당한 효과를 볼 수도 있습니다. 하지만 이미 독소 누적이 심해 오장육부의 기능에 영향을 미치는 단계에 이르렀다면 식이요법이나 생활습관을 바꾸는 것만으로는 한계가 있습니다. 이런 경우 스스로 자신의 식생활을 관리해야 할 뿐 아니라 전문가의 처방에 따른 체계적인 해독 요법을 통해 독소 배출을 강화해야 합니다. 그뿐 아니라 인체의 해독 정화 기능을 정상화할 수 있도록 균형 잡힌 영양소와 생리활성물질의 공급을 통해 오장육부의 기능과 몸의 자연 회복력 및 해독력을 정상화시키는 것이 필요합니다.

황반변성 치료에서도 체계적인 해독 요법으로 안구 내 독소를 제거하고 안구 혈류 순환을 촉진시키며 동시에 세포의 영양 공급이 원활해지도록 도와주면 황반 부위의 노폐물 제거 속도가 빨라져 드루젠의 침착을 예방하고 신생 혈관이 생성되는 것을 막을 수 있습니다. 또한 환자에 따라 삼출성 황반변성이 된 경우라고 하더라도 더 이상의 혈관 출혈을 막아주며 시력이 나빠지는 것을 예방해줍니다.

Q. 해독 요법의 구체적 시행 방법은?

해독 요법은 크게 다섯 가지 단계로 나누어볼 수 있습니다. 첫 번째, 인체 정화의 과정입니다. 인체 정화 과정이란 우리 몸에 들어온 독소가 혈액을 타고 세포 내에 누적되어 생길 수 있는 여러 가지 문제들을 스스로 정화하는 과정입니다. 이 과정은 간 해독 능력 및 세포의 대사 기능이 얼마나 원활하게 이루어지느냐, 혈관이 얼마나 건강한 상태이며 혈액이 얼마나 맑은 상태로 유지되느냐와 밀접한 연관성이 있습니다. 우리 몸은 음식과 스트레스, 환경 등 여러 가지 요인에 의하여 끊임없이 독소에 노출되어 있습니다. 다행히 건강한 상태에서는 어느 정도 독소를 스스로 정화할 수 있으므로 몸에 큰 질환을 일으키지 않습니다. 황반변성도 생성된 노폐물을 스스로 정화하는 기능이 떨어지면서 나타나는 질환으로 인체 정화 기능을 높이는 것이 황반변성 치료의 핵심 요소라고 할 수 있습니다.

두 번째, 배독 과정입니다. 몸의 독소 정화 기능이 정상적이라고 하더라도 배독 기능이 원활하지 않으면 독소가 혈액 속으로 역류되어 다시 혈액을 탁하게 만들고 결국 이것이 몸의 독소로 작용하게 됩니다. 따라서 배독 기능이 얼마나 원활한가가 해독에 있어서 또 다른 핵심 요소입니다. 독소는 크게 소변, 대변, 호흡, 땀을 통해 배출됩니다. 대소변이 원활하지 않거나 호흡이 고르지 않은 경우, 지나치게 땀을 많이 흘리거나 반대로 지나치게 땀이 나지 않는 경우 모두 배독 기능에 이상이 있다고 볼 수 있습니다. 따라서 대장 배독 기능, 신장 배독 기능을 활성화함과 동시에 심호흡이나 명상 요법들을 통해서 안정적이고 깊은 호흡을 해주는 것이 필요합니다. 또한 적절한 운동을 통해서 땀을 내거나 뜸, 족욕, 반신욕 등을 통해서 발한 요법을 적절하게 해주는 것이 좋습니다.

세 번째, 체내 독소 유입 최소화 과정입니다. 산업화 사회로 오면서 세상살이가 참 많이도 변했습니다. 먹을거리 문제뿐만 아니라 환경, 스트레스 문제 등 인간이 적응하기에 세상이 너무 빠른 속도로 변하고 있습니다. 그러다 보니 우리 몸이 넘쳐나는 독소를 스스로 다 정화해내는 데 과부하 상태이고 더군다나 각종 합성첨가물과 가공식품 속에 있는 여러 성분들을 분해하는 효소조차 인체에 없는 경우가 있습니다. 이런 성분들은 미량으로 먹었을 경우에는 별 증상을 느끼지 못하지만 지속적으로 먹게 되면 몸속에 쌓여 여러 가지 질환을 일으키는 원인이 됩니다.

실제 내원하는 아이들을 상대로 가속도 맥파 검사를 해보면 깜짝 놀랄 정도로 혈관 상태가 좋지 않은 경우가 많습니다. 그만큼 아이들이 먹지 말아야 할 음식을 많이 먹고 있으며 독소가 유입될 수밖에 없는 생활 패턴을 가지고 있다는 것입니다. 따라서 우리 몸이 스스로 정화화고 배독해가는 과정을 극대화하기 위해서는 몸속으로 유입되는 독소의 양을 어떻게 줄일 것인가가 매우 중요합니다. 인체에 유입되는 독소의 양을 최소화하기 위해서는 가장 먼저 식습관을 바꾸어야 합니다. 또한 환경에 의한 독소도 인체에 많은 영향을 미칠 수 있으며 우리가 사용하는 세안제나 화장품, 치약 등에도 독소가 있을 수 있으므로 가능한 한 천연재료로 만든 제품을 사용하는 것이 좋습니다.

네 번째, 영양소 및 생리 활성 물질의 보충 과정입니다. 먹을거리가 풍부해지다 보니 기혈이 허해져서 내원하는 환자가 많이 줄어들었지만 해독이나 세포 대사에 절대적으로 중요한 역할을 하는 효소, 생리 활성 물질, 비타민, 미네랄 등의 섭취량이 부족해져 있는 환자들이 많습니다. 다시 말해 몸 안으로 들어오는 독소의 양은 엄청나게 증가한 반면 이를 대사, 분해하는 데 관여하는 물질의 섭취가 부족하다 보니 독소가 분해, 배출되지 못하고 몸속에 쌓이는 것입니다. 앞서 언급했듯이 건성 황반변성의 치료에 있어서 병의 진행을 막기 위한 유일한 처방이 항산화제라는 것만 보아도 현대인의 영양 불균형을 맞추어줄 수 있는 물질을 어떻게 잘 공급해줄 것이냐가 해독 치료의 중요한 요소입니다.

다섯 번째, 스트레스 조절 과정입니다. 우리 몸에 유입되는 독소는 단순히 음식이나 환경에 의해서만 유발되는 것은 아닙니다. 스트레스가 만병의 근원이라고 할 만큼 독소 생성에 스트레스가 미치는 영향은 매우 큽니다. 실제 과도한 스트레스는 상부로 열이 뜨게 만들며 두경부의 과긴장을 유발시켜 눈의 피로나 안구의 혈류 순환에 악영향을 미칩니다. 실제로도 황반변성환자들을 진찰해보면 두경부로 가는 혈맥이 막혀 있는 경우가 많습니다. 스트레스로 인한 독소의 생성을 줄이기 위해서는 적절한 여가 활동이 좋고 산책, 명상 등의 방법으로 과도한 긴장이나 스트레스를 조절하는 훈련을 하는 것도 좋습니다. 또한 스트레스로 인한 자율신경계의 불균형을 잡아주면서 상열되는 현상을 조절해주는 해독 요법을 실시해준다면 황반변성의 치료에 더욱 도움이 될 수 있습니다.

Q. 황반변성의 또 다른 한의학적 치료법은?

황반변성 치료를 위해서는 해독 요법 외에도 안구의 혈류 순환을 촉진하기 위한 안와침법을 병행하는 것이 좋습니다. 실제 임상에서 적용해보면 안와침법은 황반변성 치료에 매우 효과적인 방법으로, 전통적으로 각종 안구 질환에 응용되어 왔으며 탁월한 효과가 있어왔습니다. 안와침법은 안구가 있는 안와 내로 30~40mm 정도의 침을 자입하여 시신경을 자극하는 방법입니다. 이 부위에 자침하는 것은 민감하여 고도의 기술을 요하는 침법이지만 단순히 눈의 혈류 순환을 촉진하기 위한 원위침법만 시술하는 것에 비해 치료 효과가 훨씬 커 황반변성과 같은 난치성 안질환이라면 반드시 병행 치료하는 것이 좋습니다. 안와침법을 시술할 때에는 눈 주위의 다른 혈자리들이나 원위에 있는 혈자리들을 배합해주면 효과가 더욱 좋습니다. 또한 약침 요법이나 부항 요법 등 다른 한방 요법들을 병행해서 두경부나 안주위의 혈류 순환을 촉진해주고 막힌 경혈들을 열어주는 것도 치료 효과를 높이는 방법입니다. 또한 혈위초음파 요법을 통해 안구 내 혈류 순환을 개선해주는 것도 좋습니다.

Q. 황반변성 예방을 위한 생활수칙은?

황반변성은 노화 과정에서 황반 부위에 노폐물이 축적되어 나타나는 질환으로 황반 부위의 혈관 상태와 혈액 순환의 정도가 큰 영향을 미칩니다. 따라서 혈액 순환에 악영향을 끼치는 요소들을 피하고 건강한 혈관과 맑은 혈액의 상태를 유지하기 위한 생활습관을 유지한다면 충분히 예방할 수 있습니다.

황반변성 예방을 위한 생활수칙

- 금연, 금주
- 식생활 습관의 변화
- 혈압, 당뇨 관리
- 체중 조절
- 적절한 운동
- 지나친 눈의 피로를 유발하는 활동 자제
- 스트레스 관리
- 항산화제 섭취

이와 같은 항목은 대사증후군과 심혈관 질환을 예방하기 위한 생활 수칙과 일맥상통합니다. 이는 결국 혈관이 건강하고 피가 맑으면 세포에서 필요로 하는 영양소와 산소의 전달이 쉽게 이뤄지며 세포 독소들이 원활하게 제거되어 몸이 건강해진다는 의미이며 동시에 눈도 건강해질 수 있습니다.

앞서 살펴보았듯이 황반변성의 치료는 쉽지 않으며 대부분의 환자가 꾸준한 치료에도 불구하고 시력이 회복되지 않거나 오히려 더 떨어져 결국에는 실명으로까지 이어집니다. 그저 노안이려니 생각했다가 뚜렷한 치료법조차 없는 황반변성 진단을 받게 된다면 그 절망감이란 이루 말할 수 없을 것입니다. 하지만 절망보다 중요한 것은 최선의 치료법을 찾는 것입니다. 황반변성을 무조건 안과 치료에만 의존하기보다 전문적인 한방 해독 치료를 반드시 병행할 것을 권유합니다.

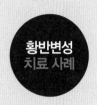
황반변성
치료 사례

저는 나이 44세 남자입니다. 지난 2015년 3월경 온천여행으로 고속도로 장거리 운전을 하던 중 전방에 아지랑이가 올라오는 것이 보였습니다. 그날은 '그냥 좀 피곤해서 그런가보다 오늘 푹 쉬고 나면 괜찮겠지' 하고 대수롭지 않게 생각했습니다. 다음 날, 고속도로 장거리 운전을 하다 보니 사물이 구불구불하게 보였습니다. 그 순간 '아! 뭔가 눈에 이상이 생겼구나!' 하는 생각이 들었습니다. 혹시나 하는 마음으로 한쪽 눈씩 번갈아 가려가며 앞을 보는데 왼쪽 눈으로 볼 때 사물이 몹시 구불구불하게 보이고 사각형 물체의 한쪽이 제법 찌그러져 보였습니다.

큰 병은 아니려니 하고 대수롭지 않게 생각하면서 동네 안과에 가서 진찰을 받았습니다. 그랬더니 안과 원장님께서는 망막 하에 출혈이 생겼다고 가능한 한 빨리 대학병원에서 검사하고 치료를 받으라고 하셨습니다.

서둘러 대학병원 안과에서 진찰한 결과 왼쪽 눈에 삼출성 황반변성이 생겼고 백내장이 같이 와 있는 상태라고 하셨습니다. 그뿐 아니라 오른쪽 눈도 약하게 황반변성이 발병했다고 하셨습니다. 그 말씀을 듣고 왼쪽 눈을 가리고 보니 약하게 오른쪽 눈에도 사물이 구부러지는 현상이 있었습니다. 안과의사 선생님께서 황반변성은 병이 진행되는 것을 막아주기 위한 치료를 할 뿐이며 사람에 따라서는 치료 중에도 악화가 되는 경우가 있다고 하셨습니다. 저는 우선 의사 선생님께서 말씀하신대로 눈에 주사를 맞고 약을 먹기 시작했습니다.

진단 당시만 해도 저는 황반변성이 어떤 병인지 잘 몰랐기에 그다지 심각하게 생각하지 않았습니다. 하지만 집으로 돌아와 황반변성에 대해 여러 가지로 알아보니 황반변성은 난치성 안과질환에 속하며 3대 실명 원인 질환 중 하나로 별다른 치료법도 없다는 것을 알게 되었습니다. 잘못하면 실명이 될 수도 있다니 어떻게 해야 할지 답답하기만 했습니다. 그러던 중 한의원의 집중 해독 치료와 침 치료, 부항 치료, 약침 치료, 혈위초음파 치료 등이 효과가 좋다고 들어 한방 치료를 시작하게 되었습니다.

한방 치료를 시작한 지 1개월여가 지나자 확연히 사물을 보는 것이 편안해지는 것을 느꼈습니다. 1개월 후 가까운 안과에서 검사를 한 결과 실제 황변변성이 좋아지고 있다는 이야기를 들었습니다. 한방 치료만으로도 증상이 개선되는 것을 느꼈기에 처음 진단 시 1회만 안과에서 주사를 맞고 더 이상 주사 치료는 하지 않았습니다. 3개월 후 다시 대학병원 안과에서 검사를 받았습니다. 안과의사 선생님께서는 더 이상 병이 진행되지 않았고 혈관이 터진 곳도 없다고 하시면서 주사 치료 중에도 악화되는 경우가 제법 있는데 경과가 좋다고 하셨습니다. 그리고 주사는 더 이상 맞지 않아도 될 것 같다고 하시면서 3개월 뒤에 다시 정기검사를 하러 오라고만 하셨습니다.

저는 지금까지도 눈 건강을 위해 지속적으로 한방 치료를 하고 있습니다. 얼마 전 정기 검사에서도 결과는 아주 만족스러웠습니다. 지금 제 눈의 상태를 설명하면 왼쪽 눈으로만 봤을 때, 처음보다 97% 정도 정상으로 보이는 것 같습니다. 그리고 양안으로 볼 때는 전혀 생활하는 데 지장이 없고 불편한 느낌도 없습니다. 이번 정기검사에서는 백내장도 사라졌다는 이야기를 들었습니다.

황반변성으로 힘들어 하시는 분이 있으시다면 안과 치료에만 의존하는 것보다는 한방 치료를 병행해보는 것이 어떨까 하는 생각입니다.

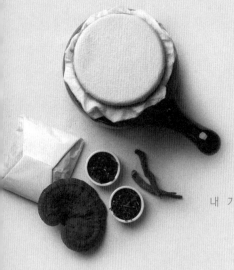

내 가　지 금　한의원에　가 야　하 는　이 유

제 3 부

잡병편

雜病篇

신경정신 질환 · 남성 및 여성질환

불면증

한열변증요법

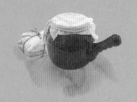

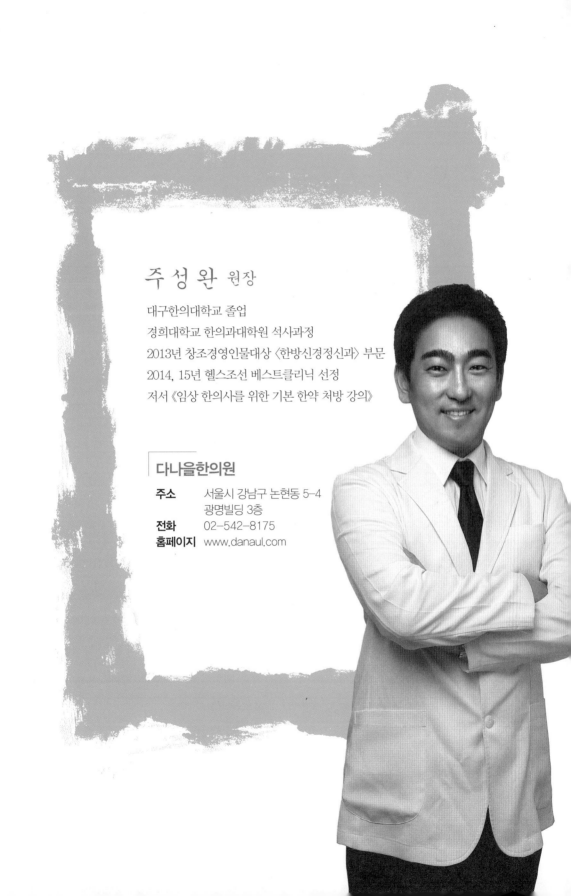

주 성 완 원장

대구한의대학교 졸업
경희대학교 한의과대학원 석사과정
2013년 창조경영인물대상 〈한방신경정신과〉 부문
2014, 15년 헬스조선 베스트클리닉 선정
저서《임상 한의사를 위한 기본 한약 처방 강의》

다나을한의원

주소	서울시 강남구 논현동 5-4 광명빌딩 3층
전화	02-542-8175
홈페이지	www.danaul.com

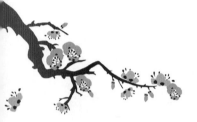

불면증, 한의학적으로 해결해 드립니다

잠 못 드는 고통, 불면증과 이별하는 방법

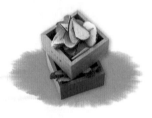

밤낮 구분 없이 깨어 있는 현대인들. 아무리 건강한 사람이라도 정신적인 긴장, 불안, 불규칙한 생활 습관 등을 오래 겪다 보면 수면에 문제가 생길 수 있다. '잠이 보약이다'라는 말처럼 사람은 누구나 일정 시간 잠을 자고, 그로 인해 에너지를 보충해 하루를 살아간다. 하지만 우리나라 성인 3명 중 1명이 밤잠을 설치는 불면증으로 고통받고 있는 게 현실이다. 수면의 패턴을 알고 불면증이 생기는 원인을 이해한다면 오늘 밤 당신도 꿀잠에 빠질 수 있다.

불면증에 대한 일문일답

Q. 불면증란 무엇인가?

불면증은 크게 입면 장애와 수면 유지 장애, 사건 수면으로 나눌 수 있습니다.

입면 장애는 말 그대로 잠이 오지 않는 것으로, 잠을 자려고 눕지만 여러 가지 상황에 의해 잠이 오지 않는 것을 의미합니다. 수면 리듬이 깨져서 잠을 제때 자지 못하는 일주기 리듬장애가 대표적입니다.

수면 유지 장애는 잠을 자는 동안 여러 가지 이유로 반복적으로 깨거나 깬 이후에 다시 잠이 들지 못하는 것을 의미합니다. 수면 중 무호흡증이 대표적입니다.

사건 수면은 수면 중 특정한 행동을 하면서 각성이 일어나거나 혹은 기억을 못하는 것을 이야기합니다. 대표적으로 몽유병, 이갈이, 가위 눌림 등이 있습니다.

이러한 불면증에 대한 치료법을 이야기하려면 먼저 수면의 기전에 대한 이해가 있어야 합니다.

Q. 수면의 원리와 구조는?

수면은 크게 5단계에 걸쳐서 진행됩니다. 1, 2단계의 수면을 얕은 수면이라고 부르고, 3, 4단계의 수면을 깊은 수면, 5단계를 REM Rapid Eye Movement 수면이라고 부릅니다. 이러한 1~5단계의 수면이 한 번 이루어지기까지는 약 1시간 30분 정도의 시간이 소요되며 이러한 수면이 밤에 4~6회 정도 반복하여 일어나게 됩니다. 3, 4단계의 깊은 수면 단계(약 40분)에 성장 호르몬이 분비되는데 이 성장 호르몬은 20세 이전에는 성장을 돕다가, 20세가 넘어가면 손상된 세포가 회복하는 것을 돕게 됩니다. 따라서 깊은 수면 시간이 짧아지면 손상된 세포가 회복이 잘 되지 않기 때문에 만성적인 염증 질환으로 진행됩니다. 이 영향을 받는 대표적인 질환으로 위염, 피부염, 거친 모발 등이 있습니다. 이렇듯 잠을 잘 자는 것은 휴식을 위한 자연 현상의 의미를 넘어선 매우 중요한 활동입니다.

REM 수면(약 40분)은 눈을 빨리 움직이는 수면이라는 영어 표현 그대로 자는 동안 눈알이 빠르게 좌우로 움직이면서 꿈을 꾸는 수면 단계입니다. 이 시기는 뇌의 정보들을 정리하고 장기기억으로 바꾸는 데 상당히 중요한 순간입니다. REM 수면이 제대로 이루어지지 않으면 기억력에 문제가 생기기도 하고, 정보를 처리하는 능력 즉 판단력이 떨어지기도 합니다. 장기적으로 수면의 질이 떨어진 분들은 이러한 REM 수면 시간이 짧아지는 경우가 많기 때문에 기억력과 판단력이 흐려질 확률이 높습니다.

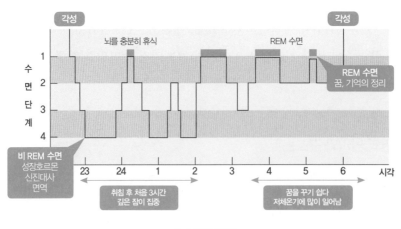

▲ 수면의 5단계

Q. 수면에 영향을 주는 호르몬의 종류와 역할은?

잠이 들거나 잠에서 깨지 않기 위해서는 두 가지 호르몬의 체내 농도가 상당히 중요하게 작용합니다.

첫 번째는 코티졸cortisol이라는 이름의 스트레스 호르몬입니다. 이 호르몬은 스트레스를 많이 받을 때 신진대사를 상승시켜 에너지를 빠르게 생산하기 위해 분비가 늘어납니다. 장기화된 스트레스 상황에서는 코티졸의 체 내 농도가 높아져서 체온이 높아진 상태가 유지되기 때문에 잠들기가 힘들어집니다. 반대로 만성적인 스트레스 상황에서는 코티졸을 생산하는 장기의 기능이 떨어져 코티졸 분비 저하로 체온이 떨어져서 수면이 잘 일어나지 않게 됩니다.

두 번째는 잘 알려진 멜라토닌melatonin이라는 수면 호르몬입니다. 이 호르몬은 송과체에서 분비되어 뇌 내에 수면의 시작을 알리는 역할을 합니다. 아울러 농도가 최고조로 달했을 때 몸의 체온이 가장 낮아져 회복 반응이 빠르게 일어나도록 하는 데 중요한 역할을 합니다. 이 호르몬의 분비량이 줄어들면 피곤함에도 불구하고 잠이 오지 않거나, 잠을 자다가 반복적으로 깨는 현상이 나타날 수 있

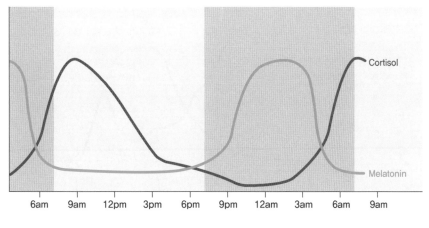

▲ 시간에 따른 수면 호르몬의 분비 경향

습니다.

두 가지 호르몬은 그래프와 같이 서로 반대로 분비됩니다. 멜라토닌은 체내 코티
졸의 분비가 줄어들어야 분비량이 늘어나기 때문에 결국 불면증이 일어나는 핵
심은 코티졸의 양이 정상 범위보다 지나치게 많은가 아니면 지나치게 적은가 하
는 문제가 됩니다. 코티졸의 양이 무엇보다 중요한 이유는 그것이 신진대사에 영
향을 주고 결국 체온을 조절하는 데 영향을 주기 때문입니다.

Q. 수면에 무엇보다 중요한 요소는 체온이다?

잠을 자기 위해서는 약 0.5~1도 정도의 체온 저하가 일어나야 합니다. 그러나
스트레스를 지속적으로 받으면 코티졸 분비량이 늘어나고 멜라토닌의 분비량이
줄어들기 때문에 체온이 쉽게 떨어지지 않습니다. 이것이 곧 잠이 들지 못하는
이유이며, 이때 열을 내리고 스트레스를 완화하며 심신이 안정되는 치료가 이루
어져야 합니다.

반대로 노인 분들은 코티졸의 분비 자체가 적기 때문에 평소에 저체온인 경우가

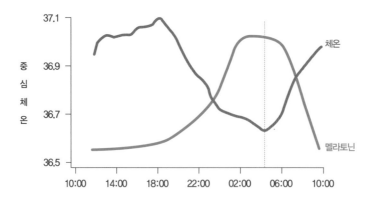

▲ 시간대에 따른 체온 변화와 호르몬 분비 양상

많고, 체온이 가장 낮아지기 시작하는 시점인 새벽에 지나치게 체온이 떨어져서 쉽게 잠에서 깨는 경우가 많습니다. 노인들이 새벽잠이 없다고 하는 건 생리적인 현상이기도 하지만, 병리적인 현상일 수도 있습니다. 심한 불면증을 호소하시는 여성 환자분들 가운데, 갱년기 진행 후 불면증이 시작됐다고 하는 분들이 많습니다. 이 경우 역시 여성 호르몬의 분비 저하로 신진대사의 저하로 인해 체온이 떨어져서 쉽게 잠이 들지 못하는 경우입니다. 따라서 치료는 신진대사를 개선하고 체온을 상승시키는 쪽으로 이루어져야 합니다.

Q. 불면증의 한의학적 치료법은?

앞서 설명 드린 바와 같이 치료를 위해서는 두 가지를 구별해야 합니다. '스트레스 상황 때문에 체온이 올라가 있나' 아니면 '장기화된 스트레스로 체온이 떨어져 있나' 하는 것이 그것입니다.

체온이 올라가 있고 격렬한 양상을 나타내는 것을 한의학에서는 열증熱證이라고 합니다. 한의학적인 진단 방법으로 간화肝火나 심열心熱로 주로 변증이 됩니다. 간에 화가 있거나 심장에 열이 있다는 뜻이지요. 이러한 경우에는 열을 내리는 치료를 위주로 합니다.

열을 내리기 위해서는 주로 찬 성질의 한약재들을 이용하는 경우가 많습니다. 대표적인 약재가 시호, 초룡담, 황금, 황련, 석고, 산조인, 백자인, 복령, 생지황 등입니다. 이러한 약재들을 기본으로 체질과 상황에 맞는 한약재들을 조합하여 불면증 치료 한약을 처방합니다.

열을 내리는 침구 치료는 주로 12경락 가운데 양경陽經을 자극하는 치료로 이루어지게 됩니다. 대표적인 혈 자리로는 합곡, 외관, 족삼리, 곡지 등이 있고, 등에 있는 배수혈背兪穴을 자극하는 것이 도움이 됩니다. 양 유두 가운데 부위에 있는 전중 역시 매우 중요한 혈 자리입니다. 아울러 긴장이 심하기 때문에 호흡 요법이나 명상 요법 등 긴장 이완에 도움이 되는 훈련들을 반복적으로 하는 것이 좋습니다. 저는 자율 훈련법이나 점진적 근육 이완법 등을 활용하기도 하고 최면 등을 이용하기도 합니다.

반대로 체온이 낮아져 있어서 잠이 잘 오지 않는 상태를 한의학에서는 한증寒證이라고 합니다. 대개 한의학적인 진단 방법으로 기허氣虛나 혈허血虛로 주로 변증이 되는 경우입니다. 양기陽氣가 떨어져 있거나 혈액 순환 기능이 저하된 경우를 말하는데 이러한 경우에는 주로 양기를 보충하거나 혈액 순환 기능을 개선하는 쪽으로 치료가 진행됩니다.

한증을 개선하기 위해서는 주로 따뜻한 성질의 한약재들을 이용하는 경우가 많습니다. 대표적인 약재가 황기, 인삼, 당귀, 천궁, 부자, 건강, 육계, 계혈등 등입니다. 이러한 기본적인 약재들과 체질과 상황에 맞는 한약재들을 조합하여 투약하게 됩니다. 한증으로 진행이 된 환자일수록 소화 기능의 저하도 두드러지기 때문에 그에 맞춰서 비위脾胃의 상태를 개선하는 치료가 보조적으로 같이 이루어져야 합니다.

한증을 개선하는 침구 치료는 주로 12경락 가운데 음경陰經을 자극하여 이루어지게 됩니다. 대표적인 혈 자리로는 신문, 삼음교, 태충, 내관, 노궁 등이 있습니다. 또한 무엇보다 하복부에 있는 단전, 관원 등의 혈 자리가 치료 시 중요한 역할을 합니다. 이 혈 자리들에 왕뜸이나 뜸 혹은 약침을 주입하는 것이 치료에 도움이 됩니다.

체온을 올릴 수 있는 여러 가지 운동 요법과 온열 요법 역시 상당히 도움을 줍니다. 운동은 천천히 진행할 수 있는 유산소 운동을 주로 권유하는데, 대표적인 것으로 수영, 조깅, 등산 등이 있습니다. 체력적으로 많이 지친 상태라면 무리하지 말고 가벼운 산책부터 천천히 강도를 높이는 게 좋습니다. 온열 요법은 반신욕이나 각탕 그리고 핫팩을 복부에 자주 올려놓는 것도 도움이 됩니다. 반신욕이나 각탕은 주 2회 이상, 회당 15분 이상 하는 것이 좋으며, 주로 자기 전에 하는 것이 불면증 치료에 도움이 됩니다.

Q. 불면증을 개선하기 위한 생활 습관은?

불면증을 개선하기 위해 무엇보다 중요한 것은 생활 습관을 규칙적으로 바꾸어 몸의 리듬을 만드는 것입니다. 가능하면 같은 시간에 자고 같은 시간에 일어나는 생활을 유지하는 것이 좋습니다. 그래야 깊은 수면 시간이 길어지며 빠르게 회복하는 데 도움을 줄 수 있습니다.

수면 환경의 개선 역시 중요한데 침대에서는 잠만 자는 것이 좋습니다. 다른 활동을 반복적으로 하면 뇌는 그 공간에서 자야 한다는 사실을 잊게 됩니다. 만약 잠이 잘 들지 않는다면 30분 이내에 침대에서 일어나 다시 잠이 올 때까지 기다리는 것이 좋습니다. 이때 독서나 운동 등 지나치게 활동적인 일을 하지 않는 것이 좋습니다. 차라리 몸을 느슨하게 해서 TV를 보거나 심호흡을 하는 것이 도움이 되고 그래도 잠이 오지 않으면 반신욕이나 각탕을 하는 것이 좋습니다. 낮잠은 가능하면 피하는 것이 좋으나 지나치게 피곤하면 15분 이내의 수면만 취하려고 노력해야 합니다. 짧은 낮잠은 몇 시간의 수면 효과가 있지만, 30분이 넘어가면 야간의 수면에 불편한 영향을 끼칠 수 있습니다. 또 중요한 것 중 하나가 카페인을 피하는 것입니다. 카페인이 체 내에서 완전히 분해되는 시간은 평균적으로 8~10시간이나 카페인 분해가 느린 환자들의 경우는 그 시간이 현저히 늘어납니다. 따라서 오전에 마신 커피 한 잔도 야간의 수면에 영향을 줄 수 있습니다. 불면증이 심하다면 일단 카페인을 전부 끊는 것부터 시작하는 것이 좋습니다.

불면증을 개선하기 위한 생활 습관

1. 일정한 시각에 일어날 것

2. 잠자리에서는 잠만 잘 것. TV 시청, 공부하기, 핸드폰 사용하지 말 것

3. 잠들기 힘들 때는 잠자리에서 나올 것

4. 잠자리에서 걱정하거나 계획을 세우지 말 것

5. 낮잠을 피할 것. 잔다면 15분 이내로 잘 것

6. 졸려도 일정 시각 이전에는 잠자리에 들지 말 것

7. 카페인을 피할 것

   (커피, 녹차, 홍차, 밀크티, 초콜릿, 탄산음료, 에너지 드링크 등)

Q. 치료 기간은? 수면제는 끊을 수 있나?

불면증을 앓은 기간이 짧고 양상이 심하지 않다면, 치료는 한약 치료와 더불어 주1~2회의 침구 치료로 대개 1~2개월 이내에 치료가 가능합니다. 만성적인 불면증이 있다면 치료 기간은 대략 2~6개월로 늘어날 수 있습니다.

스트레스성 불면증은 치료 기간이 그다지 길지 않습니다. 열을 내리고 이완하는 치료를 통해 금방 회복이 가능합니다. 반대로 완고한 노인성 불면증은 치료 기간이 다소 길어질 가능성이 큽니다. 체온이 상승하고 수면의 리듬이 안정되기까지 그만큼 시간이 많이 걸리는 것입니다. 아울러 갱년기 이후의 여성 불면증은 대사가 개선되고 체온이 상승하기까지 대략 2~3개월 정도의 시간이 소요됩니다.

수면제를 복용하고 있는 환자는 치료 기간이 조금 더 늘어날 수 있습니다. 수면제 의존도가 생각보다 훨씬 크기 때문인데 그렇다고 수면제를 단번에 끊는 것은

리바운드 현상을 일으키므로 고려해야 합니다. 환자의 전체적인 컨디션을 완화하면서 단계적으로 수면제를 줄여가는 훈련이 필요합니다. 임상을 통해 수면제를 줄이지 못한 사례는 거의 없으며 몸 상태가 좋아져 감에 따라 점차 수면의 질이 좋아지는 것을 확인할 수 있습니다.

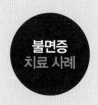

저는 불면증을 주 치료로 다루고 있으며, 불면증이 호전된 케이스를 수백 건 경험해왔습니다. 수면제 의존이 심하던 환자들도 대부분 단계적인 수면제 줄이기를 통해서 수면제 없이도 잠을 잘 수 있게 되었습니다. 수면제를 7년 이상 복용한 환자 중 수면제를 완전히 끊고 잠을 잘 수 있게 된 사례가 20여 건 정도 되며 여기서는 그중 한 가지 사례를 소개할까 합니다.

환자는 2년째 수면제 없이 잠을 잘 수 없는 50대 주부였습니다. 갱년기 증상이 온 이후 급격히 불면증이 찾아왔습니다. 전형적인 갱년기 불면증 양상인 셈입니다. 본인이 수면제에 의존하지 않기 위해 멜라토닌 등 여러 가지 방법을 사용하였으나 효과가 없었습니다. 얼굴은 하얗고 복진상 통증은 크게 없었습니다. 혈압과 심박수는 정상이나 체온이 많이 떨어져 있었고, 맥이 굉장히 약하게 잡혔습니다.

환자분은 전형적인 한증寒證의 양상으로 보였기 때문에 양기陽氣를 올리는 쪽으로 치료를 진행하였습니다. 양기陽氣를 올리는 한약 처방과 더불어 주 1회 내원하여 불면을 개선하는 혈 자리 가운데 음경陰經 위주로 자침을 반복하였습니다. 한 달이 경과하자 컨디션이 향상되었고, 이후 한 달간 수면제를 서서히 줄여나가는 훈련을 통해 두 달째 치료가 지나고서 수면제 없이 잠을 잘 수 있는 상태가 되었습니다. 그 후 한 달간은 상태 유지를 위해 치료를 지속하였고 전체적으로 양호한 수면의 질을 나타냈기에 치료를 종결하였습니다. 현재도 지속적으로 경과 추적을 하고 있는데, 1년 가까이 지난 지금까지도 수면이 잘 유지되고 있습니다.

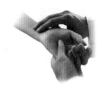

내 가 　 지 금 　 한 의 원 에 　 가 야 　 하 는 　 이 유

틱 장애

———

경추교정약침

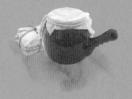

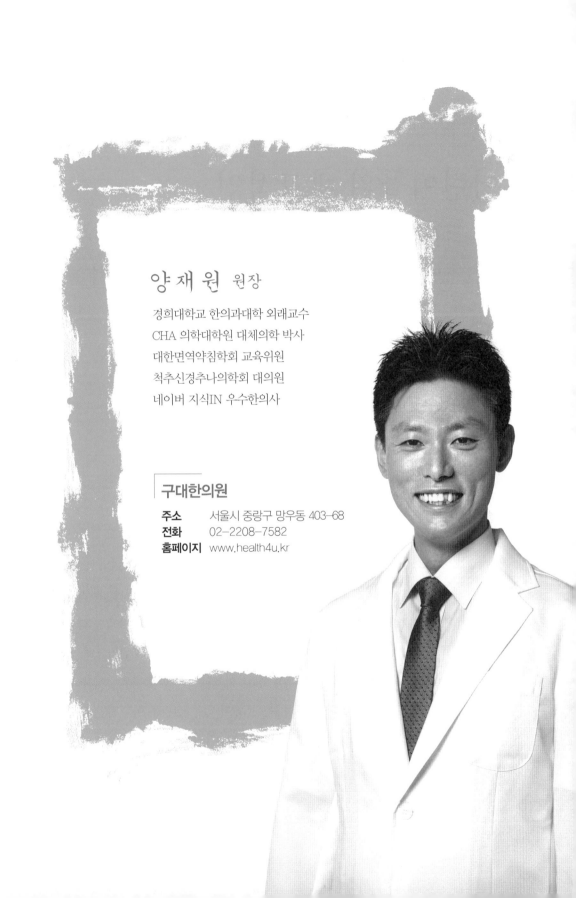

양 재 원 원장

경희대학교 한의과대학 외래교수
CHA 의학대학원 대체의학 박사
대한면역약침학회 교육위원
척추신경추나의학회 대의원
네이버 지식IN 우수한의사

구대한의원

주소	서울시 중랑구 망우동 403-68
전화	02-2208-7582
홈페이지	www.health4u.kr

어린이들의 대표적인
스트레스 질환
틱 장애, 원인분석과 한방 치료

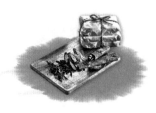

현대인들은 스트레스가 많다. 자라나는 어린이나 청소년도 예외는 아니다. 어린이들의 대표적인 스트레스 질환 중의 하나가 바로 틱 장애다. 한의사들 사이에 '틱 장애를 잡기 위해서는 엄마를 잡아라'라는 말이 있을 정도로 틱 장애는 갑작스러운 스트레스로 인하여 발생하는 경우가 많다. 그래서 초등학교 입학으로 인한 단체생활, 방학이 끝나고 맞는 새 학기, 상급 학교에 진학한 후 틱 장애가 자주 발생하는 것으로 알려져 있다. 틱 장애는 통증이 있는 질환은 아니지만 다른 사람들의 시선이 의식되며 불편함을 안겨줄 수 있는 질환이다. 이를 어떻게 대처하고 치료할 것인지 알아보자.

틱 장애에 대한 일문일답

Q. 틱 장애란 무엇이며 어떤 증상이 나타나는가?

틱 장애란 빠르고 반복적으로 나타나는 무의식적인 움직임이나 소리 증상을 의미합니다. 사람은 누구나 불안하면 다리를 떨거나 손으로 머리를 만지거나 손톱을 물어뜯거나 기침을 하는 등의 행동을 할 수 있습니다. 하지만 이러한 동작이 반복적이고 지속적으로 나타나게 되면 이를 틱 장애로 진단합니다.

틱 장애는 크게 두 가지로 나눌 수 있습니다. 움직임으로 나타나는 증상을 운동틱(근육틱), 소리로 나타나는 증상을 음성틱이라고 하며, 이 두 가지 틱 증상이 모두 나타나면서 전체 유병 기간이 1년을 넘는 것을 뚜렛병Tourette's Disorder이라고 합니다. 틱 장애는 특히 아이들에게서 많이 나타납니다. 남자아이의 발병률이 여자아이보다 3~4배 높고 대개 만 2~13세 사이에 시작되며 7~11세 사이에 발병하는 경우가 가장 많습니다.

틱의 경과는 매우 다양합니다. 눈을 깜박거리는 증상부터 시작하는 경우가 가장 흔하지만 시간이 경과하면서 어느 날은 눈을 깜빡이다가 며칠 후에는 코를 킁킁거리는 식으로, 한 가지 증상이 없어지고 다른 증상이 새로이 나타나기도 합니다. 또는 증상이 1초 이내에 나타나 자신도 모르게 지나갈 수도 있습니다. 이러한 경우에는 틱 장애를 의심하기가 쉽지 않을 수 있습니다. 수일 혹은 수개월에 걸쳐 저절로 증상이 생겼다가 없어졌다 하며 갑자기 증상이 심해졌다가 며칠 뒤에는 잠잠해지는 식으로 증상의 정도도 시시각각 달라집니다. 틱 장애는 가족들이 '너 그렇게 하지 마'라는 식으로 주의를 준다든지 본인의 의지로 노력한다고 해서 개선되는 질환이 아닙니다.

1. 근육틱(운동틱)

눈 깜박임, 얼굴 찡그리기, 머리 흔들기, 입술 빨기, 어깨 으쓱하기 등 틱의 초기 증상에 나타나는 간단하고 작은 그리고 순식간에 나타나는 동작을 '단순 근육틱'이라고 합니다. 증세가 좀 더 오래되거나 틱 장애가 심해지면 '복합 근육틱'으로 나타납니다. 그러면 증상은 얼굴에만 그치지 않고 몸 전체로 나타납니다. 자신을 때리고, 제자리에서 뛰고, 다른 사람의 행동을 따라하고, 성기를 만지고, 어깨를 움직이고, 척추를 뒤로 젖히고, 몸을 흔드는 등의 증상이 나타납니다. 단순 근육틱은 뇌의 신호체계에만 문제가 생긴 것이라고 볼 수 있는 반면에 '복합 근육틱'은 뇌의 불균형 체계가 심해져서 더 고착화된 것으로 봐야합니다. 뇌의 긴장도가 더 높아진 것이라고 볼 수 있습니다.

2. 음성틱

코의 훌쩍거림, 헛기침, 침 뱉는 소리, 혀와 입술로 내는 소리 등의 증상으로, 근육틱과 마찬가지로 위의 증상을 '단순 음성틱'이라고 부릅니다. 그리고 진단하기 어려운 '복합 음성틱'이라는 것이 있는데 상황과 전혀 맞지 않는 단어 혹은 문장의 반복, 욕설, 남의 말을 의미 없이 계속 따라하는 등의 증상을 보입니다.

Q. 틱 장애의 다양한 원인은?

한의학에서는 '두경신장탈頭傾神將奪'이라고 하여 머리가 기울어지면 정신에 문제가 생길 수 있음을 주지하였습니다. 틱 장애는 유전적인 요인, 뇌의 구조적 기능적 이상, 뇌의 생화학적 이상, 호르몬, 출산 과정에서의 뇌 손상이나 세균 감염과 관련된 면역 반응 이상 등이 틱 장애의 발생과 관련 있는 것으로 알려져 있습니다. 그 밖에도 학습 요인, 심리적 요인 등이 틱의 발생과 악화에 관련이 있습니다. 예를 들어 아주 가볍고 일시적인 틱 장애는 주위의 관심이나 환경적 요인으로 인해 나타나거나 특정한 사회적 상황과 연관되어 나타날 수 있습니다. 가족이 틱 장애의 증상을 아이의 장난으로 오해하고 주의를 주거나 아이를 다그쳐서 증상을 제지하려고 한다면 아이는 정서적으로 불안해져 증상이 오히려 더 악화될 수 있습니다.

1. 뇌의 구조적 · 기능적 이상

틱 장애 아동의 뇌 사진을 찍어보면 좌뇌와 우뇌의 발달에 편차가 있는 경우가 많습니다. 정상인들은 그 차이가 심하지 않기 때문에 학습과 생활에 있어서 큰 차이가 나타나지 않지만, 틱 장애 아동은 학습에 큰 차이를 보이기도 합니다. 흔히 좌뇌는 '언어 뇌'라고 하여 언어 구사, 합리적 사고, 문자나 숫자에 대한 이해를 담당하고, 우뇌는 '이미지 뇌'라고 하여 예술, 스포츠, 직관적, 추상적 능력을 담당하는 것으로 알려져 있습니다. 우리는 이러한 능력 차이에 따라 이공계나 예술계, 인문계 분야를 선택하기도 하지만 그렇다고 이런 차이가 학습 능력을 크게 좌우하는 것은 아닙니다. 하지만 틱 장애 아동의 경우는 심하게는 80% 정도까지 차이를 보이기도 합니다.

2. 경추의 부정렬

틱 장애 아동의 경우 상부경추 및 하부경추에 문제가 있는 경우가 많습니다. 상부경추란 후두골과 1번 경추를 말하며 경우에 따라서는 2번 경추까지 확대해서 보기도 합니다. 후두골과 1번 경추의 부정렬, 1번 경추와 2번 경추의 부정렬이 있을 경우 상부경추의 이상으로 봅니다.

1번 경추는 비전형적인 경추로 후두골을 양쪽에서 받치고 있습니다. 고대 그리스의 아틀라스가 지구를 받치고 있는 모습과 비슷하다고 하여 1번 경추를 아틀라스라고 부릅니다. 2번 경추는 가운데 치상돌기가 있어서 1번 경추와의 사이에서 회전을 일으키는 경우로 1~2번의 회전이 전체 경추 회전의 절반을 차지합니다.

상부경추의 문제는 두뇌로 직접 들어가는 혈관 및 뇌신경의 문제를 야기합니다. 틱 장애 아동의 상부경추를 교정하고 척추를 바르게 하면 한쪽으로 편향된 뇌 기능의 균형을 바르게 하여 치료 효과를 볼 수 있습니다. 한쪽으로 기울어진 상부경추는 동측으로 올라가는 혈류의 순환을 억제하고 승모근, 흉쇄유돌근 등의 근육이 단축되어 뇌신경의 활성화가 저하됩니다. 좌우 뇌의 불균형은 신체의 좌우 불균형과도 밀접한 관련이 있습니다. 뇌의 불균형은 동작 및 운동 기능에 있어서 편향된 움직임을 보이는 경우가 많아서 신체 발달도 좌우

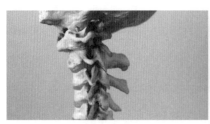

▲ 경추의 옆 모습

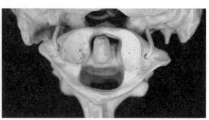

▲ 경추를 위에서 본 모습
(후두골을 젖히고 1번 경추와 2번 치상돌기의 모습)

가 다르게 나타날 수 있습니다.

Q. 틱 장애의 한의학적 치료법은?

1. 상부경추 교정

앞서 틱 장애의 증상에서 이야기 했듯이 부정렬이 있는 상부경추를 교정하고 척추를 바르게 하면 뇌의 혈류가 좋아지고 불균형이었던 좌뇌와 우뇌의 균형을 맞출 수 있습니다. 틱 장애를 치료하기 위해서는 좌우, 운동 기능의 밸런스와 아탈구 된 상부경추를 교정해야 큰 효과를 거둘 수 있습니다. 좌뇌와 우뇌의 고른 발달은 틱 장애를 극복하는 열쇠일 뿐 아니라 학습 능률과 균형 있는 성장에도 영향을 줍니다.

2. 한약 치료

체질에 맞는 한약 처방으로 틱 장애를 치료합니다. 틱 장애를 가진 아이들은 크게 두 가지 체질로 구분되는데, 열이 많은 체질과 불안하고 긴장하는 체질입니다. 먼저 열이 많은 아이들은 청열해독淸熱解毒의 방법으로 혈분의 열을 내려서 뇌의 불균형을 개선합니다. 혈분에 열이 많으면 심장에서 뇌로 가는 혈류의 제한이 발생합니다. 이로 인해서 좌우 뇌로 공급되는 혈류의 차이는 뇌의 불균형을 유발할 수 있습니다. 한의학에서는 열극생풍熱極生風이라고 하여 열이 심하면 풍병風病이 생긴다고 하였습니다. 풍병의 대표적인 증상이 떨림입니다.

불안하고 긴장하는 체질은 심장 기능이 약한 경우가 많습니다. 심장이 약하고 근육이 항상 긴장된 아이들의 경우는 감이완지甘以緩之 방법으로 처방하여 근육 긴장을 풀어서 뇌의 불균형을 치료합니다.

3. 약침 치료

1번 경추 및 후두골을 움직이는 풍지 및 풍부, 예풍혈 그리고 뇌척수액의 펌프 순환을 일으키는 천골의 팔료혈에 녹용약침 치료를 하여 뇌에 부족한 에너지를 공급하고 뇌척수액의 펌프작용을 활성화하여 뇌의 회복기전을 강화시킵니다. 후두하 근육 및 상두사근, 하두사근, 대소후두직근 등의 긴장은 상부경추의 아탈구를 야기하기 때문에 약침 치료로 경결된 근육 긴장을 이완시켜 상부경추의 아탈구를 예방합니다. 교정으로 아탈구된 경추를 바르게 하더라도 근육이 제 역할을 하지 못하면 다시 틀어지는 경우가 많은데 이때 약침을 사용하여 치료 효과를 지속, 증대시킵니다. 상부경추와 천골의 움직임은 대칭적일 경우가 많습니다. 천골의 팔료혈에 녹용약침 치료를 하면 천골의 척수액 순환 펌프 운동을 활발하게 하여 뇌 기능의 개선과 척수액의 순환을 돕게 됩니다.

Q. 임상에서 본 틱 장애 완치율과 재발률은?

근육틱의 경우는 빠른 시간 내에 좋아지며 재발도 거의 없습니다. 음성틱은 근육틱보다는 시간이 좀 더 걸리는 편입니다. 하지만 뚜렛병은 시간이 많이 걸립니다. 서울대학교에서 발간한 건강백과에 따르면 틱 장애는 7~15세를 전후하여 증세가 많이 좋아지며, 뚜렛병은 30~40%가 완치되고 30%는 약한 증상을 가지고 있으며 30%는 증상 호전이 없을 수 있다고 하였습니다. 틱 장애를 치료해 보면 회수의 차이는 있겠지만 거의 완치되며 시간이 아주 오래되어 고착이 된 경우를 제외하고는 많은 경우에 있어서 몇 개월 내에 증상이 많이 좋아지고 재발은 잘 되지 않는 것으로 보고 있습니다. 성장기의 아이들은 자생력과 회복력이 빠르기 때문에 뇌 균형을 바로잡아주면 균형이 다시 불균형 상태로 잘 변하지 않는 것으로 판단되어집니다.

Q. 치료 시 부모와 주변인들이 지켜야 할 점과 환자의 노력은?

틱 장애가 단순히 스트레스 때문에 나타나는 질환은 아니지만 틱 장애가 발병할 즈음은 아이가 스트레스를 많이 받거나 주위 환경이 갑자기 변화하는 경우가 많습니다. 그러므로 틱 장애를 치료할 때는 아이가 스스로 무언가를 찾을 수 있도록 부모는 울타리가 되어서 한 걸음 뒤로 물러서서 지켜봐주는 것이 필요합니다. 아이의 행동에 지나친 간섭은 아이가 더 많은 스트레스를 줄 수 있으므로 놀고 싶을 때 놀고, 공부하고 싶을 때 공부하고, 스스로 판단하고 행동할 수 있도록 지켜봐주어야 합니다.

물론 부모의 입장에서 볼 때 아이의 행동이 못마땅할 수도 있습니다. 하지만 그 또한 아이의 성장 과정이며 학습 과정이기 때문에 다그치지 말고 그냥 지켜봐주어야 합니다. 물론 너무 심한 도덕적 문제 행동이 있다면 훈육으로 바로잡아야 하지만 그렇지 않다면 내버려두는 것이 좋습니다.

틱 장애는 아이의 뇌 활성도와 많은 관련이 있으므로 신체적 활동을 통해 역으로 뇌의 활성화가 나타날 수 있도록 하면 치료에 많은 도움이 됩니다. 요즘 아이들은 예전과는 달리 아파트가 집이고 학원이 놀이터가 되어 야외에서 신체적 활동을 통해 성장할 수 있는 기회가 많이 줄었습니다. 이로 인해 스트레스를 발산을 하지 못하고 놀이학습이 현저히 적으므로 최대한 야외에서 놀 수 있도록 해주는 것이 좋습니다. 《운동화 신은 뇌》의 작가 존 레이티, 에릭 헤이거먼은 '운동을 해서 유쾌한 기분이 드는 이유는 운동을 해서 혈액을 뇌에 공급해주면 뇌가 최적의 상태가 되기 때문'이라고 하였으며 '운동을 하는 진정한 목적은 뇌의 구조를 개선하는 것'이라고 하였습니다.

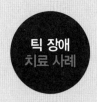
1. 복합 운동틱 증상을 가지고 있던 8세 남자아이

증 상 | 한 시간 동안에도 수차례 척추가 뒤로 젖혀지는 복합 운동틱으로 내원하
였습니다. 각궁반장처럼 몸이 계속 뒤로 젖혀지니 뇌척수액의 감염이 의
심되어 여러 병원을 다녔으나 바이러스에 의한 감염 증세는 나타나지 않
았습니다. 검사상 틱 장애로 진단받았습니다.

치 료 | 우측 상부경추가 후방으로 아탈구 되었고, 좌측천골이 전하방으로 틀어
져 있어서 상부경추 및 천골을 교정하고 한약 치료를 하였습니다. 8회 만
에 완치되었습니다.

2. 복합 운동틱 증상을 가지고 있던 8세 남자아이

증 상 | 눈을 깜박이면서 목을 뒤로 젖히는 복합 운동틱으로 내원한 케이스입니다.

치 료 | 우측 상부경추가 전방으로 아탈구되었고, 근육의 긴장도가 높아서 상부
경추 교정 및 한약 치료를 병행하였습니다. 6회 만에 완치되었습니다.

3. 단순 음성틱과 복합 운동틱, ADHD, 학습장애를 가지고 있던 12세 남자아이

증 상 | 눈 깜박임, 어깨를 앞으로 들썩임, 헛기침, 등의 증상으로 내원하였습니다. 8~9세 경에 틱 장애 증세가 나타나서 각종 병원 치료 및 운동 치료, 놀이 치료를 몇 년간 받았으나 호전되지 않았습니다. 어머니와의 분리불안장애로 인한 긴장감으로 틱 장애가 발생한 것 같다는 진단을 받아 한의원에 내원하여 진단한 결과 좌측 상부경추의 아탈구가 심하고 좌측천골의 복합후하방 변위 및 어깨가 많이 굽어 있었습니다.

치 료 | 골반, 어깨, 상부경추 교정 및 한약 치료를 병행하였고 20회 만에 완치되었습니다.

파킨슨병

봉독약침

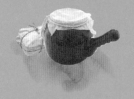

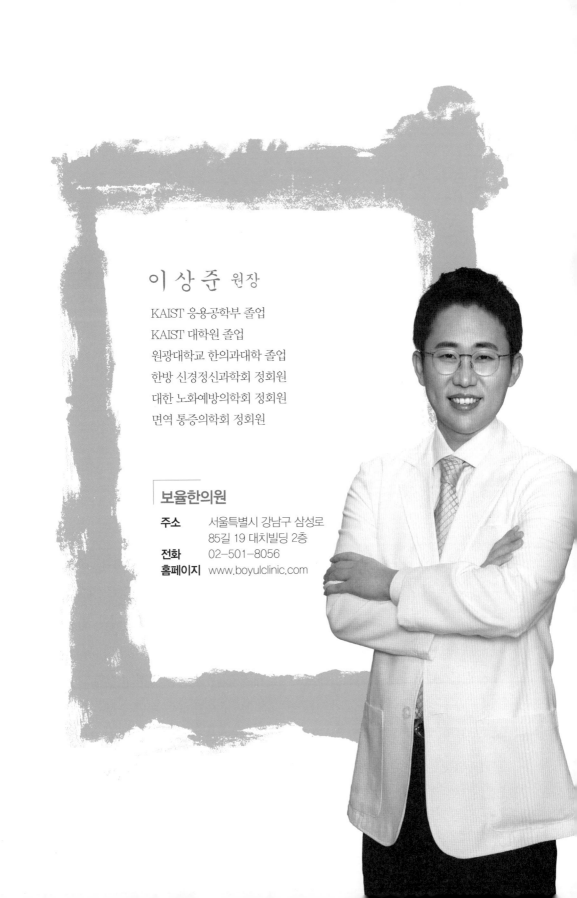

이 상 준 원장

KAIST 응용공학부 졸업
KAIST 대학원 졸업
원광대학교 한의과대학 졸업
한방 신경정신과학회 정회원
대한 노화예방의학회 정회원
면역 통증의학회 정회원

보율한의원

주소 서울특별시 강남구 삼성로
         85길 19 대치빌딩 2층
전화 02-501-8056
홈페이지 www.boyulclinic.com

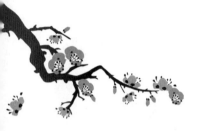

절망에서 희망으로… 한방으로 다스리는 난치 질환

파킨슨병, 전통 한의학으로 치료하다

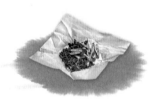

우리 몸의 '숨은 지배자'라고 불리는 '호르몬'은 그리스어로 '흥분시키다' '북돋우다'라는 의미를 가지고 있으며 말 그대로 몸을 자극해 여러 가지 행동을 지시하는 역할을 한다. 특히 알츠하이머 치매와 함께 대표적인 신경 퇴행성 질환 중 하나인 파킨슨병은 신경전달물질 도파민이 제대로 분비되지 못해 발생한다. 뇌 일부가 변화하면서 운동을 원활하게 할 수 없게 되고 우울감 등 감정 조절의 교란을 일으키는 잔인한 질환 파킨슨병은 최근 환자의 10%가 40대 미만의 젊은 층을 차지하는 만큼 빠른 진료와 치료가 이뤄져야 한다. 환자는 물론 가족의 행복의 무너뜨리는 난치 질환 파킨슨병, 한의학으로 몸과 마음을 동시에 치료해보자.

파킨슨병에 대한 일문일답

Q. 파킨슨병이란?

고령화 사회로 진입하면서 파킨슨병 환자도 급속히 늘고 있습니다. 파킨슨병은 특히 근본적으로 치료하는 약물이 없고 서서히 진행되는 질병의 특성 때문에 환자뿐 아니라 보호자까지도 공포감과 우울감을 느끼게 됩니다.

파킨슨병은 뇌의 퇴행성 변화입니다. 세포의 퇴행성 변화가 어디에서 나타나느냐에 따라 질환의 이름이 달라집니다. 만약 무릎에 퇴행성 변화가 나타나면 퇴행성 관절염이라고 하고, 뇌의 대뇌피질 부위에 나타나면 알츠하이머병이라고 합니다. 파킨슨병은 도파민을 분비하는 중뇌의 흑질세포에 퇴행성 변화가 나타난 것입니다. 뇌는 단일신경세포, 신경세포 간의 연결, 전체 신경계 등 보는 관점에 따라 다양한 계층으로 나눌 수 있습니다.

퇴행성 뇌질환의 일종인 파킨슨병과 알츠하이머병은 임상적인 증상은 다르지만 세포 수준에서 보면 결국 신경세포가 죽는 병으로 진행 과정이 비슷합니다. 무릎에 퇴행성 변화가 왔을 때 제일 먼저 할 수 있는 것이 무엇일까요? 무릎을 쉽게 해주는 것입니다. 파킨슨병의 일차적인 관리 방법 역시 뇌를 쉬게 하는 것입니다. 예전에는 활동하지 않고 가만히 있을 때 뇌가 쉰다고 생각했습니다. 하지만 최근 MRI를 이용한 연구 결과에 따르면 내재 상태 네트워크의 작동으로 뇌는 쉴 새 없이 활동하고 있음이 밝혀졌습니다. 과거에 대한 기억, 미래에 대한 예측, 현재에 대한 분석으로 끊임없이 활동하는 것입니다. 뇌를 쉬게 하고 도파민 분비를 증가시키는 긍정적인 사고 패턴을 늘려가는 것이 도파민 분비 세포의 감소를 막는 방법일 것입니다.

Q. 파킨슨병의 원인은?

파킨슨병은 뇌의 신경전달물질인 도파민이 줄어들면서 떨림, 경직, 서동, 보행 장애 등의 증상이 나타나는 질환입니다. 도파민이 줄어드는 이유는 도파민을 만들어내는 신경세포가 퇴화하거나 점차 소실되면서 그 기능을 상실하기 때문입니다. 그러면 도파민을 만들어내는 신경세포는 왜 퇴화할까요? 이것에 대한 원인은 아직까지 정확히 알려져 있지 않습니다. 현재까지 연구된 바에 따르면 유전적인 요인과 환경적인 요인이 조합되어 질병을 일으킨다고 추측하고 있습니다.

파킨슨병의 발병 위험을 높이는 대표적인 위험인자에 대해서 알아보겠습니다.

첫째, 노화 현상입니다. 나이가 들면 뇌의 신경세포가 줄게 됩니다. 실제로 도파민은 나이가 많을수록 분비량이 줄어듭니다. 따라서 백세 시대를 살고 있는 우리는 누구나 파킨슨병의 위험에 노출되어 있습니다. 건강한 사람의 경우 도파민의 감소 속도가 느려 일상생활에 지장을 주지 않지만 파킨슨병 환자의 경우 신경세포가 빠른 속도로 손상되어 도파민이 급격하게 줄어듭니다.

둘째, 반복되는 스트레스로 인한 뇌의 과부하입니다. 뇌는 체중의 2%에 불과하지만 우리 몸에서 흡수되는 에너지의 20%를 사용하고 있습니다. 에너지를 사용한다는 것은 대사를 한다는 것이고, 대사 후에는 노폐물이 발생합니다. 노폐물이나 대사 이상으로 발생한 단백질이 뇌의 신경세포를 손상시킵니다. 예를 들어 알파-시누클레인은 뇌세포 사이에 신경 전달을 돕는 단백질인데 이 단백질이 세포에 쌓이는 현상이 파킨슨병의 특징 중의 하나입니다. 알파-시누클레인 단백질에 돌연변이가 생기거나 과다하게 발현되는 경우 리소좀에 의해 분해되지 않고, 제거되어야 할 다른 단백질의 분해까지 막습니다. 그 결과 신경세포가 사멸되면서 파킨슨병의 위험이 높아지게 됩니다.

셋째, 화병과 같은 감정적인 요인입니다. 마음 상태에 따라 뇌의 변화가 나타나게 되며 뇌에서 분비되는 호르몬과 신경전달물질을 통해 육체를 조절하게 됩니다. 한의학에서는 정精, 기氣, 신神의 상호작용으로 이들의 관계를 설명합니다. 즉, 도파민이 분비되어서 기분이 좋은 것이 아니라 기분이 좋기 때문에 도파민이 분비되어 그에 맞는 행동을 유발한다는 것입니다. 도파민은 기억에도 중요한 작용을 합니다. 나쁜 기억이 장기기억으로 뇌에 저장되는 것을 막으려면 도파민을 억제해야 합니다. 종합해보면 불행하거나 의욕이 없는 상태가 오랫동안 지속되거나 도파민 분비를 억제할 정도로 나쁜 기억이 있는 경우에는 도파민을 분비하는 기능이 퇴화될 수 있습니다. 파킨슨병 환자의 40~70% 가량이 우울증을 가지고 있는 것도 같은 맥락으로 볼 수 있습니다.

넷째, 체질적인 요인입니다. 어떤 사건을 맞닥뜨렸을 때 행동이 앞서는 사람을 양인, 생각을 깊게 하는 사람을 음인으로 간단히 구별하겠습니다. 파킨슨병의 경우 음인의 비율이 비교적 높게 나타납니다. 음인의 경우도 한 가지 생각에 집착하는 유형과 외부에서 들어오는 자극을 쌓아두고 표현하지 않는 유형으로 나눌 수 있습니다. 전자의 경우 내성적이고 예민하며, 꼼꼼하여 완벽주의적인 성격을 가지고 있습니다. 후자의 경우 화를 참고 쌓아두는 경우가 많으며 생활 속에서 스트레스가 많습니다. 또한 이혼, 사별, 경제적 고통 등 포인트가 되는 사건이 있기도 합니다. 도파민은 쾌락과 환희의 신경전달물질로서, 하고 싶은 일을 마음대로 할 때 분비됩니다. 생각을 많이 하고 담아두는 음인의 경우 체질적으로 도파민의 분비가 줄어들 가능성이 높습니다.

기타 요인으로는 가족력이 있으면 발병 확률이 높아집니다. 또한 농약, 망간 같은 중금속, 오염된 우물물 음용, 반복적인 머리 손상 등이 파킨슨병의 발병 위험을 높이는 것으로 보고되고 있습니다.

Q. 파킨슨병의 감별 진단은?

병원에서 파킨슨병이라고 진단받으면 보통 원인 불명의 특발성 파킨슨병을 의미합니다. 특발성 파킨슨병과 증상이 비슷하지만 병의 원인, 치료 방법, 예후 등이 전혀 다른 파킨슨 증후군이 있습니다. 파킨슨 증후군은 다시 이차성 파킨슨 증후군과 파킨슨 플러스 증후군으로 나눌 수 있습니다.

이차성 파킨슨 증후군은 파킨슨 증상이 나타나는 원인이 비교적 뚜렷하며, 약제성 파킨슨 증후군DIP, 뇌혈관성 파킨슨 증후군, 외상성 파킨슨 증후군 등이 있습니다.

1. 약제성 파킨슨 증후군

약제성 파킨슨 증후군은 도파민D^2 수용체를 차단하는 작용을 가진 약물을 장기 복용할 때 발생합니다. 신경정신과 약물, 혈압약, 뇌 순환 개선제, 항암제 등이 이에 해당합니다. 우리가 쉽게 접할 수 있는 위장약과 진통제 중에서도 장기 복용 시 교감신경을 과도하게 긴장시켜 도파민 부족을 일으키는 것들이 있습니다.

우리나라의 경우 레보프라이드정Levosulpiride과 메토클로프라마이드 Metoclopramide 등의 성분이 들어 있는 위장관 운동 개선제가 광범위하게 사용되고 있어 약제성 파킨슨 증후군의 발생 위험을 높입니다. 약제성 파킨슨 증후군은 약물을 중단하고 적극적인 치료를 통해 증상 호전을 기대할 수 있습니다.

2. 뇌혈관성 파킨슨 증후군

뇌혈관성 파킨슨 증후군은 뇌경색 등의 이유로 뇌혈류의 흐름이 나빠져서 발생합니다. 도파민은 정상적으로 나오기 때문에 도파민제제를 복용할 때 부작용이 생기는 경우가 많습니다. '염산 아만타틴'이라는 인플루엔자 약에 반응하며, 부작용도 비교적 적습니다. 뇌혈관성 파킨슨 증후군은 MRI 검사 결과로 감별이 되는 질환입니다.

3. 파킨슨 플러스 증후군

파킨슨 플러스 증후군은 다른 기저 질환을 가지고 있으면서 특발성 파킨슨병과 비슷한 증상이 나타나는 질환입니다. 파킨슨 플러스 증후군은 양약에 대한 반응이 거의 없고 진행이 빠른 것이 특징입니다. CT, MRI, PET, SPECT 검사를 통해 파킨슨병과의 감별 진단이 가능합니다. 다계통 위축증MSA, 대뇌피질 기저핵 변성증CBD, 진행성 핵상성 마비PSP, 미만성 루이소체성 인지증 등이 있습니다.

최근 비교적 젊은 40~50대에서 파킨슨병의 발병이 증가하고 있습니다. 특발성 파킨슨병은 도파민을 분비하는 흑질세포가 PET/CT 검사 상 70% 이상 소실되었을 때 증상이 나타납니다. 하지만 젊은 환자들의 경우 흑질세포 소실은 적은데도 증상이 심하게 나타나고 진행이 빠른 편입니다. 파킨슨 증후군과도 차이가 있기 때문에 환자들이 혼란을 겪는 경우가 많습니다.

Q. 파킨슨병의 자가진단법은?

초기에는 증상이 약하고 파킨슨병과 상관없어 보이는 증상들이 많기 때문에 대부분 병을 알아차리지 못합니다. 가벼운 손 떨림이 나타나는 경우도 있지만 우울증, 수면 장애, 변비, 어깨 결림, 허리통증 등 비특이적인 증상으로 시작되는 경우가 많습니다. 그래서 자각하지 못하고 지내다가 주변에서 걷는 것이 어색해졌다거나 동작이 느려진 것, 표정이 경직된 것 등을 발견하고 병원을 방문하는 경우가 대부분입니다.

간단하게 확인할 수 있는 '파킨슨병 자가진단법'은 다음과 같습니다.

---

1. 편안한 자세로 앉아 있거나 누워 있을 때 나도 모르게 손, 발 또는 턱이 떨린다.

2. 신체 행동이 느려지고, 팔이나 다리가 무겁거나 힘이 빠지는 느낌이 많이 든다.

3. 근육이 뻣뻣하고, 조이거나 당기는 느낌이 들면서 관절 운동에 장애를 느낀다.

4. 방바닥에서 혼자 돌아눕기 힘들고, 침대나 의자에서 혼자 일어서기 힘들다.

5. 걸을 때 한쪽 다리가 질질 끌린다.

6. 걸음걸이가 종종 걸음이 되면서 보폭이 짧아지거나 한쪽 발을 끌면서 걷는다.

7. 걸을수록 속도가 점점 빨라져 앞으로 넘어지려고 한다.

8. 글을 쓸 때 글씨가 점차 작아지고 알아보기가 힘들어졌다.

9. 얼굴의 표정이 줄어들면서 굳어 있다.

10. 수면 중에 잠꼬대를 심하게 하면서 헛손질을 한다.

1 또는 2번을 포함한 상태에서 추가로 1~2가지 사항이 있으면 약간 의심이 되는 경우, 3~4가지 사항이 있으면 의심이 되는 경우, 5가지 이상이면 강력하게 의심이 되는 경우입니다.

자료: 서울아산병원 파킨슨병센터

파킨슨병은 본인이 인식하기 힘들 정도로 서서히 진행되는 특징이 있습니다. 위와 같은 자가진단으로 환자 본인이 자각할 정도가 된 시점에는 병이 상당히 진행된 경우라고 할 수 있습니다. 물론 초기에 발견하여 관리하면 악화 속도를 늦추고 가벼운 증상 상태를 유지할 수 있을 뿐 아니라 증상별로 호전 반응을 기대할수 있습니다. 평소의 상태를 체크해서 뇌를 건강한 상태로 관리하면 파킨슨병의 체질적인 인자나 환경적인 요인을 가지고 있다고 해도 발병 확률을 줄일 수 있습니다. 파킨슨병 환자의 전형적인 증상 외에 공통적으로 나타나는 신호를 살펴보면 아래와 같습니다.

- 성격이 내성적이고 예민하며 꼼꼼한 편이다.
- 화를 잘 못 내고 스트레스를 풀 곳이 없어 혼자 삭히는 편이다.
- 경제적으로 갑자기 힘들어지거나 오랫동안 고통받아 왔다.
- 이혼, 사별, 가족의 사망 등 극심한 스트레스를 겪은 적이 있다.
- 집착하게 되는 스트레스 요소가 있으며 오랜 기간 시달렸다.
- 변비가 최근 들어 심해졌다.
- 수면 장애가 오랜 기간 있다.
- 특별한 취미가 없고 의욕도 없다.
- 우울증으로 인해 신경과 치료를 받고 있거나 받은 적이 있다.

이런 신호를 가지고 있는 사람은 퇴행성 뇌질환에 노출될 확률이 높습니다. 따라서 해당하는 사항이 3가지 이상이라면 적극적인 뇌 관리를 통해 발병 위험을 줄일 필요가 있습니다.

Q. 파킨슨병 증상은?

파킨슨병의 증상은 크게 운동성 증상과 비운동성 증상으로 나눌 수 있습니다. 파킨슨병의 대표적인 4대 증상은 운동성 증상에 속하며 다음과 같습니다.

첫 번째, 안정 시 떨림입니다. 어떤 일에 집중할 때보다 휴식을 취하거나 힘을 빼고 있을 때 떨림이 나타납니다. 초반에는 안정 시에만 떨림이 나타나지만 어느 정도 진행되면 일상생활에서도 떨림이 나타나는 경우가 많습니다. 마치 고장 난 기계가 반복 동작을 하는 것처럼 리듬감이 있고 규칙적으로 떨리며 힘을 주어 잡고 있어도 떨림이 느껴지는 경우가 많습니다.

두 번째, 근육의 경직입니다. 경직은 다양한 곳에 나타나는데 주로 목, 어깨 주변이나 다리 부분으로 많이 나타납니다. 초반에는 얼굴 근육이 경직되는 경우가 많습니다. 평소에 잘 웃고 활달하던 사람이 어느 시점부터 '화가 난 것 같다' '표정이 없다'는 이야기를 듣게 됩니다. 어깨나 팔 주변의 경직은 어깨와 팔 측면의 쥐어짜는 통증을 유발합니다. 병원을 다니면서 다양한 치료를 받았지만 효과가 없다가 한참 후에야 파킨슨병으로 진단받게 됩니다.

세 번째, 서동입니다. 서동은 움직임이 느려지는 증상을 말합니다. 주로 앉았다 일어나는 동작, 방향 바꾸기 등에서 눈에 띄게 나타납니다. 옷을 입고 벗는 동작이 느려지고 중간에 멈추기도 합니다. 걸음을 떼는 데도 한참 걸리며, 말할 때도 뜸을 들이는 시간이 길어져 의사소통이 힘들어집니다. 두 가지 동작을 한꺼번에 하는 것이 어려워지는 경우가 많습니다.

네 번째, 자세 반사 장애입니다. 몸의 균형을 잡을 수 없어 넘어지기 쉬운 것을 자세 반사 장애라고 하는데, 어느 정도 증상이 진행된 후에 나타납니다. 등이 굽고 허리가 앞으로 숙여지는 구부정한 자세를 가지게 되는데 이것 자체가 몸의 앞부분과 뒷부분의 균형이 어긋난 것입니다. 앞 뒤 뿐만 아니라 좌우 어느 한쪽으로 기우는 경우도 많습니다. 길을 걸어가는데 한쪽으로 계속 쏠리거나 한번 걸음을 시작하면 멈추기가 힘든 돌진 현상이 일어나는 등 균형을 유지하기가 어려워집니다.

이러한 운동성 증상 외에도 다양한 비운동성 증상이 나타납니다. 파킨슨병이 진행되면서 교감신경의 긴장이 만성화되거나 도파민 신경세포 외에도 아세틸콜린, 노르에피네프린, 세로토닌 등을 생성하는 신경세포의 소실이 동반되어 나타납니다. 또한 양약의 부작용으로 입 마름, 안구 건조, 환시, 섬망, 어지럼증, 구역감, 소화 장애, 이상 운동증, 기립성 저혈압, 소변색 변화, 부종, 졸음, 변비, 망상혈관 등이 나타나기도 합니다. 비운동성 증상 중 자율신경계와 관련된 증상은 변비, 저혈압, 기립성 현훈, 빈뇨, 부종, 수족냉증 등이 있습니다. 또한 우울증, 환시, 환청 등 정신 증상도 자주 나타나는 증상입니다.

Q. 파킨슨병의 진행 단계는?

파킨슨병은 증상에 따라 진행 단계를 나눕니다. 일반적으로 '혼−야의 중등도 분류법'을 근거로 진행 정도를 구분합니다. 이 분류법은 참고에 불과하며 진행 속도는 개인차가 큽니다. 일단 치료를 시작하면 방치하는 것보다 현재 단계를 유지할 확률이 높아집니다. 따라서 병을 발견하는 즉시 치료를 시작하는 것이 좋습니다. 3단계를 넘어서면 단계를 되돌리기가 쉽지 않지만 2단계 환자의 경우 1단계로 좋아지는 경우도 많습니다.

> **1단계** 좌우 중 어느 한쪽의 손이나 다리에 '가만히 있을 때 떨림' '뻣뻣한 근육'이
> 나타난다.
>
> **2단계** '가만히 있을 때 떨림' '뻣뻣한 근육' '움직임이 적거나 없음'이 좌우 양쪽

손이나 다리에 나타난다. 그러나 아직 그 정도는 가볍다. 자세의 변화는 보이지만 그 정도가 '자세 반사 장애'는 아니다.

3단계 보행 장애, 방향 전환의 불안정 등 뚜렷한 '자세 반사 장애'가 있다. 일상 생활 동작 장애도 꽤 진행되어 있고, 돌진 현상도 있다.

4단계 기립이나 보행이 어려워지고 도우미가 필요하다. 노동 능력이 상실된다.

5단계 서 있는 것이 불가능하며, 이동할 때는 휠체어가 필요하다. 거의 침상 생활을 하게 된다.

Q. 파킨슨병의 치료 및 관리 방법은?

1. 명상 프로그램

쉬고 있을 때도 뇌는 끊임없이 활성화된다는 것을 MRI로 확인할 수 있습니다. 가만히 있을 때 뇌가 활동하는 부위는 내재 상태 네트워크로 나타나는데 알츠하이머병에서 아밀로이드가 축적되는 부위와 이 부위가 유사합니다. 알츠하이머병과 파킨슨병은 퇴행성 뇌질환이라는 공통점을 가지고 있고 세포 수준에서는 비슷한 과정을 겪습니다. 따라서 파킨슨병도 내재 상태 네트워크와 관련성이 높을 것이라고 추측하고 있습니다.

근력이 떨어져 있으면 재활운동을 하는 것이 해결 방법입니다. 뇌의 기능이 떨어지면 운동 수단은 '생각'이 됩니다. 도파민은 의욕, 충동을 느낄 때 분비됩니다. 스트레스, 분노, 우울함 같은 부정적인 감정들이 오랫동안 지속되는 경우 도파민과 관련된 신경세포의 기능이 저하될 수 있습니다. 이것을 회복하기 위해서는 긍정적인 생각을 많이 하거나 생각 자체를 줄이는 것이 필요합니다. '내 생각'에 물들지 않고 있는 그대로를 알아차리는 것이 명상 프로그램의 핵심입니다. 수많은 생각들은 실체가 없이 텅 비어서 늘 변화하기 때문입니다. 사람은 누구나 자라온 환경이 다르고 배우고 익힌 것이 다르기 때문에 자신만의 개념을 가지고 있습니다. 개념에 의해 개개인의 생각이 만들어지므로 사람마다 생각도 다릅니다. 개념이 내 것으로 무의식에 자리 잡으면 고정관념이 되고 고정관념은 모든 것을 좋고 나쁜 것으로 분별하는 선입견을 가지게 합니다. 선입견은 편견이 되어 좋은 것은 취하고 나쁜 것은 버리는 차별을 만듭니다. '내 생각'이 나의 전부라는 고정관념에서 벗어나 그것을 관찰할 수 있는 '자의식'을 고요히 느끼면 생각으로부터 자유로워질 수 있습니다. 선하다고 생각하는 사람이나 악하다고 생각하는 사람 모두 늙고 병들고 죽습니다. 이러한 진리를 있는 그대로 받아들이고 관찰할 수 있으면 나이에 따른 몸과 마음의 변화가 고통스럽지만은 않을 것입니다.

2. 봉독 치료 요법

봉독약침은 침 치료를 시행하는 경혈에 주사기를 사용하여 벌의 독에서 추출한 성분을 주입하는 것입니다. 부작용을 일으킬 수 있는 성분을 최소화한 봉독 희석액을 사용하며, 식품의약품안전청 시설 기준에 따른 무균 제조실에서 만들어져 안심하고 치료받을 수 있습니다. 필요에 따라서는 살아 있는 벌을 직접 치료에 이용하기도 합니다. 벌독에 포함된 40여 종의 물질들이 인체 내에서 생화학적으로 유익한 효능을 보입니다. 벌독은 멜라틴, 아파민, 포스포리파아제 A2 등의 효소, 도파민, 노르에피네프린, 세로토닌 등의 모노아민류로 구성돼 있습니다. 봉독의 효과를 정리하면 다음과 같습니다.

• 생체의 면역 체계에 영향을 주어 면역 기능을 증가시킵니다.

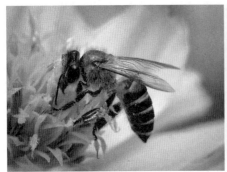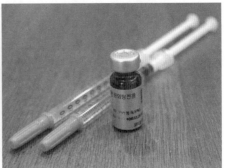

▲ 벌 독을 정제한 봉독약침

- 뇌하수체–부신체계를 자극하여 코티졸 호르몬의 분비를 촉진하고 자율신경계를 조절합니다.
- 스테로이드나 다른 소염진통제에 비해 강력한 항염증 작용이 있고 부작용은 훨씬 적습니다.
- 프로스타글란딘의 생합성을 억제하여 강력한 진통 작용이 있습니다.
- 항세균 및 항진균 작용으로 세균, 곰팡이 및 바이러스에 대항하는 작용이 강해집니다.
- 혈관의 수축과 확장 작용으로 혈액 순환을 개선하고 혈압을 떨어뜨립니다.
- 신경계의 흥분 작용으로 신경 장애를 개선합니다.

2012년 〈뇌행동면역학〉지의 연구 논문에서는 "봉독이 뇌 흑질의 도파민성 신경세포를 보호하는 효과가 있다"고 밝혔습니다. 파킨슨병에 대한 봉독의 효과를 과학적으로 증명한 것입니다. 봉독은 면역세포 중에서 조절T세포를 증강시키고 이것은 도파민을 생성하는 신경세포의 사멸을 억제합니다. 또한 도파민을 분비하는 신경세포를 감소시키는 소신경교세포의 활성을 줄여서 도파민

신경세포를 보호합니다. 봉독 치료를 꾸준히 받는 것은 도파민을 분비하는 신경세포가 줄어드는 것을 막아서 파킨슨병의 진행을 방지할 수 있습니다.

세계 파킨슨병 및 이상운동질환학회에서도 '파킨슨병 환자에 대한 침 치료와 봉독약침 치료 효과'의 연구 결과가 발표되었습니다. 1년간 침 치료와 봉독약침 치료를 받은 환자들의 치료결과를 분석하여 70%의 환자들이 침 치료와 봉독약침 치료를 통해 운동 기능이 개선되었다고 밝혔습니다. 파킨슨병 환자의 연령대가 높고, 장기간 양약을 복용하는 경우가 많아 간이나 신장 기능에 부담이 갈 때가 많습니다. 최근 연구 결과에 의하면 벌독의 성분이 간 손상과 신장 손상을 방지하는 효과도 있다고 밝혀졌습니다. 봉독은 이처럼 효능이 좋아서 다방면에서 사용하고 있지만, 치료 효과를 위해서는 치료 농도와 치료 부위를 적절하게 선택하는 것이 중요합니다. 또한 체질에 따라 봉독에 알러지 반응을 일으키는 경우가 있고, 알러지 반응 중에서는 전문적인 응급 처치를 하지 않으면 위험한 경우도 있기 때문에 전문가가 관리하고 처방하는 의료 기관에서 시술받는 것이 좋습니다.

3. 체질 맞춤 한약

파킨슨병 환자의 체질을 분석해보면 외향적이고 행동이 앞서는 양인보다는 내향적이고 생각이 많은 음인의 비율이 높은 편입니다. 음인의 비율이 높다는 것은 음인의 체질적인 생리, 병리 특성 중 파킨슨병에 노출되기 쉬운 요소가 있다는 것을 의미합니다. 이 요소에 따라 공통적으로 나타나기 쉬운 병증을 찾고 해당하는 처방을 참고하게 됩니다.

음인은 다시 소음인과 태음인으로 나눌 수 있습니다. 소음인의 경우 내성적인 성향이 더욱 강하며, 예민하고 꼼꼼한 성격을 가지고 있습니다. 더 나아가서 강박적인 성격인 경우도 많습니다. 항상 생각이 많기 때문에 걱정이 끊이지 않습니다. 걱정 때문에 잠을 잘 못 이루고 잠꼬대나 헛손질, 헛발질 등 수면 장애를 가지고 있는 비율이 높습니다. 운동 증상보다 비운동 증상이 먼저 나타나는 경우가 많은데 오랫동안 불면에 시달리거나 우울증이 나타나는 등 정신 증상이 초기에 비교적 많이 나타납니다.

태음인의 경우 스스로 스트레스를 잘 받지 않는다고 착각하는 경우가 많습니다. 외부 자극에 대해 표현하지 않고 담아두는데, 이것이 무의식에 누적되어 신체화 증상이 나타납니다. 따라서 비운동 증상보다 운동 증상을 먼저 호소하는 경우가 많습니다. 다리가 끌린다거나 보행 시 팔 한쪽이 덜 움직이는 것이 대표적인 초기 증상입니다.

도파민 보충 요법은 서양의학에서 시행되고 있는 파킨슨병의 표준 치료법입니다. 도파민 신경세포가 파괴되지 않게 하는 근본적인 치료 방법은 아니지만 부족해진 도파민을 보충해서 증상을 호전시킵니다. 복용 초반에는 대부분 떨림이나 경직 등의 증상들이 좋아집니다. 하지만 도파민이 작용하는 신경세포는 망상계, 변연계, 시상하부 등 다양하기 때문에 예상치 못한 부작용을 가져오는 경우가 많습니다. 또 장기간 복용하게 되면 약물에 대한 내성이 생겨 양약의 양이나 빈도가 늘어났음에도 불구하고 이상 운동증이나 약효가 갑자기 사라지는 증상이 나타나게 됩니다.

체질 맞춤 한약은 단순히 신경세포에서의 도파민 분비에만 집중하는 것이 아니라 전반적인 신체의 균형이 깨진 것을 바로잡아 스스로 도파민을 분비할 수 있는 기능을 유지하도록 도와줍니다. 최근 도파민 보충 요

▲ 공진단

법과 한약을 같이 투여하는 연구도 시행되고 있습니다. 천궁다조산, 황련해독탕은 파킨슨병의 환각이나 망상과 같은 정신 증상에 효과가 있다고 밝혀졌습니다. 반하사심탕은 도파민 보충제의 부작용 중 소화기의 구역, 구토 반응에 효과가 있습니다. 또한 육군자탕과 인삼탕 등은 도파민 보충제의 약효 발현 시간을 앞당겨주는 효과가 있습니다.

최근에 방송에서 자주 등장하는 '공진단拱辰丹' 또한 파킨슨병 치료에 도움이 됩니다. SCI급 해외 의학저널인 〈뉴로사이언스 레터Neuroscience Letters〉에 게재된 논문에 따르면 공진단이 신경성장인자Nerve Growth Factor, NGF의 조절을 통해서 뇌신경 보호와 인지기능 개선에 도움을 준다는 사실이 밝혀졌습니다.

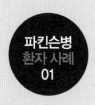

김ㅇㅇ 님

10년 전쯤 왼쪽 손가락이 흔들려서 대학병원을 내원하였고 파킨슨병 진단을 받았습니다. 발병 당시 남편의 외도로 스트레스가 매우 심하였습니다. 당시 '백회'라는 머리꼭대기 부위가 반년 정도 튀어나와 있는 느낌을 받았다고 합니다. 작년 폐렴 증상으로 객혈하여 관련 약을 오랫동안 복용하면서 체중이 5kg 감소하였고 이때부터 파킨슨병의 증상도 급격히 악화되어 한의원을 찾게 되었습니다. 10년 가까이 양약을 복용하면서 도파민보충제를 하루 총량 800mg 가까이 복용하는 등 양약의 종류와 용량이 증가했으나 증상은 악화되었습니다. 불안증과 수면장애가 있어 신경안정제도 같이 처방받고 있었습니다. 특히 피케이멜즈라는 약의 부작용으로 목마름이 매우 심하였으며 자다가도 3~4번 이상 깨어 목을 축여야 할 정도로 불편했습니다. 이로 인해 수면의 질은 더욱 떨어지고 다음 날 컨디션은 더욱 나빠졌습니다. 초반 3개월간은 소음인으로 체질 감별을 하고 소음인 처방에 폐의 기운을 좋게 해주는 약으로 하루 두 번 복용하였습니다. 입 마름이 50% 정도 개선되면서 기력과 식욕이 좋아지고 떨림이 감소하였습니다. 양약이 떨어져 중간에 대학병원을 방문했는데 경과가 좋아졌다며 양약 처방을 줄였습니다. 손끝과 발끝의 냉기와 저림을 호소하여 그에 해당하는 약재를 추가하고 3개월 정도 더 복용하셨습니다. 손과 발에 따뜻한 느낌이 들고 잠을 한 번 정도 깨는 것 말고는 숙면을 취하는 날이 늘어났습니다. 처음 내원 시에는 증상이 급격히 악화되고 양약이 들지 않아 불안했지만 요즘은 여유가 생기고 웃는 날이 많아졌다고 합니다.

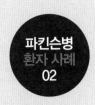

마○○ 님

40대의 이른 나이에 파킨슨 증후군을 진단받았습니다. 1년 전부터 우측 손가락이 뻣뻣하여 키보드 사용이 힘들어졌습니다. 대학병원에서 파킨슨 증후군을 진단받고 치료 방법이 없다는 소견을 듣고 한의원을 방문했습니다. 회사 업무로 스트레스를 받을 때마다 증상이 심해지는 것을 느꼈고, 대학교 시절부터 손가락 마디가 간질거리는 이상 감각이 있었다고 합니다. 내원 시점에는 컴퓨터 사용이 불가능했고 복부 팽만감, 구역감, 잇몸이 부어오르는 느낌, 우측 팔 경직, 발음이 굳어지는 증상으로 회사생활이 힘든 상태였습니다. 전형적인 태음인으로 판별되어 관련 처방에 경직감을 개선시켜주는 약재를 추가하여 처방하였습니다. 한 달 후 땀이 촉촉하게 나기 시작하면서 컨디션이 좋아지고 몸이 제어되지 않는 느낌도 없어졌습니다. 마○○ 님은 처음부터 비교적 높은 강도의 봉독약침 치료를 시작했고, 봉독의 강도를 더 이상 올릴 수 없어 생벌침을 활용했습니다. 3개월 정도 꾸준히 봉독약침 치료, 생벌침 치료를 받고 어깨 통증이 줄고 어깨가 부드러워졌습니다. 손가락으로 키보드를 치는 것도 어느 정도 가능해져서 회사생활도 가능해졌습니다. 말을 많이 해도 발음이 굳어지지 않아 말수도 늘었다고 합니다. 명상을 통해 회사 스트레스가 어느 정도 통제되면서 증상도 비교적 잘 유지되었습니다. 6개월간 한약 치료 후 입과 손이 촉촉해졌고 정상 변을 볼 수 있게 되었으며 복부 팽만감과 구역감이 없어졌습니다. 치료 전에 한 손으로 겨우 키보드를 사용하였으나 지금은 양손을 모두 사용하게 되었습니다.

화병

———

오장조화한약, 조율침

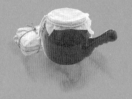

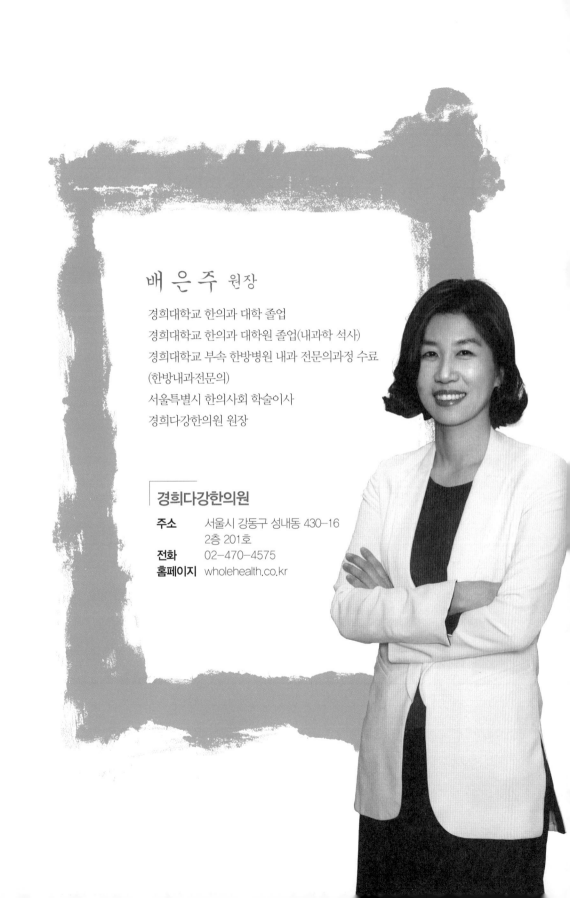

배 은 주 원장

경희대학교 한의과 대학 졸업
경희대학교 한의과 대학원 졸업(내과학 석사)
경희대학교 부속 한방병원 내과 전문의과정 수료
(한방내과전문의)
서울특별시 한의사회 학술이사
경희다강한의원 원장

경희다강한의원

주소   서울시 강동구 성내동 430-16
        2층 201호
전화   02-470-4575
홈페이지 wholehealth.co.kr

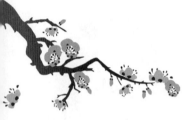

현대인들의 피할 수 없는 마음의 질병, 화병

가슴에 끓고 있는 불덩이,
화병을 다스리는 방법

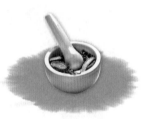

우리는 살면서 교통사고, 넘어짐 등으로 인한 물리적 충격이나 평소 잘못된 자세와 식습관처럼 생활습관에 의해 여러 가지 불편한 증상들을 느끼게 된다. 그렇다면 우리 마음에 관한 습관은 어떨까? 마음의 습관은 보통 부모와의 관계를 비롯한 인생 초기 경험에서 출발하는 경우가 많다. 마음에는 기쁨, 슬픔, 분노, 사랑 등 여러 가지 감정들이 존재하지만 그중에서도 부정적인 감정을 어떻게 처리하느냐의 문제는 건강과 매우 관련이 깊다. 여기서는 그중 우리가 '화'를 참고 억압할 때 몸에 어떤 현상이 일어나는지 그리고 '화병'을 표출하고 소통하는 것이 얼마나 중요한지에 대해 설명하려고 한다. 먼저 화병이 무엇인지 이해하는 것부터 출발해보자.

화병에 대한 일문일답

Q. 화병이란 무엇이고 그 주된 증상은?

화병火病은 울화병鬱火病의 줄인 말입니다. 여기서 울이라는 것은 풀리지 않고 쌓인다는 뜻이고, 화는 불과 같은 증상이 있다는 뜻입니다. 즉, 화병은 억울함과 분함 같은 감정에서 비롯되며, 이러한 감정을 풀지 못하고 쌓아둘 때 화의 양상으로 폭발하게 됩니다. 화병은 현대인들의 스트레스와 밀접한 관련이 있습니다. 특히 분노 억제가 주 원인이 되는 증후군으로 정신의학적으로는 분노 증후군 혹은 분노장애로 이해됩니다. 주요 증상으로는 가슴의 답답함, 열감, 치밀어 오르는 느낌, 목이나 명치에 뭉쳐진 덩어리가 느껴지고 억울함과 분한 감정을 자주 느끼며 마음의 한이 있는 것입니다. 그 외에 입과 목마름, 두통, 어지러움, 수면장애와 가슴 두근거림 등의 증상이 있습니다. 사소한 일에도 화가 나거나 분노가 치밀게 되고 삶이 허무하게 느껴지거나 자주 깜짝깜짝 놀랄 수 있습니다.

Q. 화병은 왜 생기는 걸까?

감정은 일종의 신호입니다. 그런데 부정적 감정은 자기 검열에 의해서 억압되기 쉽습니다. 그 부정적 감정 중 화, 즉 분노의 감정이 밖으로 표출되지 못하고 안에 쌓이면 화병이 발생합니다. 스트레스를 잘 받고 이를 잘 풀지 못하는 성격적 특성이 있으면 더욱 그러합니다. 그런데 화는 분노만이 원인인 것은 아닙니다. 모든 정서는 그것이 과할 때 화의 양상을 띠게 되는데 정신적인 억울함이 있으면 기의 순환을 막고, 그 상태가 오래 계속되면 화로 바뀝니다. 화는 억울하고 분한 생각과 감정이 내재된 불쾌한 감정 흥분 상태로써 억울함과 분함의 정도는 자신이 받은 주관적 피해의 크기, 피해의 회복 불가능성과 대체 불가능성, 자책성 원망의 정도 그리고 가해의 의도성 및 가해 방법의 교활성 등에 영향을 받습니다.

화병과 스트레스는 밀접한 연관이 있습니다. 현대에 들어서 스트레스의 양상이 변한 만큼 화병도 변하고 있습니다. 이전에는 시어머니로 인한 며느리의 화병이 대표적이었다면 현재는 도리어 며느리로 인한 시어머니의 화병이 늘어나고 있습니다. 이처럼 대부분의 스트레스는 주변의 가장 가까운 사람과의 관계에서 나타나는 경우가 많습니다. 결혼 생활의 대표적인 스트레스인 성격 차이나 외도 문제, 직장 내의 스트레스, 주식이나 집값의 폭락 등의 경제적 위기, 자녀의 양육과 교육, 또 자녀의 이혼 후 손자 양육이 새로운 스트레스 요인으로 나타나고 있습니다. 학생들에게는 학업이, 취업 준비생에게는 취업 자체가 스트레스가 되기도 합니다. 또 하나 빼놓을 수 없는 것이 한국 문화입니다. 화병이 한국인에게만 있는 것은 아니지만 한국의 문화가 화병을 유발하는 측면이 있습니다. 자신의 감정을 솔직하게 표현하지 않고 참고 인내하는 것을 윗사람을 향한 감정의 표현이라고 여겨온 우리나라 문화가 화병을 키우기도 합니다. 또 한국의 여성은 어머니라는 이름으로 희생을 강요받는 경우가 많고 요즘에는 경제적 분담과 자녀 양육이라는 두 가지 부담을 동시에 짊어지면서, 이를 극복하는 데 어려움을 겪고 있습니다. 한국에는 한이라는 말이 있습니다. 한과 화병은 거의 같은 경험에서 나오지만 차이가 있다면 한은 오래 전의 경험이기 때문에 어느 정도 극복되거나 체념된 상태라고 할 수 있습니다. 비교적 '과거'의 한때 누적되었던 과거완료형으로써 휴화산이나 재로 덮여 있는 불씨 같은 감정인 반면, 화병은 과거뿐만 아니라 현재에도 계속되는 경험으로 잊혀지지 않은 상태에서 나타납니다.

Q. 화병의 진단 기준은?

1. 표준화된 면담검사

평가 내용	문항
A. 핵심 신체 증상(4가지 중 3가지 이상)	1. 가슴의 답답함 2. 열감 3. 치밀어 오름 4. 목이나 명치에 뭉쳐진 덩어리가 느껴짐
B. 핵심 심리 증상(2가지 중 1가지 이상)	1. 억울하고 분한 감정을 자주 느낌 2. 마음의 응어리나 한
C. 관련 신체 증상(4가지 중 2가지 이상)	1. 입이 마르거나 목이 마름 2. 두통이나 어지러움 3. 잠들기 어렵거나 자주 깸 4. 가슴이 두근거림
D. 관련 심리 증상(3가지 중 2가지 이상)	1. 사소한 일에도 화가 나거나 분노가 치밈 2. 삶이 허무하게 느껴지거나 자신이 초라하고 불쌍하게 느껴짐 3. 두렵거나 깜짝깜짝 놀람
E. 심리사회적 기능 저하	집안일, 직장일 ,대인관계의 어려움
F. 관련 스트레스	증상과 관련된 스트레스
G. 의학적 질병	의학적 질병 유무, 약물 복용 유무

▲ 화병 진단 기준(화병임상진료지침 2013): 기존 연구에서는 증상의 지속 기간을 6개월로 하여 급성 스트레스 반응과 분리하여 진단을 하였지만 최근 보고된 사례를 종합하면 증상의 지속 기간은 화병의 양상에 따라 기한이 달라질 수 있기 때문에 진단 기준에는 포함하지 않았다. 그렇지만 단순한 스트레스 반응과는 감별하여야 한다.

화병은 핵심적인 신체 증상, 심리 증상과 관련 신체 증상, 심리 증상으로 나눠서 정리됩니다. 관련 스트레스가 명확하여야 하며, 의학적 질병이나 약물 복용 여부는 우선적으로 해당되는 문제를 일차적으로 진단합니다. 의료진은 화병진단 기준에 근거한 화병면담검사Hwabyung Diagnostic interview Schedule, HBDIS, 화병 SCID, 화병 척도를 통해 화병을 진단하게 됩니다.

0. 전혀 그렇지 않다.1. 그렇지 않은 편이다. 2. 중간 정도 그렇다. 3. 상당히 그렇다. 4. 완전히 그렇다.					
화병 성격 문항	0	1	2	3	4
1. 나는 많은 것을 포기하고 살고 있다.					
2. 주위 사람들은 내가 느끼는 바를 잘 알아채지 못한다.					
3. 나는 나쁜 감정을 마음속에 오랫동안 쌓아두는 편이다.					
4. 마음이 상해도 잘 나타내진 않는다.					
5. 나는 폭발하기 전까지 미련스럽게 참는 편이다.					
6. 다른 사람들을 너무 어려워한다.					
7. 내가 먼저 다른 사람에게 말을 걸기가 어렵다.					
8. 남들에게 하고 싶은 말을 못한다.					
9. 어딘가를 갈 때 늘 같은 길을 선택한다.					
10. 놀러갈 때 예전에 가본 즐거웠던 장소로 다시 간다.					
11. 나는 가능하면 그 일을 잊어버리려고 애쓴다.					
12. 나는 문제 상황을 될 수 있는 대로 생각하지 않으려고 한다.					
13. 나는 내 입장을 포기하고 상대방의 입장을 따른다.					
14. 나는 상대방의 의견에 맞추려고 노력한다.					
15. 나는 문제가 있을 때 그것을 운명으로 받아들인다.					
16. 나는 죄책감을 가질 때가 많다.					

화병 증상 문항	0	1	2	3	4
1. 내 삶은 불행한 편이다.					
2. 한스러워지는 때가 있다.					
3. 내 인생이 서글프다고 느낀다.					
4. 나는 서러움을 느낀다.					
5. 나는 억울함을 느낀다.					
6. 나는 신경이 아주 약해져서 마음을 가눌 수 없다.					
7. 나는 손발이 떨리고 안절부절 못한다.					
8. 나는 내 자신에게 실망할 때가 많다.					
9. 얼굴에 열이 자주 달아오른다.					
10. 가슴속에 열이 차 있는 것을 자주 느낀다.					
11. 무언가가 아래(다리 또는 배)에서 위(가슴)로 치미는 것을 자주 느낀다.					
12. 화가 나면 손이 저리거나 떨린다.					
13. 소화가 잘 안 되고 체하는 편이다.					
14. 몹시 피곤하다.					
15. 세상이 불공평하다고 느낀다.					

▲ 화병 척도

2. 기타 검사

1) 화병심리평가도구

화병과 유사한 타 정신 장애와의 감별 진단 및 타 질환의 관련성을 알기 위해 화병과 관련이 있는 심리평가도구인 인성 스크리닝검사MMPI, SCL-90-R, 분노척도STAXI, 불안척도STAI, 우울척도CES-D, HAM-D, BDI, SDS, 불면척도ISI 등을 활용하기도 합니다. 화병은 실제로 우울증과 불안장애, 신체화 장애 등을 각각 또는 동시에 동반할 때가 있습니다.

2) HRV 심박동 변이도 검사

HRV는 심장의 박동 변이도를 통하여 일차적으로 심장 기능의 활성도를 알아보고, 이차적으로 자율신경에 속하는 교감신경과 부교감신경의 활성도의 차이를 알 수 있는 검사 도구입니다. HRV 장비에서 화병의 진단에 활용되는 것은 크게 두 가지 분야로 전반적인 스트레스 반응 능력과 교감신경·부교감신경의 비율을 살피게 됩니다. 스트레스에 대하여 민감하게 반응하는 것은 그만큼 스트레스에 대하여 취약하다는 의미로, 화병 환자의 경우 사소한 자극에 대하여 심하게 반응하는 경우가 많습니다.

3) 적외선 체열 진단

열감 등 신체의 한열과 관련된 증상이 두드러질 경우 보조 진단 기구로 활용합니다.

4) 압통 측정기

전중혈 등에 통증을 주로 호소하는 경우 보조 진단 기기로 활용, 실제로 이는 압통 측정기를 활용하지 않더라도 임상에서 화병으로 의심되는 환자군 대부분 전중혈과 주변에 심한 압통을 호소하는 것을 확인할 수 있습니다.

Q. 화병 변증은?

한의학에서는 병의 진단에서 치료에 이르는 과정 중에 증상을 통해 질병 원인을 분류하는데 이것을 변증이라고 합니다. 같은 질병이라고 하더라도 변증에 따라 다른 치료법을 사용하게 됩니다. 최근 연구에 의해 화병을 대략 5가지 변증 유형으로 나누고 있습니다. 간기울결肝氣鬱結, 간화상염肝火上炎, 심신불교心腎不交, 기혈양허氣血兩虛, 담울담요膽鬱痰擾가 그것입니다.

1. 간기울결형 화병

간기울결은 보통 화병의 초기에 많으며 간肝의 기운이 막혀 흐름이 좋지 않은 상태입니다. 주로 감정이 억눌려 있고 가슴이 답답하고 숨쉬기가 어려우며 목에 무언가 걸린 느낌이 있습니다.

2. 간화상염형 화병

간화상염은 간에 화火가 생겨 상부로 치솟는 상태입니다. 주로 마음이 조급하고 쉽게 화를 내며 눈이 충혈되기 쉽고 두통, 어지러움의 증상이 나타납니다.

3. 심신불교형 화병

심신불교는 심心의 불기운과 신腎의 물 기운이 서로 융합되지 못하는 상태입니다. 주로 가슴과 손발에 열이 나고 열이 오르락내리락하며 잘 때 땀이 많이 나고 불면이 흔합니다.

4. 기혈양허형 화병

기혈양허는 기氣와 혈血이 모두 허한 상태입니다. 주로 숨이 짧고 말하기가 힘들거나 귀찮으며, 정신이 피로하고 기운이 없고, 얼굴색이 누렇고 몸은 마르게 됩니다.

5. 담울담요형 화병

담울담요는 담膽의 기운은 막히고 담음痰飮, 비생리적 노폐물이 전신에 요동치는 상태입니다. 주로 겁이 많고 쉽게 놀라며 답답해서 가만있지 못하고 불안해하며 불면증, 헛구역질 등이 흔합니다.

이처럼 같은 화병이라고 하더라도 여러 가지 패턴이 있고 그 패턴을 변증이라고 할 수 있으며 이것에 따라 치료법이 결정되는 것입니다.

Q. 화병의 치료법은?

화병 치료는 다양한 치료가 복합적으로 적용됩니다. 물론 단기간에 효과가 나타나는 치료법이 있을 수 있지만, 화병 자체가 지속적인 치료와 관리가 요구되는 질환이므로 단기간의 효과에 일희일비해서는 안 될 것입니다.

1. 약물 치료

한의원에 내원했을 때 체질 진단 및 변증 유형에 따라 진단하고 증상이 발생한 지 얼마나 오래 되었느냐에 따라서 한약 복용 기간을 정하게 됩니다. 보통 하루 2~3회 한약 복용을 권하고 있습니다. 화병은 부정적 감정인 분노를 오랜 시간 억압하여 몸에 여러 증상이 나타나는 것이므로 화병 치료에 한약이 필요한 경우가 많습니다.

한의원에 내원하시는 분들 중에는 증상에 적절하지 않은 홍삼이나 기타 자가 조제 한약으로 상열감 등이 더 심해져서 오시는 분들이 꽤 많은데 각자의 체질과 변증 유형에 따라서 약재 종류가 달라지므로 한의사의 정확한 진단이 필요합니다.

2. 침 치료

침 치료는 일반적으로 일주일에 2~3회의 빈도로 1~2개월 이상 치료하는 것이 평균적이나 이는 증상의 경중에 따라 달라질 수 있습니다. 침 치료는 화병의 대표 증상인 가슴 답답함에 매우 효과적이며 소화 장애와 열감, 우울, 불안 등의 정신 증상에도 좋습니다.

3. 약침 치료

약침요법은 침 치료 효과를 극대화시키는 방법입니다. 특히 자하거 약침은 상열감, 신경쇠약 등의 치료에 적용합니다.

4. 뜸 치료

화병은 특성상 인체 상부에 열기가 나타나는 반면 복부나 다리 등 인체 하부는 오히려 차가운 경우가 많습니다. 이는 인체 내의 수화불균형으로 인한 것으로 이런 경우에 뜸은 배꼽 아래 하단전, 즉 인체의 하부를 따뜻하게 함으로써 상하의 불균형을 조정해주고 원기를 북돋아주는 효능이 있습니다.

5. 부항 치료

부항 치료는 체내의 불필요한 독소를 제거함으로써 몸 전체, 또는 일정 부위의 순환을 증대시키는 효능이 있습니다. 노폐물이 쌓여 있거나 통증이 유발했을 때 효과가 있습니다.

6. 정신요법

화병 치료에서 정서적인 문제를 다루는 것은 역시 분노를 어떻게 다루느냐에 초점을 맞추고 있습니다. 분노를 조절하는 것은 단기적으로 분노를 해소시키는 방법과 장기적으로 분노를 조절하는 방법으로 나누어 고려할 수 있습니다. 특히 단기간의 분노 해소는 화의 속성을 이해하고 이를 밖으로 배출하는 방식으로 진행되는 것이고, 장기적으로 분노를 조절하는 것은 평소 자신의 분노 조절 능력을 키워나가는 방식에 더욱 초점이 맞춰져 있다고 할 수 있습니다.

한의학에서의 정신 요법은 호흡법, 이완법, 기공 훈련 등을 종합적으로 활용합니다. 이런 방법들의 목적은 기본적으로 스트레스에 대한 저항력을 키우고 반복되는 스트레스에도 자신의 몸과 마음을 안정화시키는 것을 훈련하는 것입니다. 대표적인 방법인 이정변기요법과 지언고론요법에 대해 알아보겠습니다.

1) 이정변기요법移精變氣療法

이정변기移精變氣란 정精을 옮기고 기氣를 변화시킨다는 의미를 가지고 있습니다. 즉, 기분 전환을 시킨다는 뜻으로 환자의 기분을 변환시켜 병을 치유하는 방법입니다. 예를 들면 음악, 여행, 취미생활 등 다양한 활동이나 기공 요법이나, 호흡법을 통해 변화를 유도하는 것입니다.

2) 지언고론요법至言高論療法

지언고론요법은 상담을 통해 치료하는 방법으로 상대에 대해 보증, 설득, 재교육 등으로 안정시켜서 자신을 되찾도록 용기를 주는 방법입니다. 생각을 바꾸거나 조정하는 것이 쉬운 문제는 아닙니다. 앞에서 이야기했듯이 그것은 오랜 기간 동안의 습관, 특히 생각의 습관을 바꿔야 하기 때문입니다. 이런 경우에는 인지행동치료와 명상법이 활용됩니다. 인지치료는 분노와 같이 부정적으로 인식되는 감정을 다루는 데 널리 이용되는 방법입니다. 분노에 대하여 제대로 알고 자신의 행동에 대해 명확히 아는 것과 적절한 기술이 필요하다는 것이 인지행동치료의 원리입니다. 연구에 의하면 화병 환자들은 자아존중감이 낮은 경우가 많다고 합니다. 문제의 원인이 자신에게만 있는 것이 아님에도 불구하고 자신의 탓으로만 생각하는 경향이 큽니다. 이러한 자책감이 오랜 시간 지속된 경우 부정적인 사고가 강화되어 지속적 좌절에 빠지게 될 수 있습니다. 이럴 때 자신이 가지고 있는 신념과 감정 현실을 명확히 인지하는 것이 적절한 행동을 하는 데 많은 도움이 됩니다.

Q. 화병의 관리와 예방

화병은 특성상 치료 종결 이후에도 증상이 남아 있을 수 있고 스트레스 사건에 의해 재발할 수도 있습니다. 따라서 치료 후에 예상되는 스트레스 사건에 대한 대처 전략이 필요합니다. 평소 운동, 취미, 혹은 자기계발법이나 화병의 원인이 되는 감정을 잘 느끼고 수용할 줄 알아야 합니다. 화병은 기본적으로 감정을 억압하는 데서 기인하는 병이므로 감정의 회피가 아닌 직면하는 훈련들을 지속적으로 해가는 것이 좋습니다. 또 치료자와 긍정적 관계를 만드는 것도 큰 도움이 됩니다.

화병은 몸과 마음을 같이 치료하는 한의학적 방법이 우수한 분야입니다. 증상이 있으신 분들은 치료 후 가벼운 몸과 마음으로 행복한 삶을 되찾으시길 바랍니다.

잡병편(雜病篇) :: 남성 및 여성질환

조루·발기부전·전립선염

————

봉약침, 명상

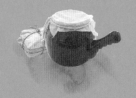

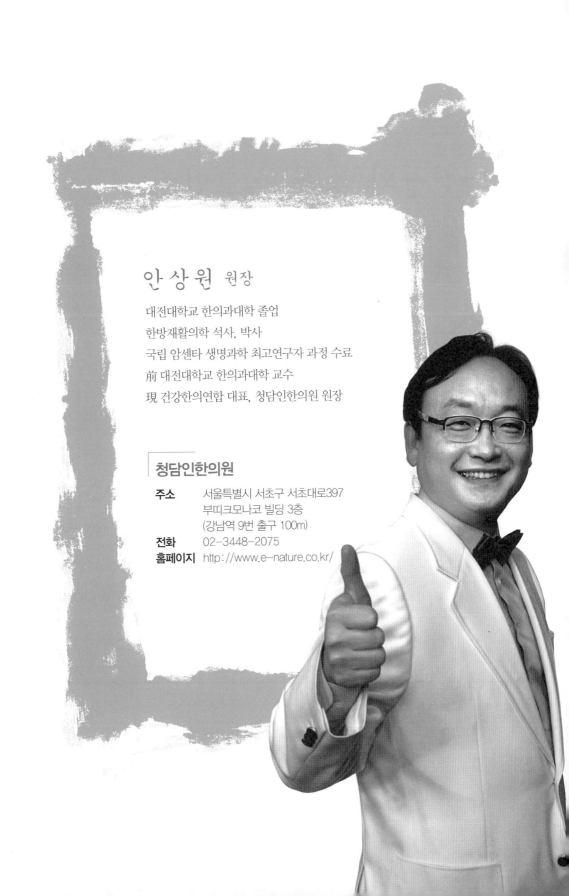

안 상 원 원장

대전대학교 한의과대학 졸업
한방재활의학 석사, 박사
국립 암센타 생명과학 최고연구자 과정 수료
前 대전대학교 한의과대학 교수
現 건강한의연합 대표, 청담인한의원 원장

청담인한의원

주소	서울특별시 서초구 서초대로397 부띠크모나코 빌딩 3층 (강남역 9번 출구 100m)
전화	02-3448-2075
홈페이지	http://www.e-nature.co.kr/

남 성 질 환 , 수 술 이 아 니 라 한 방 치 료 로 고 민 해 결

남성들의 말 못 할 고민,
성(性) 기능 장애는 한의학으로
치료될 수 있다

인간의 대표적인 생물학적 욕구는 식욕, 수면욕, 성욕이라고 한다. 배고프면 먹고, 때 되면 잠자고, 또 종족 번식의 본능과 함께 누구에게든 성적인 욕구가 내재돼 있다. 이 세 가지 본능의 공통점은 '참을 수 없다'라는 것이고 차이점은 식욕과 수면욕에 비해 성욕은 '겉으로 잘 표현하지 않는다'는 것이다.

사랑을 의미하는 말에는 여러 가지가 있다. 정신적인 사랑을 나누는 플라토닉, 신이나 부모님이 자식에게 조건 없이 주는 숭고한 사랑의 아가페 그리고 육체적인 사랑을 뜻하는 에로스 등이 그것이다. 이처럼 다양한 사랑에는 우위를 가릴 수는 없으며, 성욕이 쾌락의 의미를 넘어선 우리 삶에 꼭 필요한 요소라고 인식한다면 성기능 장애는 반드시 치료해야 할 질환이다.

남성 질환에 대한 일문일답

Q. 조루의 정확한 의미는 무엇인가?

조루란 성관계 시 삽입 후 사정까지의 시간이 너무 짧아 정상적인 성행위가 어려운 상태를 의미합니다. 통계를 보면 한국 남자들의 삽입 후 사정까지의 시간은 대략 10분 내외라고 합니다. 통상적으로 1분 이내면 고도 조루, 3분 이내면 중등도 조루, 3~8분 사이를 경도 조루라고 분류합니다. 부부간이나 연인 간의 성관계에서 반드시 필요한 사항이 남녀 간의 교감과 성적 쾌감이라고 한다면 조루 증상은 남성에게는 자신감 저하, 관계 전 불안, 초조, 성관계 기피 등의 문제를 야기하며, 여성에게는 만족스럽지 못한 성관계로 인하여 부부관계를 회피하거나 본인의 불만족을 표현하지 못하여 화병에 이르게 합니다. 문제는 한국에서 서양의학의 조루 치료는 대부분 수술적인 치료법(신경차단술, 필러 삽입술, 지방이나 인공진피 이식술)에 의존한다는 것입니다.

Q. 조루의 원인은 무엇이며 수술 치료로 완치가 어려운가?

조루는 사실 매우 다양한 원인에 의하여 발생하는 증상입니다.

    1) 체질적인 문제: 교감신경 흥분형으로 소양인인 경우가 많습니다. 평상 시

성격이 급하며, 성적인 자극에 빠르게 반응하며 쉽게 흥분을 느껴 빠른 사정으로 이어지는 타입입니다.

2) 심리적인 문제: 과거 빠른 사정으로 인한 당혹감, 낭패감에 따른 트라우마로 발생됩니다. 성관계 전에 느끼는 불안감, 초조감, 잘해야겠다는 욕심과 강박감에 따라 증상이 악화되기도 합니다.

3) 성기 자체의 예민함: 대부분 수술적 치료를 통해 호전 가능합니다.

미국, 일본, 유럽의 의사들은 조루를 치료하기 위해서 수술적 방법을 시행하지 않습니다. 이유는 수술로 어느 정도 호전될 가능성은 있지만, 정상적인 기능에 문제를 일으킬 수도 있기 때문이며 조루 증상 자체를 성기의 문제로 국한하여 판단하지 않고 오히려 체질적이고 심리적인 문제로 생각하기 때문입니다.

한의원에서 직접 조루 환자들을 진료하다 보면 3명 중 1명은 다양한 비뇨기과적인 수술을 받아도 여전히 성관계 시간이 길어지지 않아 내원하는 환자들입니다. 수술이 잘못된 것일까요. 아닙니다. 수술은 성공적이지만 조루 환자의 다른 중요한 원인들이 수술적 방법으로 해결되지 않았기 때문입니다.

Q. 발기부전이란 무엇이며 원인은?

정상적인 성관계를 위한 필수 조건 중 하나가 바로 남성 성기의 발기 상태입니다. 성적인 흥분을 통해 심장이 박동하고, 동맥을 통해 성기 해면체에 혈액이 유입되고, 정맥이 수축하여 발기 상태가 유지됩니다. 문제는 여러 가지 원인에 의해 발기 자체가 잘 안 되거나 발기력이 약해 성관계에 필요한 시간 동안 유지를 하지 못하는 것입니다. 최근에는 발기부전 치료제가 개발되고 대중화되어 적어도 발기부전으로 성관계를 하지 못하는 경우는 거의 없다고 생각할 수 있지만 의

외로 발기 문제로 내원하는 환자들이 상당수입니다.

발기부전의 원인은 ① 발기부전제 부작용입니다. 약 복용 후에도 원하는 발기는 여전히 잘 되지 않는 상태에서 부작용(안면홍조, 두통, 가슴이 답답한 증세)만 나타나 발기부전제 복용을 포기한 환자들이 있습니다. ② 심리적인 이유도 크게 작용합니다. 불안감, 초조함, 강박 등 다양한 심리적 원인에 의한 발기부전이 있고 ③ 발기 유지 시간이 짧아 고민하는 발기력 저하 등으로 구분할 수 있습니다.

건강한 성관계를 위한 첫 번째 조건인 남성 성기의 발기는 심장의 박동력, 동맥의 확장성, 정맥의 수축력, 심리적인 안정감이 필수적입니다. 이 중 어느 하나라도 문제가 생기면 발기가 잘 되지 않거나 유지가 안 돼 성관계가 어려워집니다.

Q. 중년 남성들을 괴롭히는 전립선염이란?

남성들에게만 있는 조직 중 하나가 바로 전립선입니다. 전립선은 방광 아래쪽에 위치하여 전립선액을 만드는 기관으로 요로 감염을 방어하며 정액의 약 20%를 생성합니다.

다양한 원인에 의하여 전립선에 염증이 발생하거나 노화 현상의 일종으로 전립선이 비대해지면 잦은 소변, 잔뇨감, 배뇨 시 통증, 야간뇨, 성기능 저하 등 다양한 증상들을 야기시킵니다. 문제는 전립선에 유입되는 혈관이 적어 소염제나 항생제를 복용해도 염증이 잘 호전되지 않으며 특히 비 세균성 만성 전립선염의 경우 치료가 매우 어렵다는 점입니다. 또한 노화 과정으로 발생하는 전립선 비대증은 수술 요법 부작용이 우려되며 한의학적 치료도 오랜 기간이 필요합니다. 하루 종일 소변이 마려운 느낌이 든다든지, 소변을 볼 때마다 통증이 느껴지거나 야간에 수면 시 몇 번씩 깨서 소변을 보러가야 한다면 얼마나 고통스러울까요. 이러한 전립선염 발생을 예방하기 위하여 남성들은 정기적인 사정이 반드시 필요합니다. 그러나 실제 전립선염 환자들과 상담을 해보면 여러 가지 이유 때문에 정기적으로 성관계를 할 수 없는 환경에 놓여 환자 치료에 어려움을 겪는 경우들이 많습니다.

Q. 조루, 발기부전, 전립선염의 한의학적 치료법은?

예로부터 정력과 같은 성기능 강화 쪽에서는 한의학적 치료(침, 뜸, 보약)의 효과가 큰 편이었습니다. 현대에 이르러 비아그라 등 발기부전제가 개발되면서 서양의학에 의존하는 쪽으로 기울었다가 많은 부작용으로 인해 근래에는 다시 안전하고 효과가 좋은 한의학적 치료가 신뢰받고 있는 추세입니다.

1. 조루 치료법

성기 수술이나 조루 치료제인 프릴리지를 복용해도 여전히 성교 시간이 연장되지 않는 조루 환자들에게는 한의학적인 원인 치료와 맞춤 치료가 효과적입니다.

1) 체질적 조루(대부분 소양인)

쉽게 흥분되는 교감신경의 작용을 안정시키기 위하여 한약(육미지제, 용골, 모려, 연자, 감인 등), 한수석 캡슐, 섬수약침(세로토닌 분비 증가 작용), 명상치료(관조명상, 마음챙김 명상, MBSR), 인지행동치료 등을 시행합니다. 체질을 바꿀 수는 없지만 체질 개선은 가능하며 사정까지의 시간이 연장되어 자신감을 회복합니다.

2) 심리적인 조루(불안, 초조, 강박)

여러 가지 심리적인 원인에 의한 조루 증상 치료는 인지행동치료(심리상담과 인지행동 개선치료)와 명상치료가 매우 효과적이며 불안증을 치료하는 귀비온담탕 종류의 한약 처방을 사용합니다. 또한 성기 자체의 민감성을 호전시켜 주는 봉독약침 치료와 세로토닌 분비를 촉진시키는 섬수약침 치료를 병행합니다.

3) 성기 자체의 민감성

성기 자체가 민감한 조루의 경우 대부분 비뇨기과에서 시행하는 수술적 치료를 통해 호전이 가능합니다. 한의학적으로는 봉독약침(봉침, 신경독 작용으로 신경의 민감함을 치료)을 성기 바디 부위에 직접 주입하는 치료법이 효과적이며 이외에 치료 한약, 섬수약침, 산삼약침, 명상치료 등을 병행합니다.

조루 치료 시 환자들이 가장 궁금해 하는 점이 바로 '치료 즉시에는 시간이 연장되지만 치료를 종료한 후에 다시 재발하지 않느냐' 하는 것입니다. 한의학적 조루 치료는 마취약을 주입해 일시적인 반응을 보는 치료가 아닌 전체적인 조루 환경을 개선시키는 치료법입니다. 마치 공부하는 학생들이 과외나 학원을 다니며 성적을 향상시킨 후 학원을 중단하여도 바로 성적이 저하되지 않는 것처럼 조루 치료 시 긍정적인 반응으로 시간이 연장되면 자신감 회복과 성관계 시 시간을 연장시키는 요령을 습득하게 되어 치료를 종료한 후에도 만족스러운 성관계 시간을 유지할 수 있다는 장점을 가지고 있습니다.

2. 발기부전 치료법

발기부전 치료의 핵심은 바로 심리적인 원인 해결과 기능적인 문제(심장, 혈관)를 호전시키는 것입니다. 심리적인 원인들은 환자들과의 상담과 인지행동 치료, 명상치료를 통해 극복이 가능하며, 기능적인 문제를 호전시키는 치료법으로는 치료한약, 봉독약침(봉침), 산삼약침, 캡슐형 한약 등이 효과적입니다. 미혼의 발기부전 환자 중에서 간혹 A라는 상대 여성과의 성관계에서는 발기에 문제가 없는데 B라는 여성과의 성관계 시에는 발기 문제가 발생한다고 호소하시는 분들이 있습니다. 이러한 경우는 대부분 심인성, 심리적인 문제로 심도 깊은 상담을 통해 원인을 파악하고 효과적인 치료법을 제시한 후 치료를 시작하면 대부분 긍정적인 반응이 나타납니다.

기능적인 문제는 성기 부위에 봉독약침 치료를 하는 것이 매우 효과적입니다. 봉독이 가지고 있는 여러 가지 효과 중 혈액 순환 개선, 혈관 탄력성 증가, 혈관 내 어혈 제거 등은 성기에 분포된 동맥의 확장 능력을 향상시키고 정맥의 수축력을 개선시켜 성기로의 혈액 유입과 유지력을 개선시킵니다. 또한 원기 부족, 기력 저하에 의한 발기부전과 발기력 저하에는 전통적인 정력 보강 한약 처방으로 에너지 보충과 정력을 강화시키는 처방이 이루어집니다.

3. 전립선염, 전립선 비대증 치료법

전립선염은 40대 이후 남성들을 가장 괴롭히는 질환 중 하나입니다. 하루 종일 소변이 마렵고, 소변을 볼 때마다 시원치 않으며, 통증까지 느껴진다면 삶의 질이 나빠질 수밖에 없습니다. 특히 만성 비세균성 전립선염은 특정 병원균이 진단되지 않는 경우가 많아 항생제를 복용해도 잘 호전되지 않습니다. 한의학에서는 전립선 관련 문제를 어혈, 담음, 면역력(신장 기능) 저하, 노화를 원인으로 보고 환자의 체질과 증상에 따라 치료를 처방하고 있습니다.

1) 어혈

혈액이 혼탁해지고 혈액 순환에 문제가 발생하면 전립선에도 염증이 생깁니다. 여기에는 단삼, 적작약, 도인, 홍화, 우슬 등의 약재가 효과적입니다.

2) 담음

혈액 순환에 문제가 생기면 시간이 지나면서 담음으로 인해 비대증이 발생합니다. 목단피, 삼릉, 봉출, 현호색, 반하 등의 약재가 효과적입니다.

3) 면역력(신장 기능) 저하

기력이 저하되고 신장 기능에 노화가 일어날 때는 숙지황, 하수오, 자하거, 황기, 녹용, 파극, 파고지, 호로파, 육종용, 토사자, 육계, 부자 등의 약재를 처방합니다.

4) 비 세균성 염증 증상

염증에는 패장근, 포공령, 금은화, 목통, 차전자, 어성초가 좋습니다.

조루와 발기부전 치료에서도 언급했듯이, 전립선 질환에도 봉침 치료가 매우 효과적입니다. 염증 제거, 혈액 순환 개선, 어혈 치료, 면역력 증강에 우수하여 고환 아래 회음혈, 천추 부위 팔료혈 등에 알레르기 인자를 제거한 약침 액을 주입합니다.

질염

윤후요법

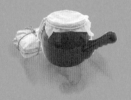

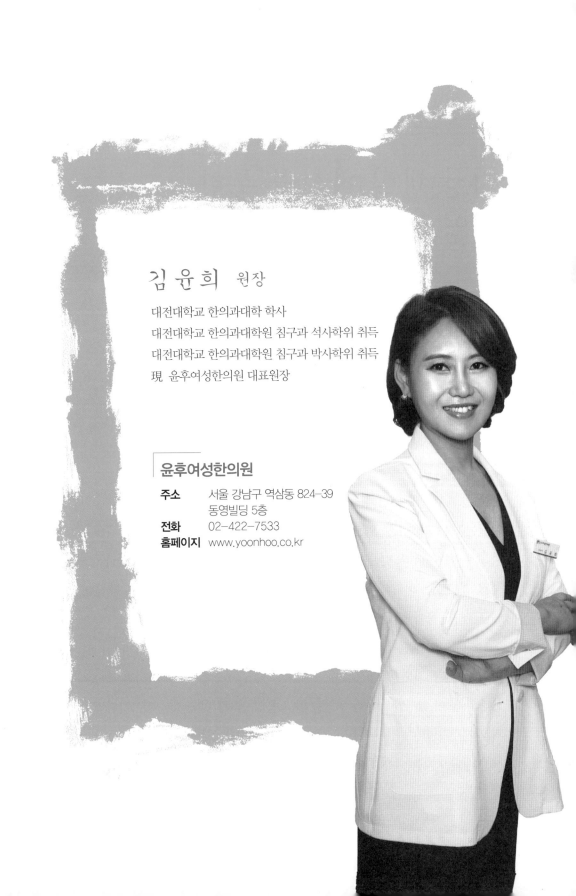

김윤희 원장

대전대학교 한의과대학 학사
대전대학교 한의과대학원 침구과 석사학위 취득
대전대학교 한의과대학원 침구과 박사학위 취득
現 윤후여성한의원 대표원장

윤후여성한의원

주소	서울 강남구 역삼동 824-39 동영빌딩 5층
전화	02-422-7533
홈페이지	www.yoonhoo.co.kr

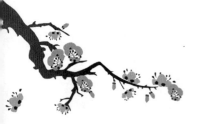

여성의 Secret, 한방으로 다스리기

자궁 체질 개선을 통한
질염 치료

여성들의 감기라 불릴 정도로 여성이라면 일생에 한 번 이상은 걸린다는 질염. 어린이, 청소년, 미혼·기혼여성, 폐경 후 혹은 노인층까지 연령과 시기를 불문하고 질염은 여성의 건강을 위협하고 있다. 건강한 여성도 분비물의 양과 형태가 늘 일정한 것은 아니다. 우리 몸에는 이로운 세균과 해로운 세균이 공존하며 이 세균들의 균형이 깨지면서 여러 가지 질염 증상으로 나타나기도 한다.

여성이 자신의 몸을 알고 관리할 줄 안다는 것은 기본적으로 분비물의 상태를 제대로 알고 파악하는 것에서부터 출발해야 한다. '질염은 한 번 걸리면 계속 재발한다'는 말이 있지만 정확한 원인을 알고 몸의 전체적인 건강을 회복한다면 어렵지 않게 완치할 수 있다. 이 글을 읽고 나면 질염을 앓는 당신이 지금 당장 항생제를 끊어야 하는 이유를 알게 될 것이다.

질염에 대한 일문일답

Q. 정상적인 질 분비물과 질염성 질 분비물의 구분 방법은?

질 분비물은 질에서 떨어져 나오는 상피세포와 자궁경부에서 나오는 맑고 끈적끈적한 점액 성분, 질구의 바르톨린선, 피지선의 분비물, 나팔관의 분비물을 포함한 정상적인 분비물입니다. 정상적인 질 분비물은 색이 하얗거나 투명하고, 약간 끈적거리거나 묽을 수 있고, 냄새가 거의 없습니다. 양은 속옷에 살짝 묻는 정도까지는 정상 범위라고 보면 됩니다. 질염성 질 분비물은 색이 탁한 흰색, 누런색, 녹색 등으로 진하고 양이 많고, 악취와 같은 냄새가 납니다.

그렇다면 냉이 많으면 다 질염일까요? 아닙니다. 우리 몸에서 월경 주기에 따라 정상적으로 질 분비물의 양이 약간 늘어나는 시기가 있습니다. 특히 월경 전과 월경 후, 배란기 때 그렇습니다. 이때 질 분비물의 양이 약간 늘어나는 것은 걱정하지 않아도 됩니다. 월경 1~2일 전에는 자궁내막이 탈락되기 전에 난관, 자궁강으로부터 분비물이 흘러나오게 되고 월경 1~2일 후에는 월경혈의 찌꺼기가 자궁 내에 남지 않도록 자궁을 깨끗이 청소하기 위해 분비물이 더 나오게 됩니다. 배란기 때는 자궁경부에서 여성호르몬의 영향을 받아 맑고 투명한 점액 즉, 배란액을 분비합니다. 난소에서 여성호르몬을 분비하기 시작하는 사춘기 때부터 20대까지는 이러한 변화가 크게 나타나다가 30대부터는 점점 줄게 되고, 50세 전후 폐경 시기가 되면 정상 질 분비물이 거의 없는 상태가 됩니다.

Q. 질염의 증상에 따른 분류는?

1. 세균성 질염

일반적으로 질염 중에 가장 흔한 질염이라고 할 수 있습니다. 특징적으로는 하얗거나 노란 분비물이 많이 나오면서 생선 냄새와 같은 냄새가 납니다. 잦은 질 세척이나 잦은 성관계로 인해 질 내부의 정상 유산균이 감소하고 나쁜 세균이 다량으로 증식해 질염에 걸리게 됩니다. 성경험이 없다고 하더라도 과로와 스트레스 등의 면역력 저하 상태에서도 세균성 질염이 발병할 수 있습니다.

2. 칸디다 질염

칸디다 질염은 75%의 여성이 평생에 한 번 이상 경험한다고 할 정도로 흔한 질염입니다. 곰팡이 균(칸디다 알비칸스)은 따뜻하고 습한 환경에서 잘 번식하고 당분을 좋아합니다. 으깬 두부나 치즈 같은 분비물, 외음부 가려움, 작열감, 성교통, 배뇨통 등을 동반합니다. 더군다나 재발도 잘되어 가장 고통스러운 질염이라고 할 수 있습니다. 임신 시에는 40%까지 걸리는 것으로 보고되고 있는데, 이때가 면역 기능이 약해지기는 시기이기도 하고 에스트로겐이 증가되는 임신 상황이 칸디다 질염의 위험성을 높이기 때문입니다. 따라서 에스트로겐 함량이 높은 경구피임약을 장기 복용하는 것도 원인이 될 수 있습니다. 특히 장기간의 항생제를 복용하면 정상 서식균인 유산균이 억제되어 곰팡이 균의 번식이 쉽게 증가하게 되는 것도 원인이며 그 외에 당뇨, 비만, 피임을 위해 자궁 내 삽입 장치를 하거나 많은 양의 정제된 당분의 섭취도 조심해야 합니다. 칸디다 질염의 근본 원인은 면역력 저하라고 할 수 있습니다. 사실상 원인 자체가 모든 여자들이 쉽게 해당되는 내용이기 때문에 질의 위생 상태가 좋더라도 예방이 어렵습니다.

3. 트리코모나스 질염

트리코모나스는 기생충의 일종입니다. 다른 질염에 비해 성관계에 의한 전파력이 강한데 남성에게는 감염이 되어도 증상이 나타나지 않거나 치료가 쉬운 반면 여성에게 증세가 나타나면 엷은 황녹색의 분비물과 가려움, 성교통을 유발하기도 합니다. 반드시 파트너와 함께 치료해야 합니다. 또 트리코모나스는 꼬리처럼 생긴 편모를 가지고 있어 운동성이 좋기 때문에 요도를 타고 방광까지 침입해서 방광염을 일으키기도 하고 자궁내막을 타고 올라가면 골반염을 일으켜 아랫배 통증을 일으키기도 합니다.

4. 위축성 질염(폐경 후 질염)

여성 호르몬은 정상적인 질 내 환경을 유지하는 기능을 합니다. 난소에서 분비되는 에스트로겐이 급격히 저하되면 질 점막이 얇아지고, 질 내 산도가 변하여 병원균이 번식하기 쉬운 조건이 되어 세균에 감염되기가 쉽습니다. 즉, 난소에서 에스트로겐의 분비가 급격히 저하되는 폐경 이후의 여성이나 난소의 기능적인 문제로 한쪽 혹은 양쪽의 난소 적출 수술을 받은 여성에게서 자주 나타나는 질염입니다. 특히 질염성 분비물뿐만 아니라 질 부위의 화끈거림과 통증이 심하기 때문에 폐경 이후 여성들이 부부관계를 회피하는 큰 이유가 되기도 합니다.

Q. 질염에 잘 걸리는 한의학적인 자궁 체질은?

대부분 한의원을 내원하시는 환자들은 항생제나 항진균제, 질정이나 연고 등을 사용해도 완전히 치료되지 않고 지속적으로 재발하는 만성 질염 상태인 경우가 많습니다. 만성적으로 재발하는 경우 면역력 저하가 가장 큰 원인이고, 항생제에 내성이 생기는 경우도 완치가 되지 않습니다. 하지만 한의학적으로 자궁과 체질 그리고 증상을 연관시켜보면 질염이 잘 걸리는 체질이 따로 있습니다. 따라서 질염의 한의학적 치료로 자궁의 체질을 정상으로 돌려주어야 질염이 재발하지 않습니다.

질염에 잘 걸리는 체질 증상

- 자궁한습 체질: 물 같은 냉, 흐르는 냉, 비린 냄새, 축축한 느낌
- 자궁습열 체질: 누런 냉, 덩어리 냉, 심한 가려움, 따끔거림, 오징어 냄새, 성교통
- 자궁울체 체질: 하얀 냉, 덩어리 냉, 음부가 붓고 쓰라림, 하복부 가스
- 자궁냉 체질: 물 같은 냉, 젖는 냉, 손발이 차다, 아랫배가 차다

Q. 항생제와 질정으로 질염이 완치되지 않는 이유는?

질염에 걸리면 일반적으로 항생제를 처방받아서 복용하게 됩니다. 초기에는 항생제를 3일만 먹어도 증상이 빨리 소실되는 것을 느낄 수가 있기 때문에 많은 여성분들이 항생제에 의존하는 것도 사실입니다. 1년에 1회 정도 항생제를 복용한다면 크게 문제가 되지 않지만, 1년에 3회 이상의 잦은 질염으로 항생제를 자주 복용하면 문제가 될 수 있습니다. 최근 항생제의 과다 복용에 대한 부작용들에

대한 연구가 다수 발표되고 있습니다. 그중 소화 장애, 복통, 장염, 두드러기나 발진과 같은 피부염 증상, 백혈구 감소 등이 가장 흔하게 나타납니다. 실제로 항생제 부작용으로 더 이상은 항생제 치료를 못 받겠다고 근본 치료를 위해 한의원을 내원하시는 환자들이 많습니다. 정상적으로는 유산균의 작용으로 질 속의 산도를 약산성(Ph 4.5~5.0)으로 유지하면서 유해 세균들의 증식이 대부분 억제하게 됩니다. 항생제는 이런 유해균뿐만 아니라 유익균(유산균)까지 사멸시키기 때문에 질 내 산도를 정상으로 유지하지 못하게 되면서 유해균이 다량 증식해 질염이 계속 재발하게 됩니다. 또 유산균이 한번 질 내에서 사라지면 다시 정상적인 서식균으로 자리를 잡기 어렵기 때문에 만성적으로 질염 증상을 달고 살게 되는 것입니다. 질염이 자주 재발하는 여성이라면 항생제를 필요 이상으로 복용하지 않는 것이 좋습니다.

Q. 여성의 질 관리 방법은?

질염 예방을 위해서 청결이 중요한 것은 맞습니다. 하지만 과도하게 자주 씻어도 문제가 됩니다. 한의원에 내원하시는 질염 환자들을 보면 여성청결제를 하루 2회 이상 사용하시거나 혹은 질염 예방을 위해서 1일 4~5회 씻으시는 분들이 많습니다. 중요한 것은 이런 분들이 질염에는 더 잘 걸리게 된다는 사실입니다. 질 내에는 여성의 질 내를 약산성으로 유지하는 젖산균을 비롯한 정상 세균들이 있는데 너무 자주 씻으면 유익균들이 부족해지면서 병원균에 대한 방어력이 더 떨어져 질염에 더 잘 걸리게 됩니다.

1. 헤어드라이기로 말리지 말자

질염 환자들 중에 "헤어드라이기로 말려도 되나요?"라고 질문하는 분들이 많습니다. 저는 드라이어 사용을 자제하시라고 대답합니다. 여성의 음부는 '촉촉'해야 하며 너무 건조해도 안 되고, 너무 습濕해도 안 됩니다. 헤어드라이어 안에는 세균도 많지만, 뜨거운 열기가 닿는 경우 외음 피부가 건조해지면서 '가려움증'을 유발할 수도 있습니다. 중요한 것은 '통풍'입니다. 옛 여성들은 속옷도 입고 속바지, 속치마, 한복치마까지 둘렀지만 적당한 온도와 적당한 습도를 유지하면서 통풍이 잘 되는 구조였기 때문에 현대보다 질염에 덜 걸리지 않았을까 짐작합니다. 요즘 여성들이 즐겨 입는 딱 달라붙는 속옷, 딱 달라붙는 스키니 바지, 통풍이 안 되는 스타킹 등은 질염이 잘 생길 수밖에 없는 의류입니다.

여성의 질 관리 방법

- 평소에는 미지근한 물로 가볍게 씻을 것
- 알칼리성 비누나 바디클렌저를 사용하지 말 것
- 헤어드라이어로 말리지 말것
- 전문가의 조언을 받은 여성청결제를 선택하여 일주일에 1회 정도만 사용할 것

Q. 질염이 임신에 미치는 영향은?

질염이 있는 여성들은 임신에 대해 걱정을 많이 합니다. 임신을 계획하고 있다면 임신 전에 미리 질염을 치료하는 것이 좋습니다. 임신하면 정상적인 질 분비물이라고 해도 양이 증가할 수 있습니다. 하지만 평소 질염이 있는 상태라면 면역력이 저하되기 때문에 질염 증상이 더 심해질 수 있습니다. 또한 임신 중에는 질 안에 글리코겐이라는 당 성분이 더 많아지기 때문에 균이 번식하기 쉬워지고 양약,

한약, 침 등의 치료를 쉽게 할 수 없습니다. 임신 중에는 특히 칸디다성 질염이 자주 발생하고 세균성 질염을 심하게 앓게 되면 가끔 태아를 둘러싸고 있는 양막에 염증을 일으켜 양수가 조기 파열될 수 있어 조산의 위험도 있습니다. 잦은 질염으로 고민하는 젊은 여성이라면 질염을 완치한 후에 임신하는 것이 좋습니다.

Q. 질염이 잘 걸리는 여성이 주의해야 할 생활습관은?
- 속옷은 순면으로 된 것을 입어 자연 통풍이 잘 되도록 해주세요.
- 꽉 끼는 스키니, 팬티스타킹, 거들 등의 자궁 순환을 저해하는 옷은 피해주세요.
- 목욕탕, 사우나, 수영장 등의 대중이 사용하는 물놀이는 꼭 피해주세요.
- 과도한 청결을 위한 잦은 질 세정과 비데는 피해주세요.
- 질염을 악화시킬 수 있는 탐폰은 피해주세요.
- 배변 후 화장지 사용은 앞쪽에서 뒤쪽 방향으로 해주세요.
- 항생제와 질정에 너무 의존하지 마세요.
- 정신적 스트레스와 수면 부족은 면역 기능을 약화시켜 재발을 조장하므로 주의하세요.
- 인스턴트 음식, 밀가루 음식, 과음 등은 자궁 내 습(노폐물)을 조장하므로 꼭 피해주세요.
- 차가운 곳에 앉거나 차가운 음식의 과다 섭취로 자궁 순환을 저해하지 않도록 해주세요.

Q. 재발성 만성 질염에 한의학적 치료가 효과적인 이유는?
여성의 질 내부는 구조적으로 습기가 많고 따뜻하기 때문에 각종 세균이나 곰팡이의 감염이 쉽고, 한 번 감염이 되면 유해균 증식이 잘 되어 치료가 빨리 되지 않습니다. 현재 양의학적인 치료법은 항생제와 질정 치료밖에 없습니다. 완치라는 개념보다 '질염은 감기처럼 원래 잘 걸려요' 혹은 '질염은 원래 재발을 잘해요'라는 식으로 여성 환자들을 치료하다 보니 완치가 가능한 질환임에도 불구하고 한의학적인 치료의 우수성을 알지 못하는 경우가 많습니다. 즉, 양방 치료를 지속적으로 해도 1년에 수차례 질염이 재발하거나 항생제에 내성이 생겨서 만성적인 질염에 시달리게 됩니다. 또한 복통, 설사, 구토, 피부 발진 등 항생제의 부작용으로 고통받는 경우도 많습니다.

초기 질염인 경우 1~2년에 1회 증상이 발생하는 경우는 괜찮지만 1년에 3회 이상 질염이 재발한다면 완치를 위해 한의학적인 치료를 받는 것이 좋습니다. 한의학적인 치료는 질염의 염증을 위주로 치료하는 것이 아니라 면역력 강화를 함께 진행합니다. 질염이 잘 생기는 자궁 체질을 구분하고 자궁의 질염 체질을 정상 체질로 바꾸어주는 한약과 약침 등의 다양한 방법을 통해 질염이 재발하지 않도록 치료합니다.

Q. 한의원만의 특화된 질염 치료 노하우는?

1. 윤후청대탕

질염 치료뿐만 아니라 질염 체질 개선을 위해 습과 어혈을 제거하는 근본 치료를 함께 하기 때문에 냉대하, 가려움, 냄새 등의 치료와 질염이 재발하지 않고 정상으로의 빠른 회복을 돕습니다.

2. 윤후 질내약침

면역력 강화, 항염, 항균효과가 있는 녹용, 홍화, 웅담, 사향 등의 성분을 주로 한약 침액을 자궁과 골반주변에 직접 주입함으로써 질염 치료를 더 직접적으로 치료하게 됩니다.

3. 한방 여성청결제

《동의보감》에 근거하여 여성 청결에 도움이 되는 사상자, 고삼, 형개, 당귀, 금은화 등의 천연 한약재의 추출물로 구성·개발한 한방 여성청결제입니다.

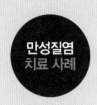

1. 누런 냉이 많고 냄새가 심해서 학교 생활에 어려움을 겪던 18세 여고생

증 상 | 중학생 때부터 냉이 많았지만, 부끄러워서 엄마에게도 말을 못하고 지냈습니다. 고등학생이 되면서 증상이 더 심해지고 냄새도 심해지니 학교에서 체육복 갈아입기도 민망할 정도였습니다. 항생제를 몇 번 먹어보았지만 증상은 항상 반복되는 느낌을 받았습니다.

치 료 | 사춘기부터 난소에서 여성호르몬의 분비로 질 내 유산균이 증가하게 되고 질 내 상피조직이 비후가 되면서 자연스러운 질 내 자정 작용이 생기게 됩니다. 하지만 우리나라 여고생들은 운동할 시간이 부족하고 과로와 스트레스 그리고 앉아 있는 시간이 많다 보니 자궁이 차고 습한 체질은 자궁과 질 주변의 순환을 저해하여 세균에 한 번 노출이 되었을 때 만성적으로 재발하게 됩니다. 자궁을 따뜻하게 하고 습을 제거하는 한약 치료를 통해 냄새나는 질 분비물이 속옷에 묻지 않게 치료하였습니다.

2. 잦은 감기, 비염과 중이염으로 항생제를 많이 먹어서 질염이 생긴 7세 어린이

증 상 | 돌이 지나면서 잦은 감기 때문에 항생제를 자주 먹었습니다. 크면서 나아질 줄 알았는데 5세 때부터는 비염과 중이염이 반복적으로 재발해 항생제를 계속 먹이게 됐습니다. 조금 덜해지나 했더니 7살인데 질염이 생겼습니다. 소아과에서 또 항생제를 처방받아서 먹였는데 도저히 낫지 않아서 한방 치료를 받기로 하였습니다.

치료 | 사춘기 이전의 여자아이는 질 내 상피조직이 얇기 때문에 세균에 노출되기 쉬운 환경입니다. 특히 면역 체계가 완성되지 않은 유아기 때부터 항생제의 잦은 복용은 면역 기능을 더욱 떨어져 질염 등의 염증 질환에 더 잘 노출될 수밖에 없습니다. 이런 아이들은 소화 기능도 떨어뜨려 식욕이 저하되어 음식을 더 안 먹게 되고 체력도 더 떨어지게 됩니다. 우선 소화기를 보강하면서 면역력을 증가시키고 염증을 치료하는 한약을 3개월 복용 후 체력도 좋아지고 질염 증상뿐만 아니라 식욕도 좋아져 건강을 되찾았습니다.

3. 냉이 너무 많아서 팬티라이너를 1일에 4~5개씩 사용했던 33세 직장인 여성

증상 | 직장생활을 하다 보니 항상 짧은 스커트를 입어야만 했고, 질 분비물이 많아서 하얀색 바지는 입을 수가 없었습니다. 항생제를 먹어도 완전히 치료가 되지 않아 어쩔 수 없이 팬티라이너를 사용하게 되었는데 최근에는 가려움증까지 생기는 것 같아서 한방 치료를 받기로 결심했습니다.

치료 | 손발이 차고, 아랫배도 차고, 추위를 많이 타는 냉 체질의 여성으로 초경 때부터 생리 시에 덩어리 월경과 아랫배 통증 등의 생리통이 심한 자궁 냉 체질의 여성으로 자궁을 따뜻하게 하는 자궁 체질 개선을 위한 한약 치료를 통해 냉대하가 줄어 1일에 4~5개씩 하던 팬티라이너를 사용하지 않게 되었고, 속옷이 항상 뽀송뽀송할 정도로 치료가 되었습니다.

4. 잦은 세정으로 외음부가 습해져서 가려움 때문에 힘든 35세 주부

증 상 | 저는 어릴 때부터 청결에 대한 강박관념이 있었습니다. 성인이 되면서 약
간씩 나오는 분비물이 싫어서 더 자주 씻었습니다. 항상 소변 후에도 비데
를 사용하고 집에서 대변을 본 후에는 물로 또 한 번 씻었습니다. 외음부
가려움증으로 연고를 처방받아서 하루 2번씩 연고도 꼬박꼬박 발랐는데
증상이 더 심해지는 느낌을 받았습니다. 낮에도 수시로 긁게 되고 밤에는
자다가 저도 모르게 한두 번씩 잠을 제대로 잘 수가 없습니다.

치 료 | 체질을 보니 자궁 습열 체질의 여성이었는데, 잦은 세정으로 외음 피부가
짓무르고 연고를 자주 발라서 피부가 얇아지고 죽어 있었습니다. 피부는
더 예민해져서 가려움증 때문에 일상생활도 어려울 지경으로 보였습니다.
일단 연고를 끊고 자궁의 습열을 제거하면서 가려움증을 치료하는 한약
처방을 통해서 서서히 가려움증의 강도와 횟수가 줄면서 네 달 치료 후 완
치되었습니다.

5. 부부관계만 하면 질염이 재발해서 부부생활이 위험했던 신혼의 29세 여성

증 상 | 평소에 약간씩 질염은 있지만 많이 불편한 정도는 아니었습니다. 그런데
부부관계만 하면 냉대하가 많아지고 가려움증이 생겨서 산부인과 치료를
받아야 합니다. 한 달에 2~3번은 치료를 받는 것 같은데 최근에는 방광염
도 생겼습니다. 앞으로 임신도 해야 하는데 질염과 방광염 때문에 자궁을

근본적으로 튼튼하게 해야 할 것 같아서 치료를 받고 싶습니다.

치료 | 질염이 완치가 되지 않고 만성적으로 약간씩 남아 있는 상태이기 때문에 부부관계와 같은 외부적인 자극에도 증상이 계속 반복적으로 재발하게 되는 것입니다. 이런 경우에는 3개월 동안 질 내에 남아 있는 염증 치료와 자궁을 보강하는 한약 처방, 약침 치료를 통해서 부부 관계 후에도 질염이나 방광염의 재발이 되지 않도록 치료가 되었습니다.

6. 지긋지긋한 칸디다 질염으로 극심한 가려움으로 불면증까지 생긴 44세 여성

증상 | 5년 전에 곰팡이 질염으로 진단을 받고 항진균제를 계속적으로 복용해왔는데 점점 증상이 심해지는 것 같습니다. 항상 생리 전에 곰팡이가 생겨서 분비물이 많아지고 화끈거림과 가려움증이 심해집니다. 가려움이 심해서 밤에는 잠을 못 이룰 정도입니다.

치료 | 원래 체질은 자궁이 한습 체질이었는데 증상이 오래되면서 자궁 습열 체질로 바뀐 여성으로 약 4개월 동안 자궁의 습열을 제거해주면서 면역력을 키워주는 한약 치료와 약침 치료 등의 한의학적인 치료를 통해서 음부가 붓고 가려움, 화끈거림이 완치되었습니다. 향후 약 6개월간 질 내의 정상균이 안정될 때까지는 목욕탕이나 사우나를 피하도록 권유했습니다.

7. 폐경 후 갑자기 생긴 누런 냉과 악취, 가려움 때문에 괴로운 54세 여성

증 상 | 부부관계는 거의 없는 편이라 질염이 생길 거라고는 생각하지 못했습니다. 폐경 후 갑자기 누런 냉이 나오고 심한 악취, 가려움 때문에 치료를 받았는데 여성호르몬이 부족한 것이 원인이 된다고 하여 호르몬 크림도 발라보았지만 소용이 없었습니다. 증상이 계속되니 낫지 않을까봐 두렵고 걱정이 됩니다.

치 료 | 폐경 후에는 자궁의 혈이 마르면서 질 주변의 위축을 나타나게 되는데 질 내 상피조직과 질 입구 조직들도 얇아지기 때문에 세균에 취약하게 됩니다. 이런 경우 자궁의 혈허 상태가 근본 원인이 되는데 자궁의 혈을 보강을 근본으로 하여 질 내 염증 제거 치료와 함께 질 내 상피조직의 재생을 목적으로 3개월 치료 후 완전히 치료가 되고 건강도 함께 좋아졌습니다.

8. 폐경 후 점차적으로 진행된 위축성 질염 때문에 부부관계를 할 수 없게 된 58세 여성

증 상 | 53세에 위축성 질염을 진단받고 치료를 받아서 냉이나 냄새 등의 증상은 없습니다. 그런데 너무 건조하여 부부관계를 할 수 없는 것이 가장 큰 문제입니다. 아직 젊은데 부부관계를 더 이상 할 수 없다는 것 때문에 우울합니다.

치 료 | 부부 관계 시에 분비되는 애액은 자궁이 건강하고 자궁 주변의 혈액량이 충분하고 혈액 순환이 왕성하게 잘 돼야 잘 분비됩니다. 많은 여성들이 폐경 후 애액 분비의 저하로 많은 고통을 받고 있는데 이는 자연스러운 노화의 과정이기도 하지만, 한의학적인 치료를 통해 폐경 전과 비슷한 수준으로 회복이 가능합니다. 두 달 정도 자궁의 혈 보강과 애액 분비를 촉진시켜주는 한약 처방과 약침 치료를 받은 후 신기하게도 애액 분비량이 많아져 폐경 전처럼 부부관계를 유지할 수 있게 되었습니다. 하지만 중요한 것은 규칙적인 성관계를 해야만 성기능 감퇴를 예방할 수 있습니다.

대한민국 한의학 명의가 알려주는 23가지 질병과 그 해답

내가 지금 한의원에 가야 하는 이유

초판 1쇄 2016년 3월 30일

지은이 매일경제TV 건강 한의사
펴낸이 전호림 **제3편집장** 강혜진 **담당PD** 이영인 **펴낸곳** 매경출판㈜
등 록 2003년 4월 24일(No. 2 - 3759)
주 소 우)04627 서울특별시 중구 퇴계로 190 (필동 1가 30-1) 매경미디어센터 9층
홈페이지 www.mkbook.co.kr
전 화 02)2000 - 2610(기획편집) 02)2000 - 2636(마케팅) 02)2000 - 2606(구입 문의)
팩 스 02)2000 - 2609 **이메일** publish@mk.co.kr
인쇄 · 제본 ㈜M - print 031)8071 - 0961

ISBN 979-11-5542-434-6(03510)
값 14,000원